Andreas Bechthold
Pharmazeutische Mikrobiologie
kompakt

Reihe Kompakt-Lehrbuch

Andreas Bechthold

Pharmazeutische Mikrobiologie
kompakt

Andreas Bechthold, Freiburg

Mit 66 Abbildungen und 50 Tabellen

WVVG Wissenschaftliche Verlagsgesellschaft Stuttgart

Anschrift des Autors

Prof. Dr. Andreas Bechthold
Albert-Ludwigs-Universität
Institut für Pharmazeutische Wissenschaften
Pharmazeutische Biologie und Biotechnologie
Stefan-Meyer-Straße 19
79104 Freiburg

Hinweise

Bibliografische Information der Deutschen Nationalbibliothek
Die Deutsche Nationalbibliothek verzeichnet diese Publikation in der Deutschen Nationalbibliografie; detaillierte bibliografische Daten sind im Internet unter http://dnb.d-nb.de abrufbar.

ISBN 978-3-8047-2862-2

© 2012 Wissenschaftliche Verlagsgesellschaft mbH
Birkenwaldstr. 44, 70191 Stuttgart
www.wissenschaftliche-verlagsgesellschaft.de

Printed in Germany
Typografie und Umschlaggestaltung: deblik, Berlin
Satz: primustype, Robert Hurler GmbH, Notzingen
Druck und Bindung: Beltz Druckpartner, Hemsbach
Umschlagabbildung: fotolia / Sebastian Kaulitzki

Vorwort

Nicht erst mit der Einführung der modularisierten Studienordnungen an den deutschen Hochschulen, an denen auch die Pharmazie nicht vorbeikommen wird, sind gute Grundlagenkenntnisse der Mikrobiologie gefragt. Die Mikrobiologie wird mehr und mehr zu einem zentralen Fach der naturwissenschaftlichen und medizinischen Ausbildung.

Der Begriff „pharmazeutische Mikrobiologie" ist keinesfalls als Abgrenzung zur „biologischen" und „medizinischen" Mikrobiologie zu verstehen. Eher versteht sich die „pharmazeutische Mikrobiologie" als eine Disziplin, die das mikrobiologische Wissen der Biologie und Medizin vereint.

Als Pharmazeut hat man in der Industrie heutzutage sehr gute Möglichkeiten. Berufsfelder für Pharmazeuten, die sich intensiv mit der Mikrobiologie beschäftigt haben, sind zahlreich. Dabei geht es um den Einsatz von Mikroorganismen in der Biotechnologie zur Herstellung von Arzneistoffen oder um die Erkennung und Behandlung von Krankheitserregern.

Auf dem Hintergrund meiner Erfahrungen aus Lehrveranstaltungen bieten wir den Studierenden der Pharmazie und anderer Lebenswissenschaften mit dem in diesem Buch zusammengestellten Wissen eine solide Grundlage speziell für den ersten Studienabschnitt. Beschrieben werden pathogene Mikroorganismen (Viren, Bakterien, Parasiten), aber auch Mikroorganismen mit biotechnologischer Relevanz. Neben rein mikrobiologischen Themen werden auch Grundlagen der Molekularbiologie und Biochemie behandelt, ohne deren Kenntnisse moderne Mikrobiologie nicht möglich ist.

Gut verwendet werden kann das Buch auch zur Wissensauffrischung im zweiten Studienabschnitt und später im Berufsleben.

Der Autor dankt Frau Dr. Gabriele Weitnauer, Herrn Dr. Johannes Härle, Herrn Prof. Dr. Dr. Hoffmeister und Herrn Prof. Dr. T. Friedrich für Korrekturen und Anmerkungen.

Bei Stefanie bedanke ich mich für ihre Unterstützung, bei Carla und Mia für ihre Geduld.

Freiburg i. Breisgau, im Frühjahr 2012   Andreas Bechthold

Inhaltsverzeichnis

Abkürzungsverzeichnis

A

ABC-Transporter	ATP-binding cassette transporter
AECOPD	akute Exazerbation einer chronisch obstruktiven Lungenerkrankung
A-T	Adenin und Thymin (verbunden über Wasserstoffbrückenbindungen)
ACP	Acyl-Carrier-Protein
AIDS	acquired immune deficiency syndrome
AT	Acyltransferase
ATP	Adenosintriphosphat

B

BAC	bacterial artificial chromosome
BHK-21-Zellen	Baby-hamster-kidney-21-Zellen
bla	Betalactamase-Gen
BP	Basenpaare

C

C	Cytosin
CAP	catabolite activating protein
cAMP	zyklisches Adeninmonophosphat
cDNA	complentary DNA (komplentäre DNA)
CHO-Zellen	Chinese-hamster-ovary-Zellen
CIN	zervikale intraepitheliale Neoplasie
COPD	chronisch obstruktive Lungenerkrankung
COS-Zellen	*Cercopithecus-aethiops*-Zellen

D

DH	Dehydrogenase
DHC	3-Dehydrochinasäure
DMAPP	Dimethylallylpyrophosphat
DNA	deoxyribonucleic acid (Desoxyribonukleinsäure)
dDNA	doppelsträngige DNA
dNTP	Desoxynukleosidtriphosphat

E

E. coli	*Escherichia coli*
EF	Elongationsfaktor
EHEC	enterohämorrhagische *E. coli*
EIEC	enteroinvasive *E. coli*
ELISA	enzyme linked immosorbent assay
EPEC	enteropathogene *E. coli*
ER	Enoylreduktase
ESBL	extended spectrum beta-lactamases
et al.	et alii (m), et aliae (w): und andere
ETEC	enterotoxische *E. coli*

F

FAD	Flavinadenindinnukleotid
FISH	Fluoreszenz-in-situ-Hybridisierung
FMN	Flavinadeninmononukleotid
FSME	Frühsommer-Meningoenzephalitis

G

GABA	gamma aminobutyric acid (γ-Aminobuttersäure)
G-C	Guanosin und Cytosin (verbunden über Wasserstoffbrücken-bindungen)
GM-CSF	Granulozyten-Makrophagen-Kolonie-stimulierender Faktor
GTP	Guanosintriphosphat

H

HA	Hämagglutinin
HbsAg	Hepatitis B surface antigen
HbcAg	Hepatitis B core protein antigen
HBV	Hepatitis-B-Virus
HCV	Hepatitis-C-Virus
HD-Zellen	humane diploide Zellen
HEF	Oberflächen-Hämagglutinin-Esterase-Fusions-Protein
Hek-293-Zellen	Human-embryonic-kidney-293-Zellen
HEV	Hepatitis-E-Virus
HHT	Hämagglutinations-Hemmtest
HHV	humanes Herpes-Virus
HIV	humanes Immundefizienz-Virus
HPLC	Hochleistungsflüssigkeitschromatographie
HPV	humanes Papillomavirus
HSV	Herpes-Simplex-Virus
HTLV	humanes T-Zell-Leukämie-Virus
HUGO	Humangenomprojekt (Human Genome Organisation)

I

IFT	Immunfluoreszenztest
Ig	Immunglobulin
IHF	integration host factor
FIS	factor for inversion
IMAC	immobilisierte Metallchelat-Affinitätschromatographie
IP	isoelektrischer Punkt
IPP	Isopentylpyrophosphat
IPTG	Isopropyl-β-thiogalactosid
IPV	inactivated poliomyelitis vaccine
iRNA	Initiator-RNA
iRT-PCR	immunoquantitative Echtzeit-PCR

K

k. A.	keine Angabe
kb	Kilobasen
kDa	Kilodalton
KDPG	2-Keto-3-desoxy-6-phosphogluconat-Weg
KM	Michaelis-Menten-Konstante
KR	Ketoreduktase
KS	Ketosynthase

L

lacZ	β-Galactosidase-Gen
LPS	Lipopolysaccharid
LTRs	long terminal repeats

M

MS	Massenspektrometrie
Mb	Megabasen
MDCK	Madin-Darby canine kidney
MHC	major histocompatibility complex
mRNA	Messenger-RNA
MRSA	Methicillin-resistente Staphylococcus aureus

N

NA	Neuraminidase
NAD	Nicotinamidadenindinukleotid
NADP	Nicotinamidadenindinukleotidphosphat
nm	Nanometer
NP	Nukleoprotein
NRPS	nichtribosomale Peptidsynthetase
NSO-Zellen	Nonsecreting-myeloma-Zellen
nt	Nukleotide
NT	Neutralisationstest

O

ORF	offener Leserahmen
ori	Replikationsursprung
ox	oxidiert

P

Pi	anorganisches Phosphat
PAC	P1-derived artificial chromosom
PAPS	3′-Phosphoadenosin-5′-phosphosulfat
PBP2a	Penicillin-bindendes Protein 2a
PCR	polymerase chain reaction (Polymerase-Kettenreaktion)
PDB	protein data base
PDGF	platelet derived growth factor (Plättchenwachstumsfaktor)
PDZ-Dömane	Proteininteraktionsdomäne
PEG	Paul-Ehrlich-Gesellschaft

PEP	Phosphoenolpyruvat
pI-Wert	isoelektrischer Punkt
PKS	Polyketidsynthase
PPi	anorganisches Pyrophosphat

Q

QH_2	reduziertes Ubichinon
qRT-PCR	quantitative Echtzeit PCR

R

red	reduziert
RF	Releasing-Faktor
rHBsAg	recombinant hepatitis B surface antigen
RNA	Ribonukleinsäure
ROS	reactive oxygen species
rRNA	ribosomale RNA

S

S	Svedberg-Einheit
SARS	schweres akutes respiratorisches Syndrom
SDS-PAGE	sodium dodecyl sulfate polyarylamide gel electrophoresis
snRNPs	small nuclear ribonucleoproteins
sp.	species (Art)
SPF	spezifiziert pathogenfrei
SSB	singe strand binding
ssp.	subspecies (Unterart)
STIKO	Ständige Impfkommision
SV-40	Simian Virus 40

T

TB	Tuberkulose
TCDB	transporter classification database
TDP	Thymidindiphosphat
TE	Thioesterase
tRNA	Transfer-RNA
TSE	transmissible spongiforme Enzephalopathie
TTX	Tetrodotoxin

U

U	Uracil
UDP-NAM-Penta-peptid	Uridindiphosphat-*N*-Acetylmuramyl-Pentapeptid
UE	Untereinheit
UV	Ultraviolett

V

v	Geschwindigkeit
VAPP	vaccine-associated paralytic polyomyelitis

| VLP | virus-like particles |
| VRE | Vancomycin-resistente Enterokokken |

W

| WHO | World Health Organisation |

X

| X-Gal | 5-Brom-4-chlor-3-indolyl-β-D-galactosid |

Y

| YAC | yeast artificial chromosome |

Z

| ZNS | zentrales Nervensystem |

Molekularbiologie

1962 erhielten Crick, Wilkins und Watson für ihr räumliches Modell der DNA den Nobelpreis für Medizin. Ihre Arbeiten, für die sie den Preis erhielten, hatten sie 1953 veröffentlicht. Man mag dies als Beginn des Zeitalters der Molekularbiologie bezeichnen. Tausende von Verfahren wurden in den kommenden Jahren entwickelt und weltweit etabliert. Die Molekularbiologie wurde zu derjenigen Wissenschaft unserer Zeit, die den höchsten Einfluss auf die Pharmazie, Medizin und Biologie genommen hat. Grundlagen der Molekularbiologie sind die prokaryotische und eukaryotische Genetik. Erneut war es Crick, der 1958 aus der Erkenntnis über genetische Zusammenhänge das zentrale Dogma der Molekularbiologie publizierte, in der er den möglichen Informationsfluss zwischen den Biopolymeren DNA, RNA und Protein beschreibt.

Die ersten Erfolge beim Einsatz molekularbiologischer Arbeitsmethoden traten vor etwa 40 Jahren ein, als es gelang, Restriktionsenzyme und Ligasen im Reagenzglas einzusetzen und dadurch DNA neu zu kombinieren. Unter Einsatz von Vektoren, zunächst Lambda-Vektoren, später Plasmiden, begann man in großem Umfang DNA zu klonieren und zu vervielfältigen. Dabei spielte die Polymerasekettenreaktion (polymerase chain reaction, PCR) eine sehr wichtige Rolle. Bald wurden Genbibliotheken erstellt, die Ausgangsmaterial für tiefgehende Forschungsprojekte waren. Die Weiterentwicklung von Vektoren führte dazu, dass heute für jedes gentechnologische Experiment (z. B. Klonieren eines Gens, Expression eines Gens, Herstellung von cDNA-Banken, Deletion eines Gens, Sequenzierung eines Gens) spezielle Vektoren existieren. Die Etablierung ausgearbeiteter Protokolle und die Bereitstellung von Kits für die Molekularbiologie führten dazu, dass heute weltweit molekularbiologische Arbeitsmethoden fast überall eingesetzt werden.

Die moderne Mikrobiologie kommt ohne die Molekularbiologie nicht mehr aus. Das vorliegende Kapitel gibt eine allgemeine Einführung in Themen der Genetik und in Techniken der Molekularbiologie. Beides ist für das Verständnis mikrobiologischer Zusammenhänge essenziell.

Inhaltsvorschau

Prokaryotische und eukaryotische Genetik

1.1

Struktur der DNA

1.1.1

Die DNA besteht aus zwei Polynukleotidsträngen. Ein Nukleotid ist aus drei Bausteinen aufgebaut, aus einer Base, einem Zucker und einem Phosphat (o Abb. 1.1). Zucker und Phosphat sind immer abwechselnd miteinander verbunden und bilden das Rückgrat der DNA. Die Basen sind mit den Zuckern N-glykosidisch verknüpft. In der Doppelhelix winden sich zwei Polynukleotidstränge umeinander. Sie werden durch Wasserstoffbrückenbindungen miteinander verbunden. Es stehen sich immer eine Purin- und eine Pyrimidinbase gegenüber (A-T oder G-C). Adenin und Thymin sind mit zwei, Guanin und Cytosin mit drei Wasserstoffbrücken verbunden. Folglich ist die A-T-Bindung leichter zu lösen (z. B. durch die Einwirkung von Wärme) als die G-C-Bindung. Die Helix ist nach außen hin aufgrund der Phosphatreste negativ geladen. DNA kommt in drei biologisch aktiven Konformationen in

DNA: Biomolekül das die Erbinformation beinhaltet

Doppelhelix: Beschreibung für die räumliche Anordnung der DNA

der Zelle vor, der A-, B- und Z-Form. Am häufigsten sind die rechtsdrehenden Formen A und B anzutreffen, die linksdrehende Z-Form findet man vor allem in GC-reichen Sequenzen. Alle drei Formen unterscheiden sich außerdem im Durchmesser, der Anzahl an Basenpaaren pro Windung und den sich daraus ergebenden Parametern.

1.1.2 Chromosom und Topoisomerasen

Um den ganzen DNA-Faden in einer Zelle unterzubringen, muss die DNA »aufgewickelt« werden. Man spricht von Superspiralisierung. In eukaryotischen Zellen spielen Histon-Oktamere bei diesem Prozess eine große Rolle. Einen Komplex aus DNA und Histon-Oktamer nennt man Nukleosom. Ketten aus Nukleosomen bezeichnet man als Filamente, und wie ein Telefonkabel verdrehte Filamente nennt man Fibern. Die meisten Prokaryoten besitzen ein einzelnes, lineares oder zirkuläres Chromosom.

Chromosom: Zusammenlagerung von Proteinen und DNA

O Abb. 1.1 Nukleotide eines DNA-Doppelstranges

Eine wesentliche Rolle bei der Bildung superhelikaler Strukturen spielen Topoisomerasen. Sie werden je nachdem, ob sie Einzelstrang- oder Doppelstrangbrüche katalysieren können, in unterschiedliche Typen eingeteilt. Sie kommen in allen pro- und eukaryotischen Zellen vor. In Bakterien wird die Topoisomerase des Typ 2 als Gyrase bezeichnet. Gyrasen weisen die Fähigkeit auf, doppelsträngige DNA aus einem energiearmen, relaxierten Zustand unter ATP-Verbrauch in einen energiereicheren, negativ überspiralisierten Zustand zu überführen. Wie auch andere Topoisomerasen sind sie für die Replikation der DNA und die Transkription essenziell.

Plasmide

1.1.3

Häufig findet man, besonders in prokaryotischen Zellen, extrachromosomale DNA, die, wenn sie zirkulär ist, als Plasmid bezeichnet wird. Diese können bis zu 1000 kb groß sein und in geringer oder großer Kopienzahl in einer Zelle vorkommen. Sie enthalten ein Replikon, das ihre Vermehrung garantiert. Plasmide mit unterschiedlichen Replikons können in einer Zelle nicht miteinander koexistieren (Inkompatibilität). Viele Plasmide enthalten Antibiotika- oder Schwermetall-Resistenzgene. Oft sind sie über Konjugation von Zelle zu Zelle übertragbar.

Plasmid: meist autonom replizierendes DNA-Molekül

> **▌ Merke**
>
> Unterschiedliche Plasmide, die das gleiche Replikon aufweisen, können in einer Zelle meist nicht miteinander koexistieren.

Genomsequenzen

1.1.4

In den letzten Jahren sind weltweit Sequenzier-Technologien entwickelt worden, mit denen sich ganze Genome in kurzer Zeit sequenzieren lassen. Alleine im National Center for Biotechnology Information in den USA sind derzeit 2544 virale Genome, 1412 komplette Bakteriengenome, 17 Pilzgenome, 18 Protozoengenome, 14 Genome von wirbellosen Tieren und neun Genome von Säugern hinterlegt. Dazu kommen zahlreiche sequenzierte Genome aus anderen Datenbanken. Mit modernen Sequenzierern lässt sich ein durchschnittliches Genom eines Bakteriums in einer Woche vollständig sequenzieren. Das Lesen der Daten, das Verstehen und Verarbeiten der Information wird die Herausforderung der kommenden Jahre sein. ◻ Tab. 1.1 beschreibt einige Meilensteine der Genomsequenzierung.

Genom: Gesamtheit der DNA einer Zelle

DNA-Replikation

1.1.5

1959 erhielten S. Ochoa und A. Kornberg den Nobelpreis für Physiologie und Medizin für ihre Entdeckung der biologischen Synthese von DNA und RNA. 1956 hatte Kornberg die DNA-Polymerase I aus *Escherichia coli* isoliert. DNA wird durch DNA-Polymerasen (Polymerase III und I) repliziert. Dabei werden an einen bestehenden Strang vom 5′- zum 3′-Ende des neuen Strangs Nukleotide angeknüpft. Da ganz am Anfang der Replikation kein Strang als Ansatzpunkt für die DNA-Polymerase vorhanden ist, werden von Primasen kleine RNA-Stückchen (Okazaki-Frag-

Replikation: Vorgang der Vervielfältigung der DNA

◻ **Tab. 1.1** Die Geschichte der Genomsequenzierung

Jahr	Organismus, dessen Genom veröffentlicht wird (Mbp)
1977	Bakteriophage Phi X 174 (0,006)
1982	Bakteriophage λ (0,005)
1984	HIV (9000 b)
1990	HCV (9500 bp)
1990	Beginn des Humangenomprojekts (HUGO)
1993	Variola (0,186)
1995	*Haemophilus influenzae* (1,8)
1996	*Saccharomyces cerevisiae* (12)
1997	*Escherichia coli* (5)
1998	*Caenorhabditis elegans* (97)
2000/2001	Das menschliche Genom wird veröffentlicht (3200)
2000	*Arabidopsis thaliana* (125), *Drosophila melanogaster* (117)
2001	*Fugu rubripes* (400)
2001/2002	*Streptomyces avermitilis* (9) und *Streptomyces coelicolor* (9)
2007	*Sorangium cellulosum* (13)

mente, Initiator-RNA, iRNA) synthetisiert, die als Startpunkt für die Replikation dienen (○ Abb. 1.2). Die RNA-Fragmente werden wieder entfernt.

Um die DNA überhaupt verdoppeln zu können muss der Doppelstrang an einer Stelle geöffnet werden. Diese Stelle nennt sich » ori C« (origin of replication) und besteht aus einer konservierten Sequenz, d. h. die Basenabfolge ist in vielen Organismen gleich.

Die drei Phasen der Replikation

Die Replikation verläuft in den Organismen sehr ähnlich. Gut untersucht ist die Replikation in *Escherichia coli*, auf die im Folgenden genauer eingegangen wird.

Die Replikation lässt sich in drei Phasen untergliedern, die Initiationsphase, die Elongationsphase und die Terminationsphase. Gelegentlich wird die Elongationsphase noch in Elongations- und Interphase unterteilt.

Initiationsphase: Um die meist verdrillt vorliegende DNA zu entwinden, wird zunächst eine Topoisomerase benötigt. Diese führt kontrollierte Einzelstrang- oder Doppelstrangbrüche durch, entwindet die DNA und fügt die Stränge dann wieder zusammen. Bei Eukaryoten müssen zusätzlich Histon-Proteine und andere Proteine entfernt werden, bevor die Replikation beginnt. Der Replikationsursprung ist Ausgangspunkt für die Initiationsphase. Er besteht aus einer konservierten Sequenz, die von an der Replikation beteiligten Enzymen erkannt wird. Initiationsproteine (DnaA) lagern sich an die DNA an, weitere Proteine (IHF, FIS) helfen bei der Aus-

Wichtige Enzyme der Replikation: Topoisomerasen, Initiationsproteine, Helikasen, SSB-Proteine, DNA-Polymerasen, RNAseH, Ligasen

o Abb. 1.2 Replikationsgabel. Für die Verdopplung von DNA wird die doppelsträngige DNA mithilfe einiger Enzyme in beide Einzelstränge aufgetrennt. Die Synthese der DNA mittels DNA-Polymerase findet von 5′ nach 3′ (bezogen auf den neu synthetisierten Strang) statt. Okazaki-Fragmente werden benötigt um die Synthese der DNA an dem Strang, der in entgegengesetzter Richtung zur Replikationsrichtung synthetisiert werden muss, zu ermöglichen.

bildung einer haarnadelähnlichen Struktur der DNA. Die Entwindung der DNA erfolgt dann mit einer Helikase (DnaB), deren Funktion von einem weiteren Protein (DnaC) gesteuert wird. Es entstehen zwei separate Einzelstränge, die durch SSB-Proteine voneinander getrennt gehalten werden und die beide als Matrize für die Replikation dienen. Die Helikase sorgt dafür, dass kontinuierlich einzelsträngige DNA-Stränge entstehen. Vor der eigentlichen DNA-Synthese werden RNA-Primer bereitgestellt, die von der DNA-Polymerase benötigt werden.

Elongationsphase und Interphase: In der Elongationsphase werden nun von der DNA-Polymerase die komplementären Einzelstränge synthetisiert. Die Synthese findet an beiden Strängen statt, am Leitstrang und am Folgestrang. Da die DNA immer von 5′ nach 3′ synthetisiert wird, ist nur die Synthese am Leitstrang kontinuierlich möglich. Die Synthese am Folgestrang erfolgt mit Unterbrechungen, da die Synthese in entgegengesetzter Richtung zur Helikase verläuft. Die Arbeiten zur Synthese der DNA am Folgestrang werden durch eine RNAse H (entfernt die RNA-Primer), eine DNA-Polymerase (schließt entstandene Lücken) und eine Ligase (knüpft die letzte Bindung zwischen zwei Strängen) unterstützt.

In der Interphase werden beide Stränge komplementär angeordnet und zusammengefügt.

Terminationsphase: Die Termination der Replikation kann durch Terminationssequenzen angezeigt werden. An diese Sequenzen können Proteine wie das Protein Tu binden, die dann die Funktion der Helikase beeinträchtigen. Aber auch das Aufeinander-Zulaufen zweier Replikationsgabeln führt letztendlich zum Abbruch der Replikation.

> **Merke**
>
> DNA- und RNA-Polymerasen lesen die DNA bzw. RNA von von 3′ nach 5′, folglich synthetisieren sie die DNA bzw. die RNA von 5′ nach 3′.

1.1.6 Transkription

47 Jahre nach seinem Vater erhielt R. D. Kornberg ebenfalls den Nobelpreis für Medizin. Er erhielt diesen Preis für seine Arbeiten zur Aufklärung der eukaryotischen Transkription. Die genetische Information, die sich in der DNA verbirgt, wird letztendlich für die Synthese von Enzymen benötigt. In den meisten Fällen wird DNA zunächst in Messenger-RNA (mRNA) übersetzt. Dieser Prozess, der durch RNA-Polymerasen katalysiert wird, wird als Transkription bezeichnet. Statt Desoxynukleotiden werden Nukleotide eingebaut, die statt Desoxyribose Ribose als Strukturelement aufweisen. Statt Thymin wird Uracil eingebaut. Auch die RNA-Polymerase arbeitet von 3′ nach 5′, folglich synthetisiert sie die RNA von 5′ nach 3′ (○ Abb. 1.3).

Die RNA-Polymerase benötigt einen Promoter, eine Erkennungssequenz, die vor einem Gen oder Operon liegt. Man unterscheidet:

- konstitutive Promotoren, die zu einer konstanten Transkription führen,
- induzierbare Promotoren und
- reprimierbare Promotoren.

Das Ende der Transkription wird durch Terminatoren festgelegt.

Transkription: Umschreibung der DNA in mRNA

Promoter: für die Transkription essenzieller DNA-Bereich, an den die RNA-Polymerase bindet; Operon: Organisationseinheit von Genen

Terminator: DNA-Bereich, der das Ende der Transkription bewirkt

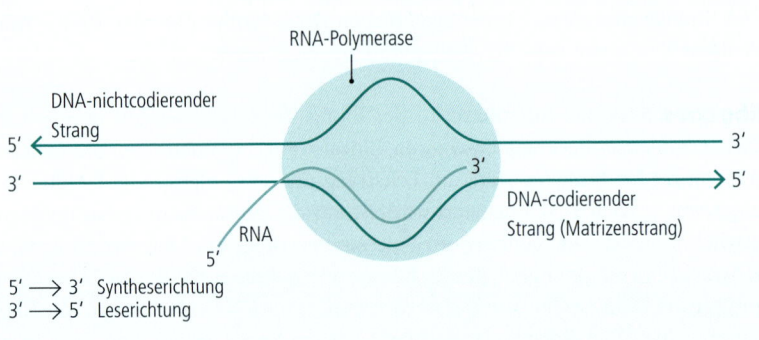

○ **Abb. 1.3** Transkription. Die Biosynthese der RNA erfolgt mithilfe einer DNA-abhängigen RNA-Polymerase. Die RNA-Polymerase benötigt den codierenden DNA-Strang als Matrize für die Synthese der mRNA.

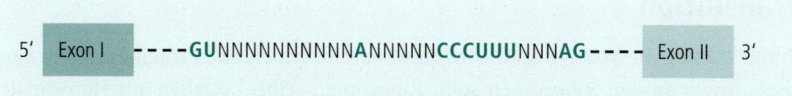

5′ | Exon I | - - - -GUNNNNNNNNNNNANNNNNCCCUUUNNNAG - - - - | Exon II | 3′

○ **Abb. 1.4** RNA-Sequenz vor dem Spleißvorgang. Die »fettgedruckten« Basen sind häufig konserviert. Gespalten wird die RNA in den mit - - - - gekennzeichneten Bereichen. Mit CCCUUU ist ein pyridinhaltiger Bereich gekennzeichnet, der oft konserviert ist. N steht für eine beliebige Base.

RNA-Synthese bei eukaryotischen Mikroorganismen

Der Vorgang der Transkription ist bei prokaryotischen und eukaryotischen Zellen ähnlich, Unterschiede finden sich vor allem in der Regulation und in der Modifikation der mRNA. Bei Prokaryoten findet man Operatoren, bei Eukaryoten Enhancer oder Silencer, die die Transkription steuern. Eukaryotische mRNA wird nach der Synthese mit einer Cap-Struktur versehen, am 3′-Ende polyadenyliert und anschließend gespleißt.

Unter Spleißen versteht man das Entfernen von Introns und das Verbinden der Exons miteinander. Das Spleißen findet an definierten, oft konservierten Stellen der RNA statt. Introns beginnen fast immer mit der Nukleotid-Sequenz GU und enden fast immer mit AG (in 5′-3′-Richtung). Einige andere wichtige Nukleotide in der Nähe der Spleiß-Stellen sind weniger gut konserviert. Die Verzweigungsstelle (branch site) liegt etwa 20–50 Basen stromaufwärts der Akzeptorstelle und hat die Konsensus-Sequenz CU(A/G) A (C/U). Als Spleiß-Donor wird das 5′-Ende des Introns bezeichnet, während der Spleiß-Akzeptor vom 3′-Ende des Introns gebildet wird. Für das RNA-Spleißen wird ein Spleißosom gebildet, das an die Spleiß-Stellen bindet und die Exons zusammenbringt. Die mRNA wird am 5′-Ende an einem konservierten GU in der ersten Spleißstelle gespalten. Über das G wird dann der erste Teil des Introns auf die 2′-OH-Gruppe eines Adenosins übertragen. Eine zweite Spleißstelle liegt hinter einem konservierten AG vor dem 2. Exon (○ Abb. 1.4). Nach dem 2. Spaltvorgang wird dann Exon I mit Exon II fusioniert. Katalysiert wird der Spleißvorgang u. a. durch snRNPs (small nuclear ribonucleoproteins).

Es ist anzumerken, dass das Vorkommen von Introns nicht nur auf Eukaryoten begrenzt ist. Auch in Bakteriophagen und Cyanobakterien sind Introns gefunden worden.

Operator: DNA-Bereich auf einem Operon, an den ein Regulationsprotein binden kann; Enhancer und Silencer: DNA-Bereich, die bei Eukaryoten die Anlagerung von RNA-Polymerasen beeinflussen; Spleißen: Vorgang bei Eukaryoten, bei dem aus prä-mRNA mRNA gebildet wird

Ribozyme

Für die Entdeckung der Ribozyme wurden S. Altman und T. R. Cech 1989 mit dem Nobelpreis für Chemie ausgezeichnet. Ribozyme sind katalytische RNA-Moleküle. In jeder Zelle kommen zahlreiche Ribozyme vor, am bekanntesten sind:

- Ribozyme, die die Verknüpfung von Peptidbindungen katalysieren,
- Ribozyme, die virale RNA modifizieren oder
- Ribozyme, die am Spleißvorgang beteiligt sind.

Ribozyme: katalytische RNA-Moleküle

1.1.7 Translation

Die mRNA ist die Matrize für die Synthese von Enzymen und Proteinen. Diese Synthese findet an den Ribosomen statt. Ribosomen selbst bestehen aus ribosomaler RNA und Proteinen. V. Ramakrishnan, T. A. Steitz und A. Yonath erhielten 2009 für die Aufklärung der gesamten Struktur des Ribosoms den Chemienobelpreis. Eine wichtige Rolle bei der Übersetzung des genetischen Codes in das Protein spielen Transfer-RNAs (tRNAs, o Abb. 1.5). Für die Bindung der mRNA an das Ribosom ist eine spezielle Sequenz, die Ribosomenbindestelle (Shine-Dalgarno-Sequenz), essenziell. Der Translationsstart wird durch das Startcodon angegeben. Das Ende der Translation wird durch ein Stopcodon angezeigt.

Translation: Proteinbiosynthese

Die verschiedenen Phasen der Translation

Für die Translation essenzielle Enzyme: Initiations-, Elongations-, Terminations- und Ribosom-Recycling-Faktoren

Die Translation lässt sich in verschiedene Phasen einteilen: die Initiationsphase, die Elongationsphase und die Terminationsphase. Vorgänge innerhalb dieser drei Phasen werden durch hoch spezialisierte Enzyme katalysiert. Die Synthese von tRNA-

tRNA: kleine RNA-Moleküle, die Aminosäuren an die Ribosomen transportieren

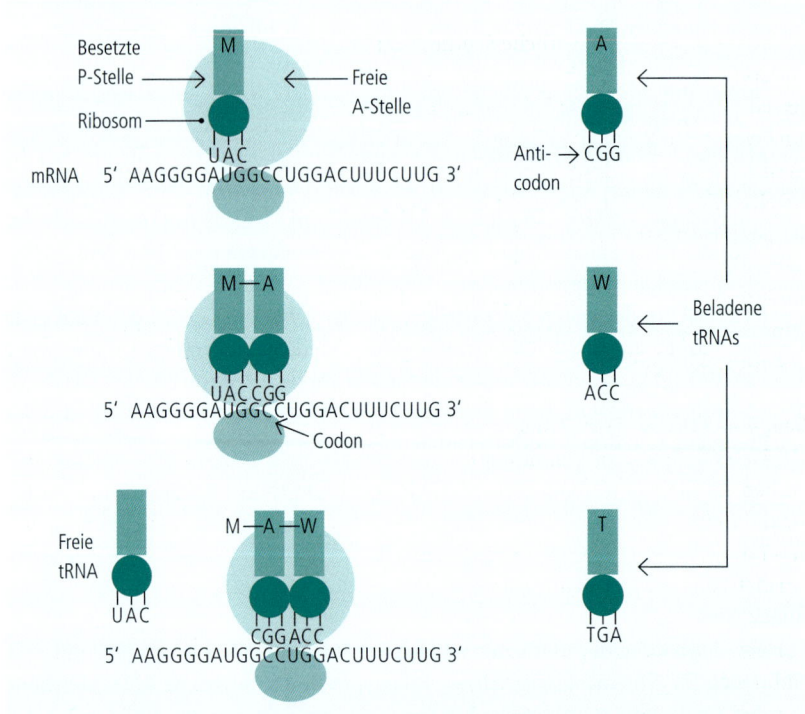

o Abb. 1.5 Elongationsphase der Translation. Die Biosynthese von Proteinen findet am Ribosom statt. Mit Aminosäuren beladene tRNAs gelangen in der Elongationsphase zur A-Stelle. Die zuvor gebundene Aminosäure (hier Methionin, M) wird über eine Peptidbindung an die zweite Aminosäure (hier Alanin, A) gebunden. In der Translokation werden die unbeladene tRNA zur E-Stelle (nicht eingezeichnet) und die nun zwei Aminosäuren tragende tRNA zur P-Stelle verschoben. Anschließend gelangt die nächste mit einer Aminosäure (hier Tryptophan, T) beladene tRNA an die A-Stelle.

Molekülen ist ebenfalls Bestandteil des Translationsvorgangs, genau wie posttranslationale Veränderungen der Proteine und Enzyme, welche die Synthese der Eiweißmoleküle abschließen.

Aminoacyl-tRNA-Synthese: tRNA-Moleküle weisen die Form eines Kleeblatts auf und besitzen ein Anticodon, das an das komplementäre Codon der mRNA binden kann. Am 3′-Ende werden tRNAs, katalysiert durch Aminoacyl-tRNA-Synthetasen unter ATP-Verbrauch mit Aminosäuren beladen. Für alle Aminosäuren gibt es mehr als eine tRNA. Die Anzahl an tRNA-Molekülen pro Organismus variiert, ebenso variiert die Konzentration der einzelnen tRNA-Moleküle. Da die Paarung zwischen Codon und Anticodon auch dann funktionieren kann, wenn die Basen an der dritten Position nicht zur Basenpaarung nach der Watson-Crick-Regel befähigt sind, reichen weniger als 61 tRNAs aus, um die 61 möglichen Codons (UAA, UAG und UGA nicht einberechnet) zu bedienen. Außerdem enthalten tRNAs auch seltene Basen im Anticodon (z. B. Inosin), die mit verschiedenen Basen interagieren können. In der Praxis beobachtet man jedoch, dass nicht jede mRNA in jedem Organismus in ein aktives Protein überführt werden kann. Dies spielt besonders bei der biotechnologischen Herstellung von Proteinen eine große Rolle.

Initiationsphase: Die eigentliche Synthese der Proteine und Enzyme beginnt mit der Initiationsphase. Die Initiationsfaktoren IF1–IF3, mRNA mit der Ribosomenbindestelle, die kleinere 30S-Untereinheit der Ribosomen, eine mit *N*-Formyl-Methionin beladene tRNA und GTP werden benötigt, um den Translationsprozess zu initiieren. Die kleine Untereinheit nimmt regulative Funktionen wahr: Sie bindet die mRNA, erkennt das Startsignal für die Proteinsynthese und führt die Decodierung der genetischen Information durch. Erst wenn sich eine mRNA als Abschrift eines Gens, mehrere Proteine (Initiationsfaktoren) sowie eine mit der modifizierten Aminosäure *N*-Formyl-Methionin beladene tRNA an die 30S-Untereinheit des Ribosoms angelagert haben, bindet auch die 50S-Untereinheit unter Bildung des 70S-Initiationskomplexes.

Svedberg-Konstante: Ribosomen haben einen Sedimentationskoeffizienten von 70S (S = Svedberg-Konstante). In Anwesenheit von Magnesium zerfällt das Ribosom in eine 50S- und eine 30S-Untereinheit.

Elongationsphase: Nach Abdissoziation der Initiationsfaktoren und Anlagerung der 50S-Untereinheit wird nun in der Elongationsphase das Protein gebildet. Benötigt werden ein Elongationsfaktor EF-Tu, GTP, beladene tRNAs (ternärer Komplex, der für die Bereitstellung der Aminosäuren verantwortlich ist), ein Elongationsfaktor EF-G und GTP (beide sind für die Bewegung des Ribosoms an der mRNA verantwortlich) und die Peptidyltransferaseaktivität des Ribosoms, die die Peptidbindung knüpft.

Nach Assoziation der 50S-Untereinheit, die das enzymatische Zentrum für die Bildung der Peptidbindung enthält, kann die Proteinsynthese beginnen. Die tRNAs übernehmen die Rolle eines Adapters, der
- einerseits ein zu dem jeweiligen Codon der mRNA komplementäres Anticodon trägt und
- andererseits an einer weiteren Bindungsstelle die dazu passende Aminosäure.

Das vollständige Ribosom weist drei funktionelle Bindungsbereiche für tRNA-Moleküle auf:

- den als P-Stelle bezeichneten Bereich, an dem sich zuerst die *N*-Formyl-Methionin-tRNA und später jeweils die Peptidyl-tRNA mit der verlängerten Peptidkette anlagert,
- die A-Stelle, an der alle neu eintretenden Aminoacyl-tRNAs binden sowie
- die E-Stelle (exit), an der nach Abspaltung der wachsenden Peptidkette vorübergehend freie tRNA gebunden ist, bevor sie das Ribosom verlässt.

Liegt der funktionsfähige 70S-Initiationskomplex mit korrekt positionierter mRNA vor, tritt die Proteinbiosynthese in die Elongationsphase ein. Bei diesem repetitiven Reaktionszyklus wird schrittweise die durch Basen-Tripletts (Codons) vorgegebene genetische Information unter Beteiligung von Elongationsfaktoren und Aminoacyl-tRNAs in eine Aminosäureabfolge umgesetzt. Zentrale Reaktion ist dabei die Knüpfung von Peptidbindungen durch die enzymatische Aktivität einer Peptidyl-Transferase, bei der es sich um Teile des 23S-rRNA-Moleküls handelt. Die 23S-rRNA besteht aus über 100 individuellen Helices, die wiederum in sechs verschiedene Domänen eingeteilt sind. Aufgrund der Sekundärstruktur der ribosomalen RNA liegen alle für die Peptidyl-Transferase-Aktivität relevanten Nukleotide in einem als Domäne V bezeichneten Bereich.

Terminationsphase: Die Termination tritt ein, wenn ein Stopcodon in der A-Stelle erscheint. Releasing-Faktoren (RF1–RF3) und ein Ribosom-Recycling-Faktor katalysieren die Trennung der Untereinheiten und somit das Ende der Translation.

Co- und posttranslationale Modifikationen: Unter cotranslationalen Modifikationen versteht man den Einbau von Selenocystein und Pyrrolysin in ein Protein. Dies wird durch spezifische tRNA-Moleküle ermöglicht, die ein Stopcodon für den Einbau verwenden.

Posttranslationale Veränderungen sind u. a. die Verkürzung von Proteinen, die Einführung von Disulfidbrücken, Glykosilierung, Methylierung und Acetylierung. Letztendlich beeinflussen derartige Modifikationen auch die Faltung und die Stabilität eines Proteins.

 Merke

Ein Dogma der Genetik ist, dass die DNA mittels Transkription in mRNA übersetzt wird. Die mRNA dient am Ribosom als Matrize für die Biosynthese der Proteine (Translation).

Das zentrale Dogma der Molekularbiologie

1958 publizierte F. Crick, ein »Dogma« der Molekularbiologie, das den möglichen Informationsfluss zwischen DNA, RNA und Proteinen beschreibt. Crick erklärte zu einem späteren Zeitpunkt, dass sein »Dogma« eigentlich als »Hypothese« gemeint war. 1970 spezifizierte Crick seine »Theorie« und definierte drei Übertragungsarten der Information:

- die allgemeinen Übertragungsarten (Replikation, Transkription und Translation),
- die speziellen Übertragungsarten (RNA-Replikation, die Synthese der DNA aus RNA und die direkte Synthese von Protein aus DNA) und
- die unbekannten Übertragungsarten (die Synthese von DNA, RNA und Proteinen) aus Proteinen.

Kritiker weisen jedoch darauf hin, dass auch die Erklärungen von 1970 unzureichend sind. Angeführt werden Prionen, die als Proteine über Protein-Protein-Wechselwirkungen Informationen an andere Proteine weitergeben können, und Feedbackmechanismen, über die Proteine z. B. die Transkription eines Gens regulieren können. Trotz aller Kritik wird das »Dogma« von F. Crick auch heute noch gerne in der Lehre den Studenten vermittelt.

Der genetische Code

Der Ablauf der Proteinbiosynthese zeigt, dass man einem mRNA-Triplett (Codon) ein komplementäres Anticodon auf der tRNA zuordnen kann und dass sich daraus dann die Aminosäure ergibt, die in ein Protein eingebaut wird. Für fast alle Aminosäuren codieren mehrere Tripletts, dies bezeichnet man als Redundanz (Degeneration) des genetischen Codes. Für die Tripletts UAG, UGA und UAA codiert keine Aminosäure, diese Tripletts bezeichnet man als Stopcodons. Startcodons sind AUG, GUG und UUG (◘ Tab. 1.2).

Der genetische Code ist hochkonserviert, er kommt in fast allen Organismen in identischer Form vor. Unterschiede ergeben sich jedoch daraus, wie häufig ein bestimmtes Codon in einem Organismus verwendet wird, oder besser: verwendet werden kann. Die Expression eines Gens, das einen hohen GC-Gehalt (ca. 80 %) hat, in *Escherichia coli* (GC-Gehalt in *E. coli* etwa 50 %) kann eingeschränkt sein, weil *E. coli* die eine oder andere tRNA nicht in ausreichender Konzentration bilden kann, um beispielsweise alle GC-reichen Tripletts zu bedienen. Die Folge ist, dass das Protein entweder nur in geringen Mengen produziert wird oder dass die Proteinbiosynthese nicht vollständig abläuft.

Genetischer Code: drei aufeinanderfolgende Basen (Triplett, Codon), die bei der Translation zusammen in eine Aminosäure übersetzt werden

◼ **Tab. 1.2** Der genetische Code

	U		C		A		G	
U	UUU	Phenylalanin	UCU	Serin	UAU	Tyrosin	UGU	Cystein
	UUC	Phenylalanin	UCC	Serin	UAC	Tyrosin	UGC	Cystein
	UUA	Leucin	UCA	Serin	UAA	STOP	UGA	STOP
	UUG	Leucin	UCG	Serin	UAG	STOP	UGG	Tryptophan
C	CUU	Leucin	CCU	Prolin	CAU	Histidin	CGU	Arginin
	CUC	Leucin	CCC	Prolin	CAC	Histidin	CGC	Arginin
	CUA	Leucin	CCA	Prolin	CAA	Glutamin	CGA	Arginin
	CUG	Leucin	CCG	Prolin	CAG	Glutamin	CGG	Arginin
A	AUU	Isoleucin	ACU	Threonin	AAU	Asparagin	AGU	Serin
	AUC	Isoleucin	ACC	Threonin	AAC	Asparagin	AGC	Serin
	AUA	Isoleucin	ACA	Threonin	AAA	Lysin	AGA	Arginin
	AUG	Methionin	ACG	Threonin	AAG	Lysin	AGG	Arginin
G	GUU	Valin	GCU	Alanin	GAU	Asparaginsäure	GGU	Glycin
	GUC	Valin	GCC	Alanin	GAC	Asparaginsäure	GGC	Glycin
	GUA	Valin	GCA	Alanin	GAA	Asparaginsäure	GGA	Glycin
	GUG	Valin	GCG	Alanin	GAG	Asparaginsäure	GGG	Glycin

1.1.8 Aufbau eines prokaryotischen Gens

Ein typisches prokaryotisches Gen ist in ● Abb. 1.6 dargestellt. Vor dem eigentlichen Strukturgen kann ein Promotor liegen, an den die RNA-Polymerase binden kann, um die Transkription zu katalysieren. Hinter einer Ribosomenbindestelle folgt dann ein Translationsstartcodon, das Ende des zu translatierenden Bereichs wird durch ein Stopcodon angezeigt. Terminatoren (Haarnadelschleifen) können das Transkriptionsende bewirken.

Eukaryotische Gene unterscheiden sich von prokaryotischen Genen darin, dass sie meist zwischen den codierenden Bereichen (Exon) eines Genes Bereiche enthalten, deren Informationen nicht in Proteine übersetzt werden (Intron, → Kap. 1.1.6).

●● ┃ Merke

- Promotoren sind Sequenzabschnitte, an denen die RNA-Polymerase bindet, um die Transkription eines Gens zu ermöglichen.
- Prokaryotische und eukaryotische Gene unterscheiden sich in ihrem Aufbau. Eukaryotische Gene enthalten Introns, deren Sequenz nicht in Protein übersetzt wird.

```
ACT TAAAAAT TTCAGTTGC TTAATCCTACAATTCTTGATATAATAT TCTC
A TCCCGGGCCCGGGCACACAGGAAACAGCTATGGCAAGATCACGTGGAG
AGCGGACGCCGGCGGCTCGGCGGATCACCTCACGCAACGCTCGTTTCCAG
CAGTGGCAGGCACTAACGCCGCGACCGCGATCCTCTACGAAGCGGTACGG
CAGCGGATCAGCGGAAGAACCGCAACAACTCCCTGAGCAGCCGGGGGTA
GTTGTACCTGGCCATAAACCGATACAATTAAAGGCTCCTTTTGGAGCCT
TTTTTTTTGGAGACCTATACCTT
```

o Abb. 1.6 Aufbau eines prokaryotischen Gens. Dargestellt ist nur ein Strang der DNA. 5′ vor dem eigentlichen Gen liegt der Promoter mit einer meist AT-reichen Sequenz um die Position –43 und mit konservierten Basen in den Regionen um die Position –35 und –10 (Pribnow-Box). Der Transkriptionsstartpunkt liegt bei + 1 (**A**). Es folgt die Shine-Dalgarno-Sequenz (Ribosomenbindestelle, **AGGAAA**) und das Translationsstartcodon (**ATG**). Das Translationsstopcodon (**TGA**) zeigt das Ende des in Protein übersetzten Bereichs an, der Terminator stromabwärts des TGA-Codons beendet die Transkription.

Gensequenzen zur Aufklärung verwandtschaftlicher Beziehungen der Organismen

1.1.9

Die Sequenzen der Gene, die für rRNAs codieren, werden zur Aufklärung von verwandtschaftlichen Beziehungen der Organismen herangezogen. rRNA gehört zur Grundausstattung einer jeden Zelle. Man vermutet, dass ribosomale RNA schon bei ersten lebenden Organismen eine Rolle spielte und dass rRNA-Gene fast nie über horizontalen Gentransfer weitergegeben werden. Somit spiegelt die Sequenz der rRNA-Gene die Entwicklungsgeschichte eines gesamten Organismus wider. Sie gelten als ideale »molekulare Chronometer«, mit deren Hilfe sich verwandtschaftliche Beziehungen rekonstruieren lassen. In der Phylogenie vergleicht man die Sequenz der rRNA-Gene. Verwandtschaft und Abstammung von Organismen kann man in Stammbäumen grafisch darstellen.

Phylogenie: Evolutionsgeschichte (Stammesgeschichte) der Lebewesen

Merke

rRNAs gelten als ideale »molekulare Chronometer«, mit deren Hilfe sich verwandtschaftliche Beziehungen rekonstruieren lassen.

Mutationen

1.1.10

Mutationen treten mit einer Häufigkeit von 10^{-9}–10^{-10} pro Basenpaar und Generation auf. Diese Mutationen entstehen natürlicherweise durch photochemische Reaktionen oder Fehler bei der Replikation. Außerdem können chemische Substanzen (Ethidiumbromid, Akridinorange, oxidative Säuren, Basenanaloga) Mutationen erzeugen. Allgemein können einzelne Basen verändert werden, es können aber auch ganze DNA-Abschnitte entfernt (Deletion) oder zusätzlich eingefügt werden (Insertion). Es gibt sehr viele durch Mutationen entstandene Krankheiten; schon lange bekannt ist z. B. die Sichelzellenanämie, die in Verbindung mit Malaria in → Kap. 8.2.1 diskutiert wird.

Mutation: dauerhafte Erbgutveränderung

1.1.11 DNA-Reparatur

Der Körper ist täglich einer Vielzahl von Einflüssen ausgesetzt, die zu Mutationen führen. Ohne ein funktionsfähiges DNA-Reparatursystem wäre das Leben auf der Erde kaum entstanden. Am besten untersucht ist das Reparatursystem von *Escherichia coli*. Es sind Enzyme bekannt, die Fehlbasenpaarungen korrigieren (DnaQ, MutH, MuS, MutL, Dam, Vsr, Ung, MutY), alkylierte Basen entfernen (Ada, AlkA, AlkB), oxidative Schäden beseitigen (MutT, MutM) und Strahlenschäden reparieren (PhrB, UvrA, UvrB, UvrC, UvrD, PolII, DinB, UmuC und UmuD). Dabei ist die Korrekturlesefunktion von DNA-Polymerasen (DnaQ, PolII, DinB, UmuC und UmuD) oft essenziell.

1.1.12 Rekombinationen

Rekombination: Neuanordnung von genetischem Material

Die Rekombination nimmt eine Schlüsselfunktion bei der Entstehung von Leben ein, denn bei der Verschmelzung von Eizelle und Samenzelle kommt es zu Rekombinationsereignissen, die das ganze Genom betreffen. Dabei versteht man unter Rekombination eine Neuverknüpfung von DNA.

Homologe Rekombination: Die homologe Rekombination ist ein natürliches Ereignis, bei dem DNA-Abschnitte, die an einem bestimmten Bereich identische oder ähnliche DNA-Abschnitte aufweisen, neu kombiniert werden. Beteiligt an diesen Vorgängen sind die sog. Rec-Proteine. Bei Bakterien ist die homologe Rekombination sicher die Basis dafür, dass DNA, die über den horizontalen Gentransfer aufgenommen wird, ins Genom eingebaut wird. Aber auch Mikrobiologen machen es sich bei der Generierung von Mutanten zunutze, dass Bakterien zur homologen Rekombination in der Lage sind.

Nichthomologe Rekombination: Bei den nichthomologen Rekombinationsvorgängen wird DNA an bestimmte Positionen im Genom eines Wirtes (attachment site) integriert, sie muss keine identische oder ähnliche DNA zur DNA des Wirtes haben. Beteiligt sind an diesem Prozess Integrasen. Auch diese Art der Rekombination wird von Mikrobiologen genutzt, um DNA in das Genom eines Wirtes hineinzubringen. Ortsspezifische Rekombinasen wurden ursprünglich in Hefen und Phagen gefunden. Hierbei verlaufen die Rekombinationen über kurze Erkennungsstellen. Bekannte Rekombinasen dieses Typs sind die Enzyme Cre, Flp und Dre.

1.1.13 Transformation, Konjugation, Transduktion und Transfektion

Die Übertragung von DNA ist in der Natur weit verbreitet. Nachgewiesen ist, dass Bakterien untereinander, aber auch Prokaryoten und Eukaryoten DNA austauschen. Die Übertragung freier DNA wird als Transformation bezeichnet, die Übertragung von DNA zwischen zwei Zellen als Konjugation und der Transfer durch Phagen als Transduktion.

Transformation: Unter Transformation versteht man die Übertragung von DNA durch die Zellwand eines Bakteriums, ohne dass dabei zwei Zellen miteinander in

Kontakt treten. Im Labor wird vor allem die Transformation eingesetzt, um DNA in einen Organismus einzuschleusen.

Konjugation: Unter Konjugation versteht man einen Prozess, bei dem Bakterien Gene untereinander austauschen. Die Übertragung der DNA erfolgt über Pili, durch die DNA von einem Bakterium zum anderen gelangen kann.

Transduktion: Die Übertragung von DNA eines Bakteriums in ein anderes mittels Phagen wird als Transduktion bezeichnet.

Transfektion: Die Übertragung proteinfreier DNA in eine Zelle wird als Transfektion bezeichnet. Zur Abgrenzung von der Transformation wird der Begriff »Transfektion« häufig nur für die Aufnahme von DNA durch eukaryotische Zellen verwendet.

Molekularbiologische Arbeitsmethoden

1.2

Vervielfältigung von DNA mittels Polymerasekettenreaktion

1.2.1

1993 erhielten Michael Smith und K. B. Mullis den Nobelpreis für Chemie für ihre Entwicklung der PCR zur Vervielfältigung von DNA. Sie hatten gezeigt, dass man in geringster Konzentration vorkommende DNA-Mengen nachweisen kann, wenn man geeignete Primer, Desoxynukleotide, einen geeigneten Magnesium- und ATP-haltigen Puffer und eine DNA-Polymerase I zur Verfügung hat. Maßgebend für eine erfolgreiche Reaktion ist, dass Denaturierungs-, Annealings- und Elongationsschritte hintereinandergeschaltet werden, um die Trennung von doppelsträngiger DNA (Denaturierung, ca. 94 °C), das Anlagern von Primern (Annealing, 55–65 °C) und die Reaktion der Polymerase (Elongation, 72 °C) zu ermöglichen. Während die klassische PCR der reinen Vervielfältigung von DNA dient, wurden die quantitative Echtzeit-PCR (qRT-PCR) entwickelt, um die Expressionsrate eines Gens zu ermitteln, die Multiplex-PCR zur Identifizierung komplexer Erbkrankheiten, die immunoquantitative Echtzeit-PCR (iRT-PCR) zur Aufspürung von geringsten Mengen eines Pathogens und die Nested-PCR zur Vervielfältigung allerkleinster Mengen DNA.

PCR: molekularbiologische Technik zur Vervielfältigung von DNA

●● **K. Mullis und die PCR**

Die PCR gehört zu den bedeutendsten Techniken der Molekularbiologie und ihr Erfinder, K. Mullis, sicher zu den schillerndsten Wissenschaftlern des 20. Jahrhunderts. In einem im Spektrum der Wissenschaften 1990 veröffentlichten Artikel beschreibt Mullis, wie er an einem Freitagabend im Frühling 1983 zusammen mit seiner Freundin in der Nacht zu einem Ferienhaus fuhr und während dieser Fahrt die PCR in seinem Kopf entwickelte. K. Mullis, der sich selbst als »Generalist mit chemischer Vorbelastung« bezeichnet, führte in den Monaten nach der nächtlichen Fahrt zahlreiche Experimente durch, bis er schließlich ein Verfahren etablieren konnte. Die Anzahl an Publikationen, in denen die PCR als Methode vokommt, ist nicht mehr zählbar. Unzählige Labors setzen die PCR ein, um Krankeiten zu diagnostizieren, Fälle aus dem Bereich der Kriminalistik zu lösen oder Gene aus Organismen zu klonieren. Mullis arbeitete zur Zeit der Entwicklung der PCR für die kalifornische Biotechnologie-Firma Cetus. Er erhielt für seine Entdeckung eine Prämie von 10 000 US-Dollar. Jahre später verkaufte Cetus dann die Rechte an der PCR-Methode für 300 Millionen Dollar an die Firma Roche.

●● **❙ Merke**

Die PCR ist eine Arbeitsmethode, die eine Vervielfältigung der DNA erlaubt.

1.2.2 Erstellung einer Genbibliothek

Plasmid: autonom replizierendes DNA-Molekül; Phage: spezielles Virus, mit Wirtsspezifität für Bakterien; Cosmid: cos-sites aufweisendes Plasmid, das mittels Transduktion in Bakterien übertragen werden kann; Fosmid: auf Basis des bakteriellen F-Plasmids entstandenes Cosmid; YAC: künstliches, den Hefen nachempfundenes Chromosom, das als Vektor verwendet werden kann; BAC: künstliches, den Bakterien nachempfundenes Chromosom, das als Vektor verwendet werden kann; PAC: auf Basis des P1-Vektors des Bakteriophagen P1 entstandenes BAC

Eine Genbibliothek (Genbank) deckt das ganze Genom eines Organismus in Form von DNA-Teilfragmenten ab. Diese liegen meist kloniert in Vektoren vor. Die Anzahl an Einzelfragmenten in einer Genbank, die man benötigt, um die Gesamtheit eines Genoms statistisch abzudecken, hängt von der Größe des Genoms sowie der Größe der Einzelfragmente ab und lässt sich anhand der folgenden Gleichung berechnen.

$$N = \frac{\ln(1-p)}{\ln(1-f)}$$

N   Anzahl an Einzelklonen
p   Wahrscheinlichkeit, mit der ein Gen in der Bank vorkommt
f   Verhältnis zwischen durchschnittlicher Fragmentgröße im Vektor zur Größe des Genoms

Bei einer Durchschnittsfragmentgröße von 40 kb und einer Genomgröße von 5 Mbp benötigt man demnach bei einer Wahrscheinlichkeit von 99 %, mit der ein bestimmtes Gen in einer Genbank vorkommen soll, 573 Einzelklone. Liegt die Durchschnittsfragmentgröße bei 4 kb benötigt man 5754 Klone. Bei einer Wahrscheinlichkeit von 50 % und einer Durchschnittsfragmentgröße von 40 kb benötigt man nur 86 Klone.

Als Vektoren werden neben Plasmiden und Phagen auch Cosmide (○ Abb. 1.7), Fosmide, YACs (yeast artificial chromsome), BACs (bacterial artificial chromosome) und PACs (P1-derived artificial chromosome) eingesetzt. Während Plasmide und Phagen durchschnittlich nur Fragmente einer Größe von bis zu 10 kb aufnehmen, liegt die Fragmentgröße für Cosmide und Fosmide bei 50 kb, für PACs bei 200 kb, für BACs bei 300 kb und für YACs bei 1000 kb. Berücksichtigt werden muss, dass die Stabilität der Vektorkonstrukte mit zunehmender Größe abnimmt. Bei eukaryotischen Systemen werden häufig cDNA-Banken angefertigt. mRNA wird mittels reverser Transkriptase in cDNA umgeschrieben, hierbei entstehen RNA/cDNA-Hybride. Aus diesen lassen sich unter Einsatz von RNAsen und DNA-Polymerasen doppelsträngige DNA-Fragmente herstellen.

Merke

Eine Genbibliothek besteht aus DNA-Fragmenten, die in einen Vektor kloniert vorliegen und deren Gesamtheit das Genom eines Organismus abdeckt.

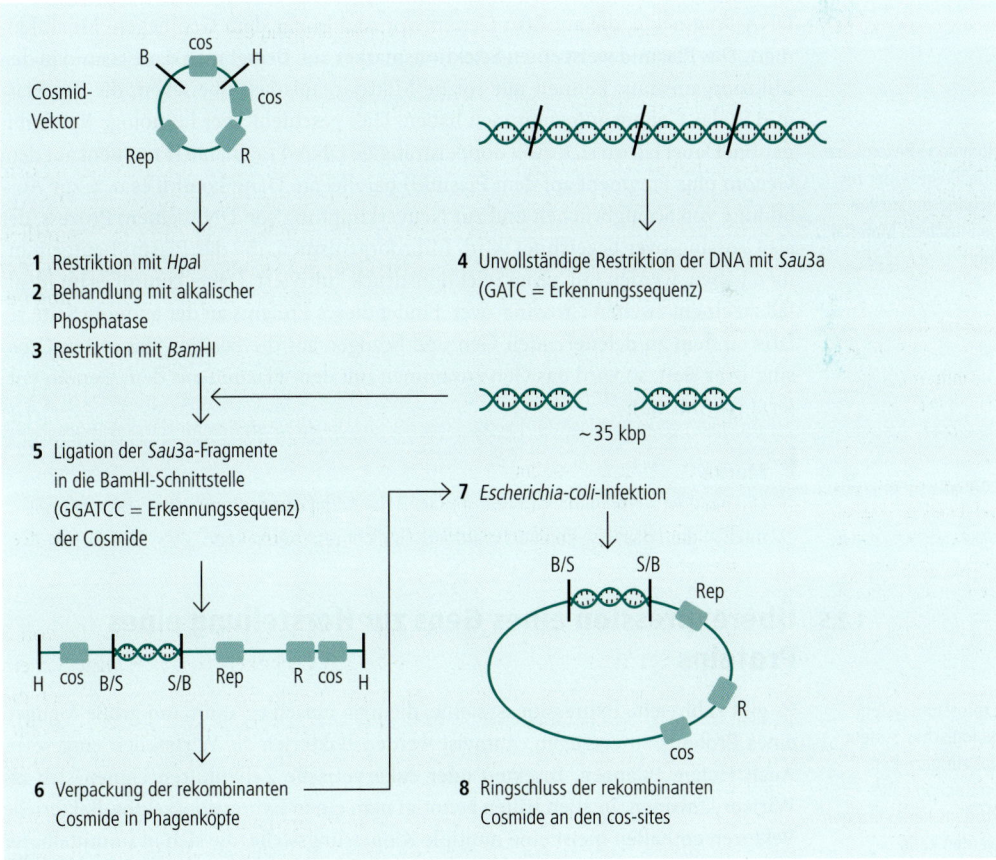

○ Abb. 1.7 Herstellung einer Cosmidbank. B: Restriktionsschnittstelle für BamHI; H: Restriktionsschnittstelle für Hpal; cos: cos-sites; R: Antibiotika-Resistenzgen (Marker); Rep: Replikon

1.2.3 Aufklärung der Funktion eines Gens mittels Bioinformatik

Bioinformatik: Wissenschaft, die Fragestellungen aus Medizin/Pharmazie/ Biologie (Lebenswissenschaften) mittels computergestützten Verfahren behandelt

Sobald die Sequenz eines Gens bekannt ist, kann man mittels Bioinformatik erste Informationen über die mögliche Funktion des Gens erhalten. Zunächst wird man über Sequenzhomologien der abgeleiteten Aminosäuresequenz in Datenbanken nach ähnlichen Proteinen suchen, deren Funktion vielleicht schon bekannt ist. Ebenfalls über Datenbanken kann man Teilen des Proteins eine mögliche Funktion (Cofaktorbindestellen, Transmembranbereiche etc.) zuordnen. Auch die mögliche Struktur des Proteins ist mithilfe der Bioinformatik ableitbar.

1.2.4 Inaktivierung eines Gens zur Identifizierung seiner Funktion

Über Geninaktivierungsexperimente und die phänotypische Analyse einer generierten Mutante lässt sich oft auf die Funktion eines Gens schließen. Um ein Gen gezielt zu deletieren, verwendet man ein Plasmid, das in dem Mikroorganismus, in dem das Gen deletiert werden soll, nicht replizieren kann. In das Plasmid werden DNA-Fragmente, die auf dem Genom vor und hinter dem Gen liegen, hineinkloniert. Das Plasmid weist einen Selektionsmarker auf. Bringt man das Plasmid in den Mikroorganismus, können nur solche Mikroorganismen überleben, die das Plasmid in das Genom aufgenommen haben. Dies geschieht über homologe Rekombination. Dabei lagern sich zwei doppelsträngige DNA-Fragmente (Fragment auf dem Genom plus Fragment auf dem Plasmid) parallel an. Dann kommt es u. a. zur Ausbildung von Strangbrüchen und zur Neuverknüpfung von DNA, einem Prozess, der als Crossing-over bezeichnet wird. Mikroorganismen, die das Plasmid aufgenommen haben, werden nun ohne Selektionsdruck kultiviert. Dabei kommt es im Idealfall zu einem zweiten Crossing-over. Findet dieses Ereignis an der anderen Seite relativ zu dem zu deletierenden Gen und bezogen auf die Position des ersten Crossing-over statt, so wird das Gen zusammen mit dem Plasmid aus dem Genom entfernt (o Abb. 1.8).

Homologe Rekombination: Prozess, der zur Neuanordnung von genetischem Material führt

●● **| Merke**

> Um ein Gen zu deletieren, benötigt man in der Regel einen Vektor, der in dem Organismus, in dem das Gen deletiert werden soll, nicht replizieren kann.

1.2.5 Überexpression eines Gens zur Herstellung eines Proteins

Expressionssystem: biologisches System, das zur gezielten Produktion eines Proteins herangezogen werden kann

Es gibt zahlreiche Expressionssysteme, die man einsetzen kann, um große Mengen eines Proteins zu erzeugen. Zumeist werden Bakterien als Wirtszellen eingesetzt. Auch Hefen, Pflanzen, Insekten oder eukaryotische Zellkulturen eignen sich als Wirtsorganismen. In allen Fällen benötigt man einen Expressionsvektor. Bakterielle Vektoren enthalten meist eine multiple Klonierungsstelle, die sich in unmittelbarer Nähe stromabwärts eines Promotors befindet. Das zu exprimierende Gen wird in eine passende Klonierungsstelle kloniert. Gerne verwendet man einen induzierbaren Promotor. Erst, wenn die Bakterien, die den Vektor aufgenommen haben, sich

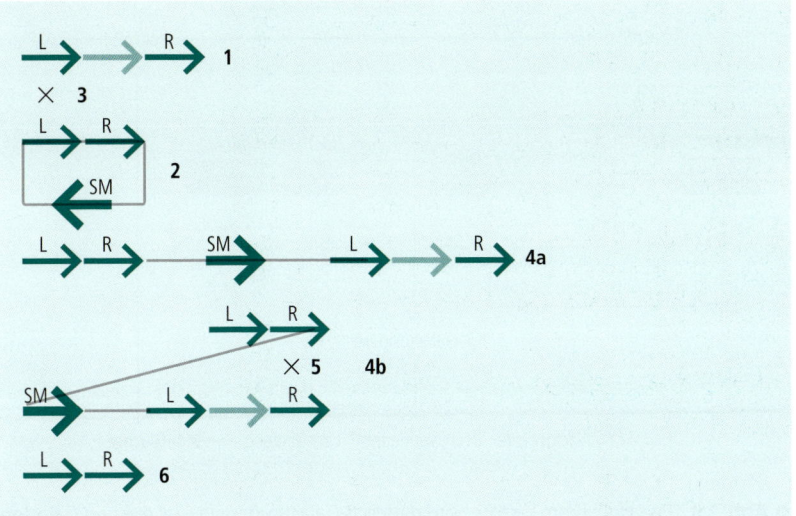

○ **Abb. 1.8** Deletion eines Gens aus dem Genom durch homologe Rekombination.
1 Ausschnitt aus dem Genom eines Organismus mit dem zu deletierenden Gen (hellgrün),
L: Gen, das in 5′-Richtung zu dem zu inaktivierenden Gen liegt; R: Gen, das in 3′-Richtung
zum zu inaktivierenden Gen liegt; **2** Inaktivierungskonstrukt, SM: Selektionsmarker;
3 Position in der das erste Crossing-over-Ereignis stattfindet; **4 a, 4 b** Genotyp nach dem
ersten Crossing-over-Ereignis; **5** Position in der das zweite Crossing-over-Ereignis stattfindet; **6** Genotyp nach dem zweiten Crossing-over-Ereignis mit deletiertem Gen

ausreichend vermehrt haben, kann man durch Zugabe eines Induktors die Expression des Gens starten. In vielen bekannten Expressionssystemen wird das zu untersuchende Gen zunächst in einen geeigneten Expressionsvektor kloniert, der auf
dem Promotorsystem des Bakteriophagen T7 basiert. Durch Zugabe des als Induk-
tor wirkenden IPTGs (Isopropyl-β-thiogalactosid) kann dann die Expression ange-
schaltet werden. Oft enthalten die eingesetzten Bakterien (meist *Escherichia coli*) ein
zweites Plasmid mit einem Gen, das für T7-Lysozym codiert und das die stets in
kleinen Mengen gebildete T7-RNA-Polymerase, deren Gen im Genom integriert
vorliegt, inhibiert.

❙ Merke ●●
Um ein Gen zu exprimieren benötigt man einen Expressionsvektor, auf dem ein meist
induzierbarer Promotor lokalisiert ist.

Das lac-Operon als Grundlage für die Blau-Weiß-Selektion

1.2.6

Escherichia coli kann Lactose aufnehmen und zur Energiegewinnung nutzen. Es
spaltet Lactose in Glucose und Galactose. Die Spaltung wird durch eine β-
Galactosidase katalysiert. Das Gen *lacZ*, das für die β-Galactosidase codiert, ist Teil
des *lac*-Operons, das aus einer CAP-Bindestelle, einem Promoter, einem Operator
und den Strukturgenen *lacZ*, *lacY* und *lacA* besteht. Das regulatorische Gen *lacI*, das

lac-Operon: Operon,
dessen Genprodukte
den Transport und
Abbau von Lactose
katalysieren

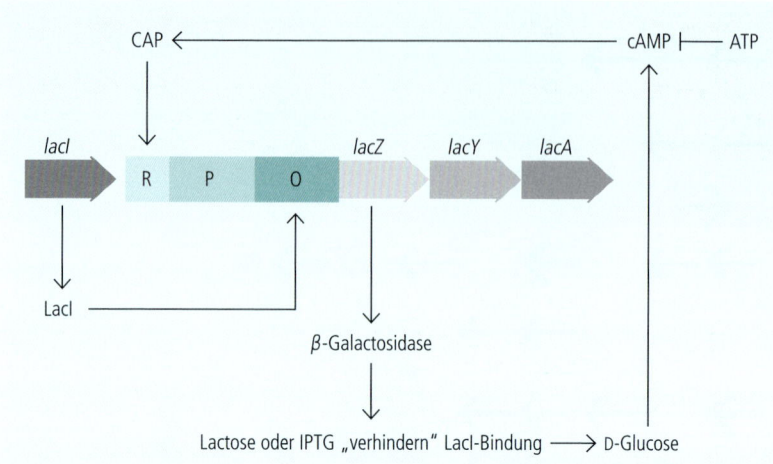

○ Abb. 1.9 Das *lac*-Operon. Lactose wird mittels β-Galactosidase in Glucose und Galactose gespalten. Das Gen *lacZ*, das für die β-Galactosidase codiert, ist Teil des *lac*-Operons. Das regulatorische Gen *lacI* codiert für ein Repressorprotein, das das *lac*-Operon abschalten kann, indem es an den Operator bindet. Lactose inaktiviert den Repressor. Dadurch wird die Bindung von *lacI* an den Operator verhindert und *lacZ* wird gebildet. D-Glucose reguliert über cAMP, das an CAP bindet, ebenfalls die Expression des *lac*-Operons. P: Promotor, O: Operator, CAP: catabolic activator protein

in der Nähe des *lac*-Operons lokalisiert ist, codiert für ein Repressorprotein, das das *lac*-Operon abschalten kann, indem es an den Operator bindet. Bestimmte Moleküle (z. B. Lactose) sind in der Lage den Repressor zu inaktivieren. Dadurch wird die Bindung von LacI an den Operator verhindert und LacZ wird gebildet.

Anzumerken ist, dass das eigentlich an den Repressor bindende Substrat nicht Lactose (Galactose-(β-1,4)-Glucose), sondern Allolactose (Galactose-(β-1,6)-Glucose) ist. Die Bildung von Allolactose aus Lactose wird durch LacZ katalysiert.

Neben Lactose hat auch D-Glucose eine regulatorische Funktion (○ Abb. 1.9). Bei Abwesenheit von Glucose liegt in der Zelle eine erhöhte cAMP-Konzentration vor. cAMP bindet an CAP (catabolic activator protein). Dadurch bindet CAP verstärkt an die CAP-Bindestelle, die sich im *lac*-Operon befindet, was eine erhöhte β-Galactosidase-Aktivität zu Folge hat. Bei erhöhter Glucose-Konzentration sinkt der cAMP-Spiegel und dadurch die Bindeaffinität von CAP an die CAP-Bindestelle.

Bei der Blau-Weiß-Selektion wird Lactose im Medium durch IPTG (○ Abb. 1.10) ersetzt, das durch die β-Galactosidase nicht gespalten werden kann, jedoch ebenfalls LacI bindet. Außerdem setzt man die Substanz X-Gal (○ Abb. 1.10) zu, die durch die β-Galactosidase in einen blauen Farbstoff gespalten wird. Klonierungsvektoren enthalten eine besondere Version von *lacZ*, die innerhalb des Gens Restriktionsschnittstellen aufweist. Kloniert man ein Fragment in eine dieser Restriktionsschnittstellen hinein, kann kein intaktes LacZ mehr gebildet und somit der Farbstoff nicht gespalten werden. Eine Voraussetzung ist natürlich, dass der verwendete *Escherichia-coli*-Stamm kein vollständiges β-Galactosidase-Gen enthält (die in der Molekularbiologie eingesetzten Stämme enthalten auf dem Genom die Omega-Un-

o Abb. 1.10 Chemische Strukturen von Lactose, IPTG und X-Gal. X-Gal ist farblos. Die β-Galactosidase kann X-Gal spalten, das Spaltprodukt reagiert mit Sauerstoff zu einem farbigen Produkt.

tereinheit des β-Galactosidase-Gens, die Alpha-Untereinheit wurde deletiert). Somit kann man in Klonierungsexperimenten unterscheiden, ob ein Bakterium ein Plasmid mit oder ohne Fremd-DNA aufgenommen hat.

Merke

Die Blau-Weiß-Selektion kann nur dann durchgeführt werden, wenn der eingesetzte *Escherichia-coli*-Stamm kein vollständiges β-Galactosidase-Gen auf dem Genom enthält.

DNA-Sequenzierung

1.2.7

Keine andere molekularbiologische Technologie hat sich in den letzten Jahren so rasant entwickelt wie das Sequenzieren von DNA. Die ersten und klassischen Sequenzierverfahren waren das Verfahren nach Maxam und Gilbert und das Didesoxyverfahren nach F. Sanger.

DNA-Sequenzierung: Bestimmung der Nukleotid-Abfolge in einem DNA-Molekül

Klassische Sequenzierverfahren: Das Verfahren nach A. Maxam und W. Gilbert von 1977 wird heute kaum noch eingesetzt. Es beruht darauf, dass DNA chemisch, und zwar basenspezifisch, gespalten wird. Die DNA-Fragmente werden dann der Größe nach aufgetrennt.

Das Verfahren nach Sanger, der 1980 für seine Arbeiten den Nobelpreis erhielt, war lange Zeit das am meisten eingesetzte Verfahren. Ausgehend von einer bekannten Sequenz, unter Verwendung eines Primers, wird durch eine DNA-Polymerase ein komplementärer Strang gebildet. Im Reaktionsansatz, der auf vier Ansätze aufgeteilt wird, befinden sich Desoxynukleotidtriphosphate (dNTPs) und zusätzlich in

Primer: kurzes DNA-Molekül, das nach Bindung an einen komplementären DNA-Strang Startpunkt für DNA-replizierende Enzyme ist jedem der vier Ansätze eines von vier Didesoxynukleotidtriphosphaten (ddATP, ddGTP, ddCTP oder ddTTP). Wird ein ddNTP von der Polymerase eingebaut, kommt es zum Kettenabbruch. In jedem Ansatz entstehen Fragmente unterschiedlicher Größe. Diese können entweder über den Primer oder die eingesetzten dNTPs markiert sein. Nach Auftrennung über ein Polyacrylamidgel kann über die Größe der entstandenen Fragmente die DNA-Sequenz ermittelt werden (● Abb. 1.11).

Pyrosequenzieren: Beim Pyrosequenzieren, das 1996 von P. Nyren und M. Ronaghi entwickelt wurde, nutzt man aus, dass jedes Mal, wenn ein dNTP von einer DNA-Polymerase eingebaut wird, Pyrophosphat (PP_i) freigesetzt wird. Dieses PP_i wird mithilfe einer ATP-Sulphurylase (APS) zu ATP umgesetzt. Dieses wiederum reagiert mit Luciferin und O_2, katalysiert durch eine Luciferase, zu Oxyluciferin + AMP + PP_i + CO_2 und Licht. Das Licht kann mit einer CCD-Kamera (»charge coupled device«-Kamera) gemessen werden. Um einen effektiven Sequenzierverlauf zu ermöglichen, werden die dNTPs nacheinander dem Reaktionsgemisch zugesetzt. Nicht umgesetzte dNTP-Moleküle werden mit einer Apyrase, die endständiges Phosphat abspaltet, zerstört. Bei der Sequenzierung mit dem 454-Sequenzierer findet die Polymerasereaktion der einzelnen DNA-Moleküle an Latexkügelchen in einer Wasser-in-Öl-Emulsion statt. Jedes Kügelchen wird in einem Hohlraum mithilfe der Pyrosequenzierung sequenziert. Alle Reaktionen (ca. 450 000) werden gleichzeitig mithilfe einer CCD-Kamera verfolgt.

CCD-Kamera: Kamera, die lichtempfindliche Sensoren enthält. Die Energie des einfallenden Lichts wird auf Elektronen eines Halbleiters übertragen. Die dabei entstehende elektrische Spannung wird gemessen.

Wichtige Reaktionen des Pyrosequenzierens

- **DNA-Polymerase:** dNTP-Einbau → Pyrophosphat (PP_i)-Freisetzung
- **ATP-Sulfurylase:** Adenylsulfat (APS) + PP_i → ATP + Sulfat
- **Apyrase:** dNTP → dNDP → dNMP + PP_i
- **Luciferase:** ATP + Luciferin + O_2 → Oxyluciferin + AMP + PP_i + CO_2 + Licht
- **CCD-Kamera:** Lichtdetektion

Illumina-Technik: Beim Sequenzieren mit der Illumina-Technik werden an erzeugten DNA-Fragmenten an beide Enden Adaptoren ligiert. Die Adaptoren enthalten Sequenzen (Primer), die für die Vervielfältigung der DNA verwendet werden können, und Sequenzen, die komplementär zu Oligonukleotiden sind (capture oligo), die mit einer optischen Oberfläche (Matrix) fest verbunden sind. Über Hybridisierung werden die Fragmente an der Oberfläche festgehalten. Anschließend wird eine Festphasen-PCR durchgeführt. Zunächst dient der auf der Oberfläche fixierte »capture oligo« als Primer für die Polymerase. Das entstehende Fragment kann über die Sequenz seines Adapters auch wieder über Hybridisierung an einen »capture oligo« auf der Oberfläche eingefangen werden. Durch wiederholte Polymerasereaktionen werden ca. 1000 Kopien des zu sequenzierenden Fragments hergestellt, die alle in einem definierten Bereich auf der Oberfläche binden (Fragment-Cluster). Der Sequenziervorgang wird dann so durchgeführt, dass in vier verschiedenen Farben markierte Nukleotide auf die Oberfläche aufgetragen werden. Die Farbstoffe verhindern, dass am 3′-Ende ein zweites Nukleotid gebunden werden kann. Welche Farbe in einem definierten Cluster gebunden wurde, kann über Fluoreszenz-Mikroskopie bestimmt werden. Nach Abtrennen der Farbstoffe können die Nukleotide erneut zugegeben werden und somit die Fragmente sequenziert werden.

Fluoreszenz-Mikroskopie: mikroskopische Methode, durch die fluoreszierende Verbindungen nachgewiesen werden können

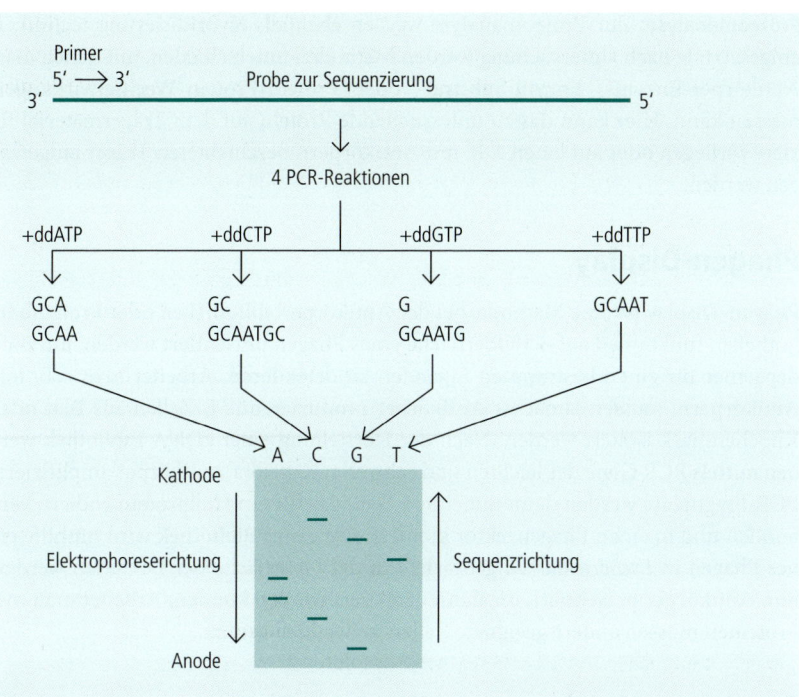

○ Abb. 1.11 Didesoxysequenziermethode nach Sanger. Nähere Erläuterungen siehe Text

Weitere Sequenziersysteme wie das SOLID-System sind Weiterentwicklungen, bei denen einzelne Komponenten der verschiedenen Techniken verfeinert wurden.

Transkriptom- und Proteomanalytik

1.2.8

Transkriptomanalyse: Eine Transkriptomanalyse wird durchgeführt, wenn man herausfinden will, welche Gene eines Organismus zu welcher Zeit und unter welchen Bedingungen transkribiert werden. Transkriptomanalysen können mittels DNA-Mikroarrays oder durch Sequenzieren erfolgen. Um Mikroarrays durchzuführen, muss ein genspezifischer Gesamt-Genom-DNA-Mikroarray eines Organismus hergestellt werden. Hierzu werden für jeden offenen Leseraster (open reading frame, ORF) des Genoms ORF-spezifische Oligonukleotide abgeleitet und zum spezifischen Amplifizieren der Genabschnitte mittels PCR eingesetzt. DNA-Fragmente werden auf ein Trägermaterial gebracht (Array, Chip). RNA zum Zeitpunkt X wird dann aus dem zu untersuchenden Organismus extrahiert, in c-DNA umgeschrieben und mit Fluoreszenzfarbstoffen markiert. Bei der Hybridisierung binden markierte einzelsträngige cDNA-Stücke an ihren komplementären Gegenpart auf dem Array und man erhält für jedes Fragment auf dem Chip ein Signal. Die Signalintensität wird dann verglichen mit der Signalintensität einer Probe zum Zeitpunkt Y.

Inzwischen ist es möglich, die Hybridisierungstechniken durch Sequenziertechniken zu ersetzen. Hierbei werden die c-DNA-Fragmente sequenziert und über die Häufigkeit, mit der eine Sequenz ermittelt wird, lässt sich auf die Transkripthäufigkeit schließen.

Transkriptomanalyse: Methode zur Erfassung aller Gene, die zu einem bestimmten Zeitpunkt in einer Zelle exprimiert werden

Proteomanalyse: Zur Proteomanalyse werden ebenfalls Hybridisierungstechniken eingesetzt. Je nach Untersuchung werden Methoden unterschieden, mit denen man Antikörper-Enzym-, Enzym-Substrat- oder Protein-Protein-Wechselwirkungen messen kann. Hier kann das zu untersuchende Protein auf dem Trägermaterial fixiert vorliegen oder auf einen z. B. mit Antikörpern beschichteten Träger aufgetragen werden.

1.2.9 Phagen-Display

Phagen-Display:
Methode zur
Untersuchung von
Protein-Protein-Inter-
aktionen

Phagen-Display ist eine Methode, bei der Antikörperbibliotheken oder Proteinbibliotheken funktionell auf der Oberfläche eines Phagen präsentiert werden, um Bindepartner für einen bestimmten Liganden zu detektieren. Arbeitet man z. B. mit Antikörpern, müssen zunächst Antikörper produzierende B-Zellen aus Blut oder Knochenmark isoliert werden. Nach der Herstellung einer cDNA-Bibliothek werden mittels PCR Gene der leichten und schweren Kette der Antikörper amplifiziert. PCR-Fragmente werden dann mit einem Gen, das für ein Hüllprotein codiert, verbunden und in einen Phagenvektor kloniert. Die ganze Bibliothek wird mithilfe eines Phagen in *Escherichia coli* gebracht. An der Oberfläche der Bakterien werden nun Antikörper präsentiert, die dann detektiert werden können. Arbeitet man mit Proteinen müssen andere geeignete Zellen verwendet werden.

1.2.10 Southern-, Northern- und Western-Blot

Blotting-Verfahren:
Übertragung von
Biomolekülen auf eine
Membran

Gelelektrophorese:
Methode zur
Auftrennung von
Biomolekülen; die
Auftrennung erfolgt
aufgrund der Ladung
und Größe der
Moleküle

Southern-Blot: E. Southern entwickelte 1975 den Southern-Blot. In einem DNA-Gemisch kann ein bestimmtes DNA-Fragment nachgewiesen werden, wenn man ein zu dem Fragment komplementäres, markiertes DNA-Fragment als Sonde einsetzt. Das DNA-Gemisch wird nach der Durchführung einer Gelelektrophorese denaturiert und auf einer Membran fixiert. Zu der fixierten, einzelsträngigen DNA wird nun die ebenfalls einzelsträngig vorliegende, radioaktiv- oder nicht fluoreszenzmarkierte DNA-Sonde zugegeben, die unter geeigneten Bedingungen an das komplementäre Fragment bindet.

Northern-Blot: Zwei Jahre später entwickelten J. Alwine, J. Kemp und G. Stark den Northern-Blot zum Nachweis von mRNA. Das Prinzip des Northern-Blots ist identisch zum Prinzip des Southern-Blots. Zu beachten ist, dass die Isolierung von mRNA aufgrund ihrer kurzen Halbwertszeit aufwendiger ist als die Isolierung von DNA.

Western-Blot: Beim Western-Blot, der ebenfalls von G. Stark entwickelt wurde, werden Proteine mittels Gelelektrophorese aufgetrennt und markierte Antikörper als Sonde eingesetzt.

In-situ-Hybridisierung

Bei der In-situ-Hybridisierung weist man DNA mithilfe einer markierten Sonde direkt in einem Gewebe nach. Zellgewebe muss dafür ganz oder als Gewebedünnschnitt mit formaldehydhaltiger Lösung behandelt und fixiert werden. Die Sonde kann z. B. mit Digitoxin markiert sein, das dann mit einem Antikörper erkannt wird. An den Antikörper ist ein Enzym (z. B. alkalische Phosphatase, Meerrettichperoxidase) gebunden, das in der Lage ist, ein farbloses Substrat in ein farbiges Produkt umzusetzen.

1.2.11

In-situ-Hybridisierung: Nachweismethode für DNA und RNA in Zellen; die Methode wird z. B. eingesetzt um eine Trisomie 21 nachzuweisen

ELISA

Mit dem »enzyme linked immunosorbent assay« (ELISA) können Viren, Proteine, Antikörper, Hormone, Toxine und auch niedermolekulare Verbindungen in einer Probe nachgewiesen werden. Ein erster gegen ein Antigen gerichteter Antikörper wird auf einem Trägermaterial fest gebunden. Anschließend wird die Probe, die das Antigen enthält, aufgetragen. Danach wird ein zweiter, ebenfalls das Antigen erkennender Antikörper zugegeben. An diesen kann dann ein dritter, den zweiten Antikörper erkennender Antikörper binden. Dieser dritte Antikörper ist mit einem Enzym (z. B. alkalische Phosphatase, Meerrettichperoxidase) verbunden, das in der Lage ist, ein farbloses Substrat in ein farbiges Produkt umzusetzen.

1.2.12

ELISA: sehr empfindliches Analyseverfahren, das in der medizinischen Diagnostik weit verbreitet ist

Synthetische Biologie

Ein neues Fachgebiet im Grenzbereich zwischen Molekularbiologie, Biologie, Chemie und Nanobiotechnologie ist die Synthetische Biologie. Man versucht biologische Systeme zu schaffen, die in der Natur nicht vorkommen. Exemplarisch sind die Arbeiten von C. Venter aufzuführen. Ihm und seiner Arbeitsgruppe gelang 2010 die Herstellung eines künstlichen Bakteriums. Er synthetisierte sämtliche Gene des Genoms von *Mycoplasma mycoides,* brachte diese in eine DNA-freie Zelle von *M. capriolum* und stellte so ein neues lebendes Bakterium her. In anderen Studien werden einzelne Gene oder ganze synthetische Biosynthese-Gencluster synthetisiert und zur Expression gebracht. So können ganze Stoffwechselwege neu konstruiert werden.

1.2.13

Synthetische Biologie: Bio-Ingenieure auf dem Vormarsch!

Wiederholungsfragen

Frage 1

Welche Aussage ist richtig? Wie viele Exons hat ein Gen mit vier Introns?

A) zwei

B) drei

C) vier

D) fünf

E) sechs

Frage 2

Welche Aussage ist **nicht** richtig?

A) RNA kann doppelsträngige Bereiche aufweisen.

B) RNA kann außer Adenosin-, Guanosin-, Uridin- und Cytidin-Nukleotiden auch modifizierte Nukleotidbausteine enthalten.

C) mRNA entsteht im Zuge der Translation.

D) tRNA transferiert Aminosäuren im Zuge der Translation.

E) RNA kann katalytische Funktion besitzen.

Frage 3

Welche mRNA-Sequenz ergibt sich aus der angegebenen DNA-Sequenz (○ Abb. 1.12)?

```
5'  CGCTATAGCGTT  3'      (nichtcodierender Strang)
    ||||||||||||
3'  GCGATATCGCAA  5'      (codierender Strang)
```

○ **Abb. 1.12** DNA-Sequenz

A) 5′ CGCUAUAGCGUU 3′

B) 5′ CGCTATAGCGTT 3′

C) 5′ GCGATATCGCAA 3′

D) 5′ UUGCGAUAUCGC 3′

E) 5′ TTGCGATATCGC 3′

Frage 4

Welche Aussage trifft **nicht** zu? Welche Nukleinsäuren werden nach dem Prinzip der komplementären Basenpaarung an einem DNA-Strang als Matrize neu synthetisiert?

A) mRNA wird nach dem Prinzip der komplementären Basenpaarung an einem DNA-Strang als Matrize synthetisiert.

B) tRNA wird nach dem Prinzip der komplementären Basenpaarung an einem DNA-Strang als Matrize synthetisiert.

C) DNA wird nach dem Prinzip der komplementären Basenpaarung an einem DNA-Strang als Matrize synthetisiert.

D) rRNA wird nach dem Prinzip der komplementären Basenpaarung an einem DNA-Strang als Matrize synthetisiert.

E) Antikörper werden nach dem Prinzip der komplementären Basenpaarung an einem DNA-Strang als Matrize neu synthetisiert.

Frage 5

Welche Aussage trifft **nicht** zu?

A) RNA ist die Abkürzung für Ribonukleinsäure.

B) RNA weist als Zucker Ribose auf.

C) RNA ist weniger stabil als DNA.

D) mRNA entsteht im Zuge der Transkription.

E) tRNA transferiert Aminosäuren im Zuge der Biosynthese nichtribosomal gebildeter Naturstoffe.

Zusammenfassung   ┃ Synopse

■ Die prokaryotische und eukaryotische Genetik beschäftigt sich mit Vorgängen, die sich in den Zellen abspielen.

■ Die Vervielfältigung von DNA und die Übersetzung der genetischen Information über Transkription und Translation in Proteine und Enzyme sind essenzielle Vorgänge des Lebens.

■ Aus der Grundlagenforschung über genetische Zusammenhänge entwickelten sich in den letzten 50 Jahren molekularbiologische Methoden, die enorme Auswirkung auf viele Bereiche unserer Gesellschaft haben. Auch die pharmazeutische Mikrobiologie profitiert weitgehend von diesen neuen molekularbiologischen Verfahren, z. B. von neuen Sequenziertechniken, Transkriptomanalysen, Blotting-Verfahren, Immunassays und von der Synthetischen Biologie.

2 Biochemie

Inhaltsvorschau

Die Biochemie entwickelte sich bereits im 19. Jahrhundert und hat schon sehr früh Nobelpreisträger hervorgebracht. 1907 wurde der Tübinger Wissenschaftler E. Buchner für die Untersuchung von Gärungsprozessen ausgezeichnet, 1929 F. G. Hopkins für die Entdeckung von Vitaminen und essenziellen Aminosäuren und 1931 O. H. Warburg für Untersuchungen der Atmungskette. Die Biochemie beschäftigt sich mit den chemischen Vorgängen innerhalb einer Zelle. Heute sind zwar biochemische Vorgänge gut untersucht und verstanden, doch fehlen uns noch viele Kenntnisse, um mikrobiologische Vorgänge im Detail zu verstehen.

In diesem Kapitel erfolgt eine allgemeine Einführung in die zellphysiologischen Abläufe der Zelle, die für das Verständnis mikrobiologischer Zusammenhänge von Bedeutung sind.

2.1 Stoffe und Stoffwechselwege des Primärstoffwechsels

Wasser, Kohlenhydrate, Lipide, stickstoffhaltige Verbindungen und anorganische Bestandteile sind die wesentlichen Bausteine einer Zelle. Kohlenstoff ist das zentrale Element dieser Bestandteile, die einem ständigen Auf- und Abbau unterworfen

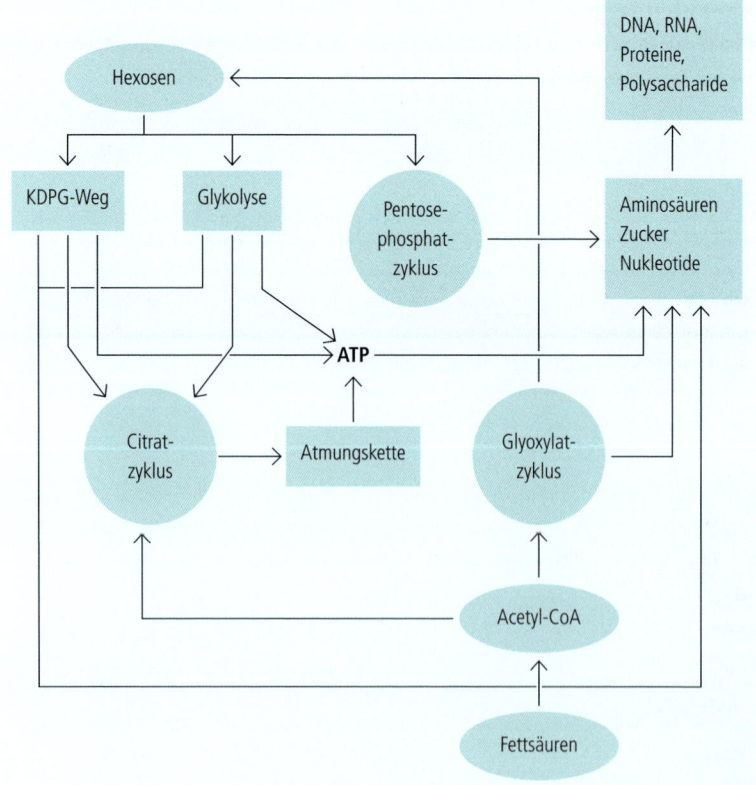

○ **Abb. 2.1** Stoffwechselwege des Primärstoffwechsels. Nähere Erläuterungen siehe Text

sind. Der Stoffwechsel eines Organismus wird seit 1891 gemäß einer Anregung von A. Kössel unterteilt in:

- Primärstoffwechsel und
- Sekundärstoffwechsel.

Dabei werden diejenigen Stoffwechselvorgänge, die in fast allen Organismen nahezu identisch ablaufen, als Primärstoffwechsel bezeichnet. Stoffwechselreaktionen, die zu Verbindungen wie Naturstoffen führen, bezeichnet man als Sekundärstoffwechsel.

Beim Primärstoffwechsel unterscheidet man:

- abbauende (katabole) Reaktionen,
- Reaktionen des Intermediärstoffwechsels (Amphibolismus) und
- aufbauende (anabole) Reaktionen.

Aufgabe des Primärstoffwechsels ist es, der Zelle den Zugang zu Nährstoffen und die Synthese von Zellmaterial zu ermöglichen. Eine Übersicht über die wichtigsten Stoffwechselwege und deren Zusammenhänge gibt ○ Abb. 2.1.

> Primärstoffwechsel: Biosynthesewege, deren Produkte für das Überleben der Zellen notwendig sind

> Sekundärstoffwechsel: Biosynthesewege, deren Produkte für die Zelle selbst entbehrlich sind, die aber für den Organismus als Ganzes nützlich sein können

Einbau von C, N, P, S und Spurenelementen

2.1.1

Viele Mikroorganismen teilen sich in sehr kurzer Zeit. Sie müssen in der Lage sein, schnell und effektiv die Bausteine der Zelle herzustellen.

Kohlenstoff: Hauptsächlich über D-Glucose gelangt der Kohlenstoff in die Zelle, er kann jedoch auch aus C 1-Einheiten (CO_2, Formaldehyd) kommen. Viele Mikroorganismen können CO_2 fixieren, doch haben diese Rolle vor allem Pflanzen übernommen. Ein Enzym des Calvin-Zyklus, die Ribulose-1,5-Biphosphat-Carboxylase, findet man auch in photosynthetisch aktiven Mikroorganismen. Das Enzym kann CO_2 binden und dieses für die Biosynthese von 3-Phosphoglycerat verwenden (○ Abb. 2.2).

> Ribulose-1,5-Biphosphat-Carboxylase: am häufigsten vorkommendes Enzym der Erde

❙ Merke

Die Ribulose-1,5-Biphosphat-Carboxylase (RuBisCO) kann CO_2 binden und für die Biosynthese von 3-Phosphoglycerat verwenden.

●●

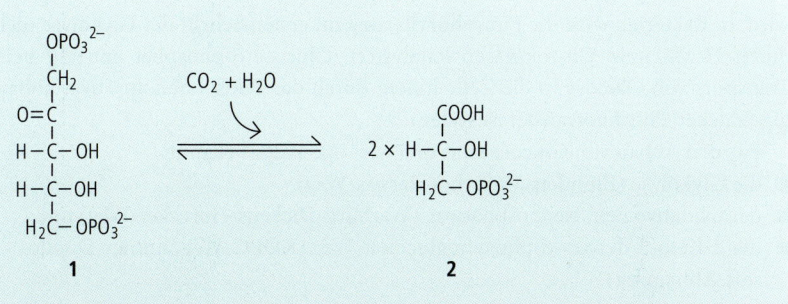

○ **Abb. 2.2** Reaktion der Ribulose-1,5-biphosphat-Carboxylase/-Oxygenase (RuBisCO).
1 Ribulose-1,5-Biphosphat, **2** 3-Phosphoglycerat

Stickstoff: Bakterien nehmen Stickstoff in Form von NH_4^+ auf und verwenden ihn für die Biosynthese von Glutamin und Glutamat. Aber auch molekularer Stickstoff kann von Mikroorganismen genutzt werden.

Schwefel: Der Schwefel wird in Form von SO_4^{2-} oder $S_2O_3^{2-}$ aufgenommen und für die Biosynthese von Cystein oder Adenosinphosphosulfat verwendet.

Phosphor: Dieses Element wird in Form von PO_4^{2-} oder in Lipiden gebunden aufgenommen und in der Synthese von ATP gebunden.

Spurenelemente: Auch für Spurenelemente (z. B. Fe, Se, Co, Ni, Zn) haben Mikroorganismen Wege und Enzyme gefunden, die die Aufnahme garantieren. Gut untersucht ist die Aufnahme von Eisen, die mithilfe von Siderophoren von den Organismen durchgeführt wird.

Siderophor: Eisen bindende Verbindung

2.1.2 Kohlenhydrate

Kohlenhydrathaltige Verbindungen

Kohlenhydrate: mengenmäßig größter Teil aller auf der Erde vorkommenden organischen Substanzen

Kohlenhydrate sind nicht nur Substrate und somit Energielieferanten, sie sind auch essenzielle Zellmembran- und Zellwandbestandteile.

Monosaccharide, die durch Säurehydrolyse nicht abgebaut werden können, sind die kleinsten Kohlenhydratbausteine. Man unterscheidet Triosen (z. B. D-Glycerinaldehyd und Dihydroxyaceton), Tetrosen (z. B. D-Erythrose), Pentosen (D-Ribose, D-Desoxyribose, D-Xylose), Hexosen (z. B. D-Glucose, D-Mannose, D-Galactose), Heptosen und Nonosen (z. B. *N*-Acetyl-Muraminsäure, ❍ Abb. 2.3). Neben den bekannten Monosacchariden gibt es Aminozucker, Monosaccharidsäuren und Desoxyzucker. Monosaccharide werden durch glykosidische Bindungen miteinander verknüpft, es entstehen Di-, Oligo- und Polysaccharide (❏ Tab. 2.1, ❏ Tab. 2.2).

Glykosidische Bindung: chemische Bindung zwischen dem anomeren Kohlenstoffatom eines Kohlenhydrats und einem Atom eines Aglykons

Glykolyse, oxidativer Pentosephosphatweg und 2-Keto-3-desoxy-6-phospho-gluconat-Weg

D-Glucose ist Ausgangsverbindung für eine Vielzahl von Stoffwechselwegen. Viele Mikroorganismen gewinnen D-Glucose aus Abbaureaktionen von Polysacchariden (→ Kap. 2.1.9). D-Glucose wird zu Beginn in D-Glucose-6-phosphat überführt, das dann zur Energiegewinnung entweder abgebaut oder in andere Stoffe umgebaut wird. In Bakterien wird die Phosphorylierung im ersten Schritt der Glykolyse nicht durch Hexo- bzw. Glucokinasen katalysiert. Glucose-6-phosphat entsteht beim Transport von Glucose in die Zelle hinein durch das Phosphoenolpyruvat-abhängige Zucker-Phosphotransferasesystem.

Für den Abbau von Glucose sind drei wichtige Wege bekannt:

- die Glykolyse (Embden-Meyerhof-Parnas-Weg),
- der oxidative Pentosephosphatweg (Warburg-Dickens-Horecker-Weg) und
- der 2-Keto-3-desoxy-6-phosphogluconat-Weg (KDPG-Weg, Entner-Doudoroff-Abbauweg).

Mikroorganismen besitzen oft Enzyme für zwei der drei Abbauwege. So findet man in *Escherichia coli* Enzyme der Glykolyse und des oxidativen Pentosephosphatwegs,

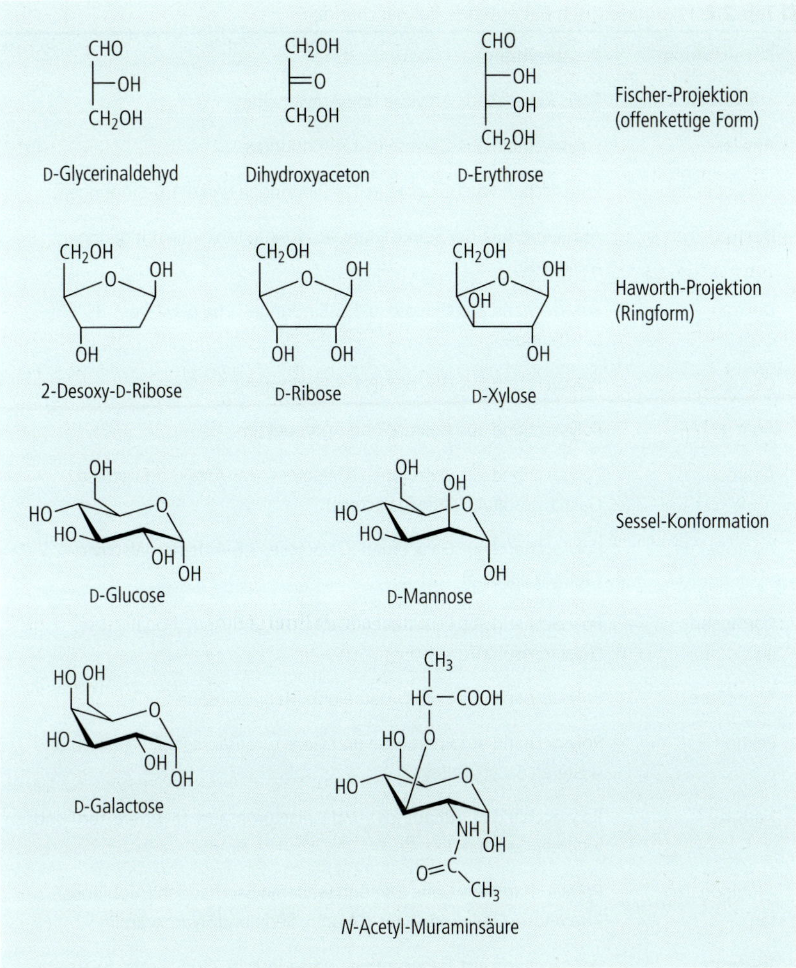

Abb. 2.3 Chemische Struktur einiger Kohlenhydrate

Tab. 2.1 Pharmazeutisch bedeutende Disaccharide

Bezeichnung	Beschreibung
Saccharose	Disaccharid aus Glucose und Fructose (α-1,2-Bindung)
Lactose	Disaccharid aus Galactose und Glucose (β-1,4-Bindung)
Lactulose	Disaccharid aus Galactose und Fructose (β-1,4-Bindung)
Maltose	Disaccharid aus Glucose (α-1,4-Bindung)
Cellobiose	Disaccharid aus Glucose (β-1,4-Bindung)
Isomaltose	Disaccharid aus Glucose (α-1,6-Bindung)
Gentiobiose	Disaccharid aus Glucose (β-1,6-Bindung)

◘ **Tab. 2.2** Pharmazeutisch bedeutende Polysaccharide

Bezeichnung	Beschreibung
Stärke	Polysaccharid aus Amylose und Amylopektin
Amylose	Polysaccharid aus Glucose (α-1,4-Bindungen)
Amylopektin	Polysaccharid aus Glucose (α-1,4-Bindungen und α-1,6-Bindungen)
Dextrin	Abbauprodukt der Stärke (stark verzweigte Moleküle mit geringer Molmasse)
Dextran	Polysaccharid aus Glucose (α-1,6-Bindungen und α-1,2-, α-1,3-, α-1,4-Bindungen)
Cellulose	Polysaccharid aus Glucose (β-1,4-Bindungen)
Agar	Polysaccharid aus Agarose und Agaropektin
Agarose	Polysaccharid aus Galactanen (Galactose, 3,6-Anhydrogalactose, Galactosesulfat, Methylgalactose)
Agaropektin	Polysaccharid aus Galactanen (Galactose, 3,6-Anhydrogalactose, Methylgalactose)
Carrageen	Polysaccharid aus Galactanen (Galactose, 3,6-Anhydrogalactose, Galactosesulfat)
Alginsäure	Polysaccharid aus Guluronsäure und Mannuronsäure
Pektin	Polysaccharid aus Rhamnose und Galacturonsäure (z. T. verestert) und weiteren Sacchariden
Karaya	Polysaccharid aus Rhamnose und Galacturonsäure (z. T. verestert) und weiteren Sacchariden
Arabinogalactan	Polysaccharid aus Galactose und weiteren Sacchariden (Arabinose, Rhamnose, Glukuronsäure) + Alanin, Serin und Hydroxyprolin
Traganth	Polysaccharid aus Tragacanthin (wasserlöslich) und Bassorin (wasserunlöslich)
Tragacanthin	Polysacchard aus Xylose, Galactose, Galacturonsäure, Fructose und Arabinose

in *Pseudomonas aeruginosa* Enzyme des oxidativen Pentosephosphatwegs und des KDPG-Wegs. In allen Fällen wird der C_6-Körper der Glucose in C_3-Körper überführt:

- bei der Glykolyse entstehen beim Abbau eines Mols Glucose-6-phosphat 2 Mol Pyruvat, 3 Mol ATP und 2 NADH,
- beim Pentosephosphatweg entstehen aus 3 Mol Glucose-6-phosphat 2 Mol Fructose-6-phosphat, 1 Mol Glycerinaldehyd-3-phosphat, 3 Mol CO_2 und 6 Mol NAD(P)H,
- beim KDPG-Weg entstehen aus 1 Mol Glucose-6-phosphat 2 Mol Pyruvat, 1 Mol NAD(P)H, 1 Mol NADH und 2 Mol ATP.

◻ **Tab. 2.3** Glykolyse (Gluconeogenese)

Enzym	Substrat → Produkt	Energiebilanz
»Phosphotransferasesystem« Rückreaktion: D-Glucose-6-phosphatase	D-Glucose → D-Glucose-6-phosphat	− 1 ATP
Glucose-6-phosphat-Isomerase	D-Glucose-6-phosphat ↔ Fructose-6-phosphat	
Phosphofructokinase Rückreaktion: Fructose-1,6-biphosphat-Phosphatase	Fructose-6-phosphat → Fructose-1,6-biphosphat	− 1 ATP
Fructosebiphosphataldolase	Fructose-1,6-biphosphat ↔ Glycerinaldehyd-3-phosphat + Dihydroxyacetonphosphat	
Triosephosphat-Isomerase	Dihydroxyacetonphosphat ↔ Glycerinaldehyd-3-phosphat	
Glycerinaldehyd-3-phosphat-Dehydrogenase	Glycerinaldehyd-3-phosphat ↔ 1,3-Biphosphoglycerat	+ NADH (× 2)
Phosphoglycerat-Kinase	1,3-Biphosphoglycerat ↔ 3-Phosphoglycerat	+ 1 ATP (× 2)
Phosphoglycerat-Mutase	3-Phosphoglycerat ↔ 2-Phosphoglycerat	
Enolase	2-Phosphoglycerat ↔ Phosphoenolpyruvat	
Pyruvat-Kinase	Phosphoenolpyruvat → Pyruvat	+ 1 ATP (× 2)
Unter anaeroben Bedingungen: Lactatbildung		
Lactat-Dehydrogenase	Pyruvat ↔ Lactat	− NADH
Unter anaeroben Bedingungen: Bildung von Ethanol (Gärung)		
Pyruvat-Decarboxylase	Pyruvat ↔ Acetaldehyd	
Alkoholdehydrogenase	Acetaldehyd → Ethanol	− NADH

Bei der Energiebilanz muss berücksichtigt werden, dass für die Aktivierung der Glucose zu Glucose-6-phosphat 1 Mol ATP pro Mol Glucose benötigt wird.

Wichtige Enzyme und Reaktionsschritte aller drei Stoffwechselwege sind in ◻ Tab. 2.3–2.5 und in ⦾ Abb. 2.4–2.7 zusammengefasst. Die meisten Schritte des Glucoseabbaus (von Phosphoenolpyruvat bis D-Glucose) sind reversibel, sodass auch Glucose in der Gluconeogenese neu hergestellt werden kann (vgl. Glyoxylatzyklus, → Kap. 2.1.3).

◻ **Tab. 2.4** Pentosephosphatzyklus

Enzym	Substrat → Produkt	Energiebilanz
Phosphotransferasesystem	D-Glucose → D-Glucose-6-phosphat	– 1 ATP
Glucose-6-phosphat-Dehydrogenase	D-Glucose-6-phosphat → Gluconsäurelacton-6-phosphat (6-Phospho-Gluconolacton)	+ NAD(P)H
Glucono-6-phosphat-Lactonase	Gluconsäurelacton-6-phosphat ↔ Gluconsäure-6-phosphat (6-Phospho-Gluconsäure)	
Gluconsäure-6-phosphat-Dehydrogenase	Gluconsäure-6-phosphat → 3-Keto-Gluconsäure-6-phosphat	+ NAD(P)H + CO_2
Nicht enzymatisch	3-Keto-Gluconsäure-6-phosphat → Ribulose-5-phosphat	
Ribulose-5-phosphat-3-Epimerase	Ribulose-5-phosphat ↔ Xylulose-5-phosphat	
Ribose-5-phosphat-Ketoisomerase	Ribulose-5-phosphat ↔ Ribose-5-phosphat (Substrat für Purin- und Pyrimidinbiosynthese)	
Transketolase- und Transaldolase-Reaktionen		
Transketolase	Xylulose-5-phosphat + Ribose-5-phosphat ↔ Glycerinaldehyd-3-phosphat + Sedoheptulose-7-phosphat	
Transaldolase	Glycerinaldehyd-3-phosphat + Sedoheptulose-7-phosphat ↔ Erythrose-4-phosphat + Fructose-6-phosphat	
Transketolase	Xylulose-5-phosphat + Erythrose-4-phosphat ↔ Glycerinaldehyd-3-phosphat + Fructose-6-phosphat (Substrate für die Glykolyse)	

◻ **Tab. 2.5** KDPG-Weg

Enzym	Substrat → Produkt	Energiebilanz
Phosphotransferasesystem	D-Glucose → D-Glucose-6-phosphat	– 1 ATP
Glucose-6-phosphat-Dehydrogenase	D-Glucose-6-phosphat → Gluconsäurelacton-6-phosphat (6-Phospho-Gluconolacton)	+ NAD(P)H
Gluconsäurelacton-6-phosphat-Dehydratase	Gluconsäurelacton-6-phosphat → 2-Keto-3-desoxy-6-phospho-Gluconat (KDPG)	
KDPG-Aldolase	2-Keto-3-desoxy-6-phospho-Gluconat → Pyruvat + Glycerinaldehyd-3-phosphat	
Siehe Glykolyse	Glycerinaldehyd-3-phosphat → Pyruvat	+ 2 ATP + 1 NADH

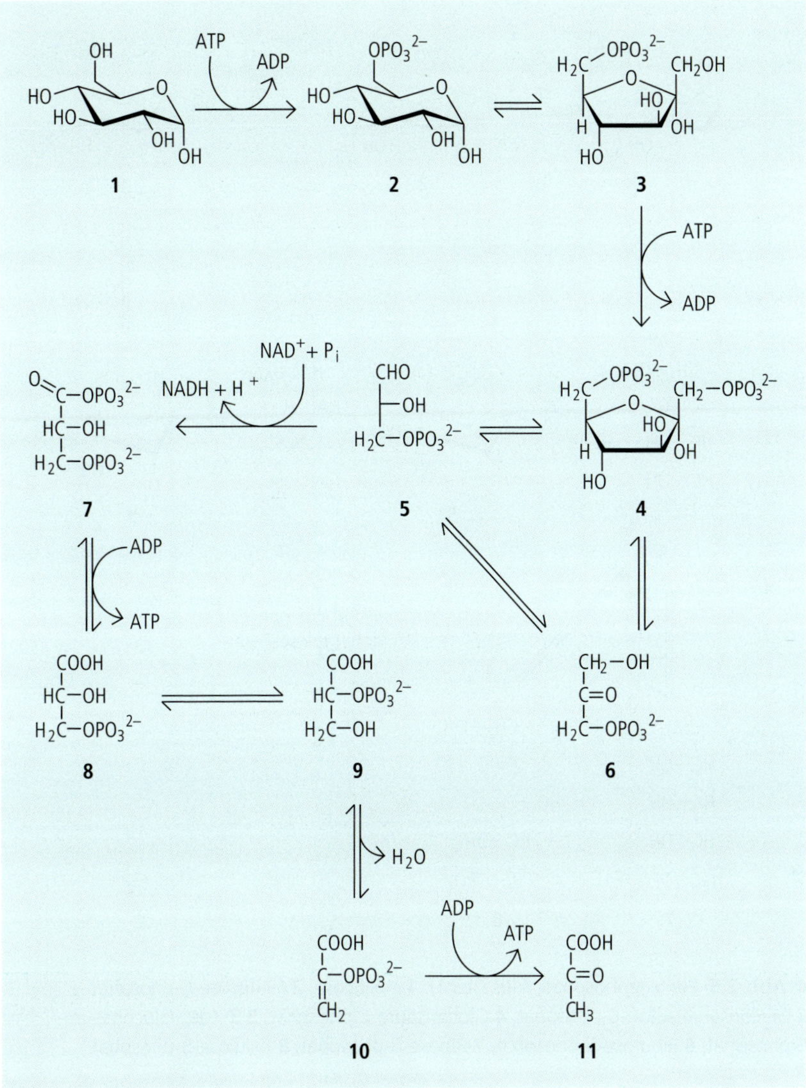

2

○ **Abb. 2.4** Glykolyse. **1** D-Glucose, **2** D-Glucose-6-phosphat, **3** Fructose-6-phosphat, **4** Fructose-1,6-biphosphat, **5** Glycerinaldehyd-3-phosphat, **6** Dihydroxyacetonphosphat, **7** 1,3-Biphosphoglycerat, **8** 3-Phosphoglycerat, **9** 2-Phosphoglycerat, **10** 2-Phosphoenolpyruvat, **11** Pyruvat; vgl. auch ▢ Tab. 2.3

I Merke   ●●

Umbauwege für Glucose sind die Glykolyse (Embden-Meyerhof-Parnas Weg), der oxidativer Pentosephosphatweg (Warburg-Dickens-Horecker-Weg) und der 2-Keto-3-desoxy-6-phosphogluconat-Weg (KDPG-Weg; Entner-Doudoroff-Abbauweg).

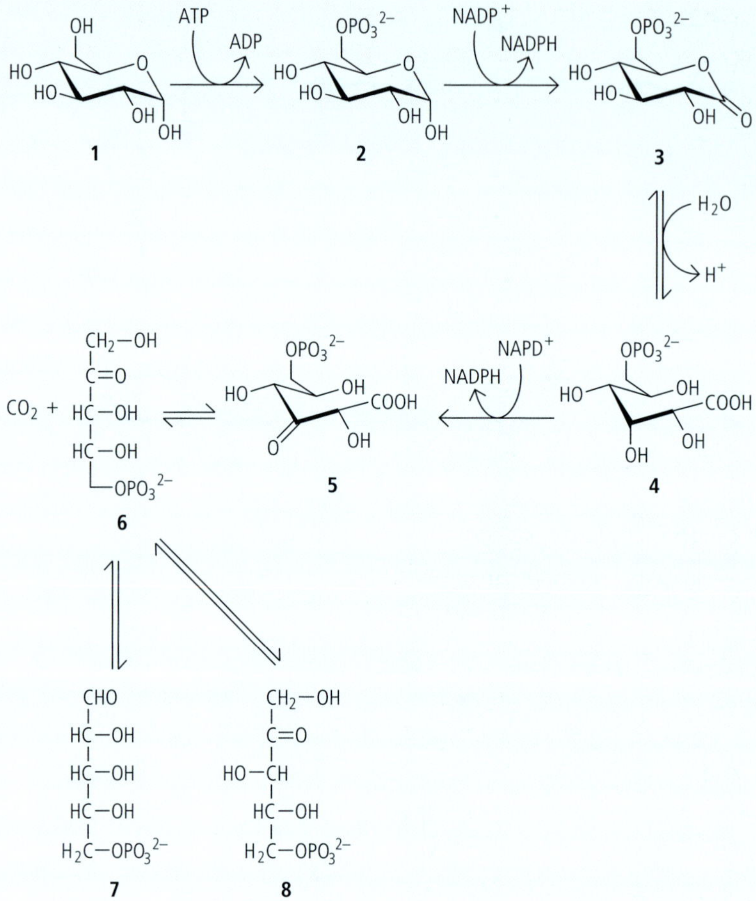

○ **Abb. 2.5** Pentosephosphatzyklus (Teil 1). **1** D-Glucose, **2** D-Glucose-6-phosphat,
3 Gluconsäurelacton-6-phosphat, **4** Gluconsäure-6-phosphat, **5** 3-Keto-Gluconsäure-
6-phosphat, **6** Ribulose-5-phosphat, **7** Ribose-5-phosphat, **8** Xylulose-5-phosphat

Glykolyse: Abbauweg
von Glucose zur
Energiegewinnung

Glykolyse: In den ersten Reaktionen der Glykolyse wird Glucose unter Einsatz von
Energie in zwei C 3-Körper umgewandelt. Bei der Reaktion der beiden entstandenen Glycerinaldehyd-3-phosphat-Moleküle werden die Aldehydgruppen zu Carboxygruppen oxidiert und die Energie dieser Reaktion an die Bildung von ATP ge-
knüpft. Die nun gebundenen Phosphatmoleküle werden bei der Umsetzung von
3-Phosphoglycerat zu Pyruvat auf ADP zurückübertragen, um ATP zu bilden.

●● **❘ Merke**

Die Phosphoglycerat-Kinase und die Pyruvat-Kinase kataysieren die Reaktionen in der
Glykolyse, bei denen ATP gewonnen wird.

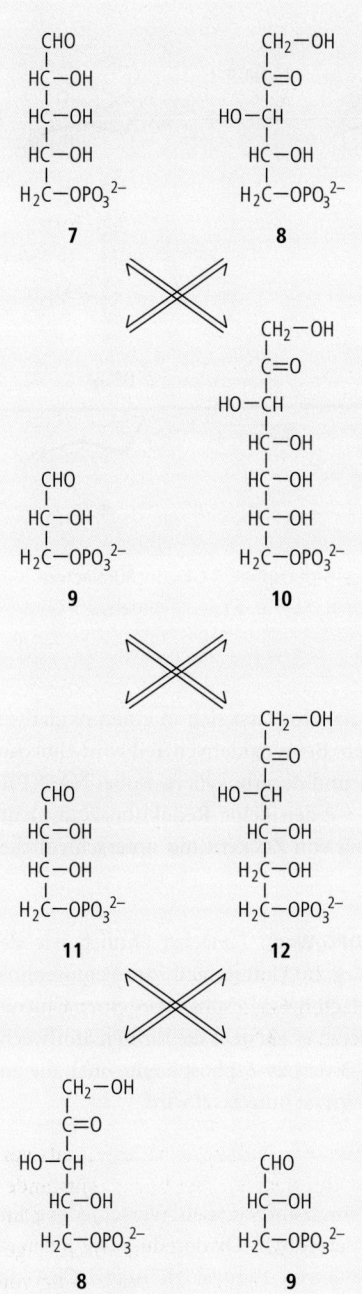

○ **Abb. 2.6** Pentosephosphatzyklus (Teil 2).
7 Ribose-5-phosphat, **8** Xylulose-5-phosphat, **9** Glycerinaldehyd-3-phosphat,
10 Sedoheptulose-7-phosphat, **11** Erythrose-4-phosphat, **12** Fructose-6-phosphat

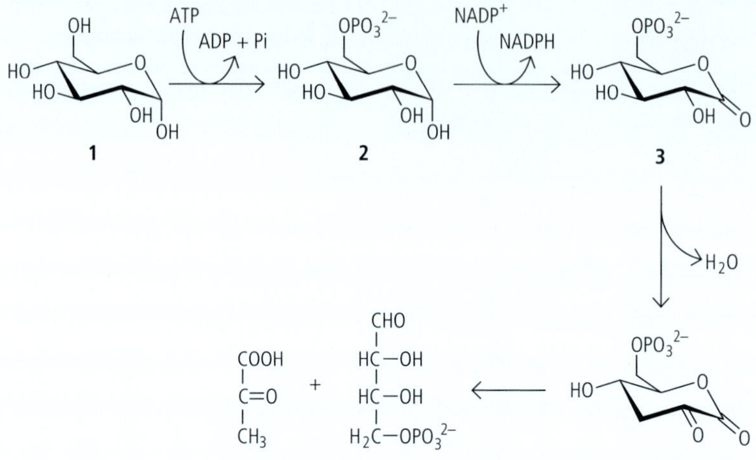

Abb. 2.7 KDPG-Weg. **1** D-Glucose, **2** D-Glucose-6-phosphat, **3** Gluconsäurelacton-6-phosphat, **4** 2-Keto-3-desoxy-6-phospho-Gluconat (KDPG), **5** Glycerinaldehyd-3-phosphat, **6** Pyruvat

Pentosephosphatzyklus: Umbauweg von Glucose zur Energiegewinnung

Pentosephosphatzyklus: Der Pentosephosphatzyklus lässt sich in einen oxidativen Teil und einen nichtoxidativen Teil unterteilen. Beim oxidativen Teil wird Glucose-6-phosphat zu Ribulose-5-phosphat oxidiert und decarboxyliert, wobei NAD(P)H gewonnen wird. Beim nichtoxidativen Teil werden keine Reduktionsäquivalente gewonnen, dieser Teil dient der Umwandlung von Zuckern mit unterschiedlicher Kohlenstoffanzahl.

KDPG-Weg: Abbauweg von Glucose zur Energiegewinnung

2-Keto-3-desoxy-6-phosphogluconat-Weg (KDPG-Weg): Zunächst ähnlich wie der Pentosephophatzyklus verläuft der KDPG-Weg. Im Unterschied zum Pentosephosphatweg wird das Intermediat Gluconsäurelacton-6-phosphat von einer Gluconsäurelacton-6-phosphat-Dehydratase umgesetzt, es entsteht die für den Stoffwechselweg charakteristische Verbindung 2-Keto-3-desoxy-6-phosphogluconat, die anschließend zu letztendlich zwei Molekülen Pyruvat umgesetzt wird.

Citratzyklus

Citratzyklus: zentraler Reaktionskreislauf einer Zelle, der dem oxidativen Abbau von organischen Stoffen zum Zweck der Energiegewinnung dient

Pyruvat ist ein zentrales Intermediat des Primärstoffwechsels. Verschiedene Enzyme wie Pyruvatdehydrogenase, Pyruvat-Ferredoxin-Oxidoreduktase, Pyruvat-Formiat-Lyase oder Pyruvat-Decarboxylase setzen Pyruvat zu Acetyl-CoA um (Tab. 2.6). Acetyl-CoA geht dann in den Citratzyklus (Krebs-Zyklus) ein (Abb. 2.8) und wird mit 2 H_2O unter Energiegewinn zu CO_2 oxidiert (Tab. 2.7):

1 Acetyl-CoA + 2 H_2O + 1 GDP + 1 P_i + 3 NAD^+ + 1 Q → 1 CoA + 2 CO_2 + 2 NADH + 1 NAD(P)H + 1 ATP + 1 QH_2.

◘ **Tab. 2.6** Pyruvat umsetzende Enzyme und ihre Eigenschaften

Enzym	Substrat → Produkt	Besonderheit
Pyruvatdehydrogenase-Komplex, bestehend aus Pyruvatdehydrogenase (E1), Dihydroliponamid-Transacetylase (E2) und Dihydroliponamid-Dehydrogenase (E3)	Pyruvat + HS-CoA + NAD^+ → Acetyl-CoA + $NADH + H^+ + CO_2$	E1 benötigt Thiaminpyrophosphat und Liponamid als Cofaktoren, E3 benötigt FAD als Cofaktor
Pyruvat-Ferredoxin-Oxidoreduktase	Pyruvat + HS-CoA + 2 $Ferredoxin_{ox}$ → Acetyl-CoA+ 2 $Ferredoxin_{red} + CO_2$	Oxidoreduktase-Reaktion
Pyruvat-Formiat-Lyase	Pyruvat + HS-CoA → Acetyl-CoA + Formiat	
Pyruvat-Decarboxylase	Pyruvat → Acetyl-CoA + CO_2	

◘ **Tab. 2.7** Citratzyklus

Enzym	Substrat→Produkt	Energiebilanz
Citratsynthase	Oxalacetat + Acetyl-CoA → Citrat + CoA	
Aconitathydratase (Aconitase)	Citrat ↔ cis-Aconitat	
Aconitathydratase (Aconitase)	cis-Aconitat ↔ Isocitrat	
Isocitrat-Dehydrogenase	Isocitrat ↔ Oxalsuccinat	+ NAD(P)H
Isocitrat-Dehydrogenase	Oxalsuccinat ↔ 2-Oxoglutarat (α-Ketoglutarat)	+ CO_2
2-Oxoglutarat-Dehydrogenase	2-Oxoglutarat ↔ Succinyl-CoA	+ NADH+ CO_2
Succinat-Thiokinase	Succinyl-CoA ↔ Succinat (Succinyl-CoA + GDP + P_i → Succinat + HS-CoA + GTP; GTP + ADP → GDP + ATP)	+ ATP
Succinat-Dehydrogenase	Succinat ↔ Fumarat	+ Ubichinol (QH_2)
Fumarase	Fumarat ↔ L-Malat	
Malatdehydrogenase	L-Malat ↔ Oxalacetat	+ NADH

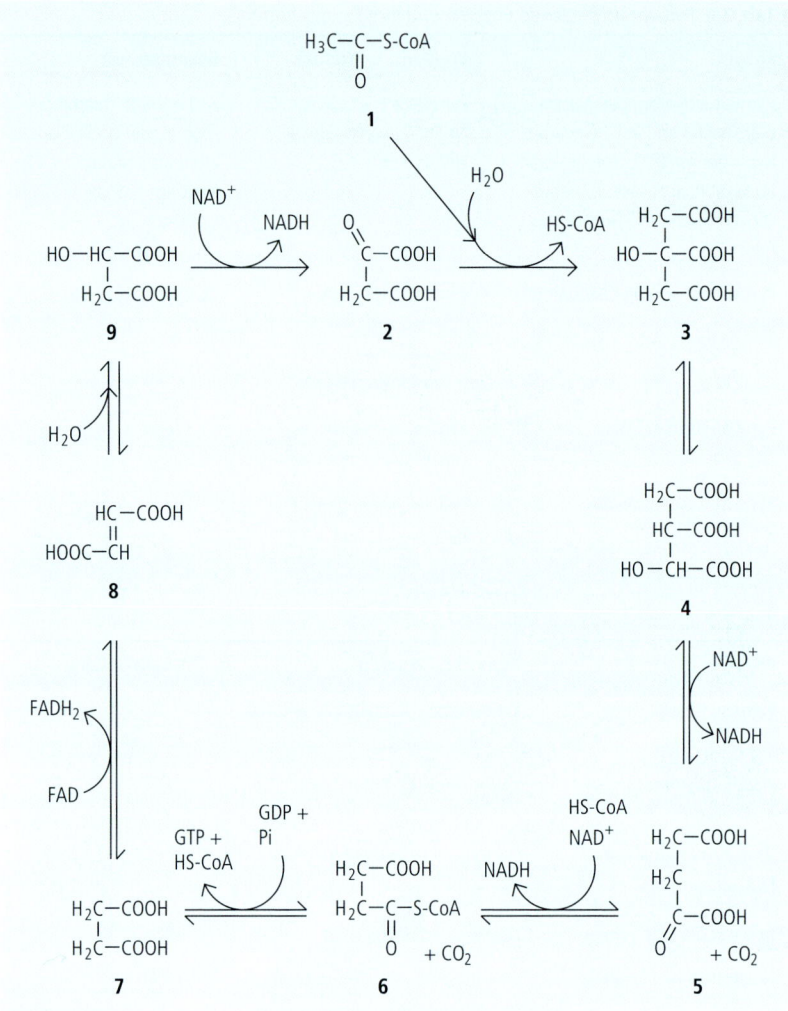

○ Abb. 2.8 Citratzyklus. **1** Acetyl-CoA, **2** Oxalacetat, **3** Citrat, **4** Isocitrat, **5** α-Ketoglutarat, **6** Succinyl-CoA, **7** Succinat, **8** Fumarat, **9** L-Malat

Gärung

Gärung: Abbau organischer Verbindungen durch Mikroorganismen zur Gewinnung von Energie

Mikroorganismen gewinnen ihre Energie aus Gärungsprozessen, wenn sie organische Verbindungen zum Zweck der Energiegewinnung abbauen, ohne Elektronenakzeptoren wie z. B. Sauerstoff einzubeziehen. Je nach Gärungsprodukt (○ Abb. 2.9) unterscheidet man:

■ Milchsäuregärung,
■ ethanolische Gärung,
■ gemischte Säuregärung,
■ Buttersäuregärung und
■ Propionsäuregärung.

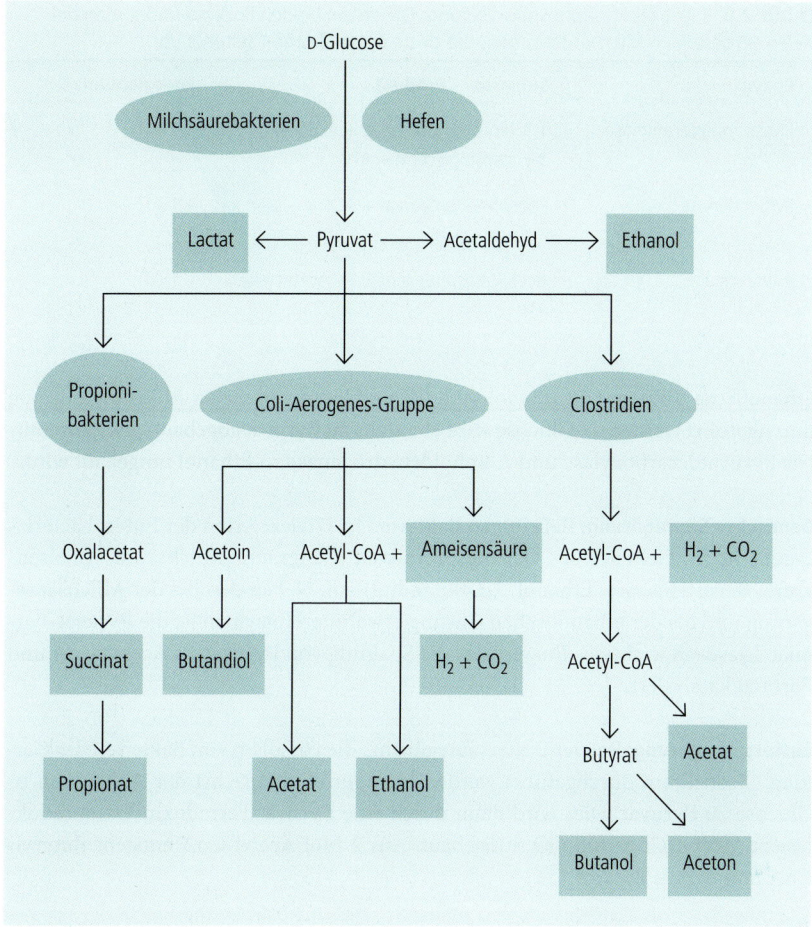

o Abb. 2.9 Gärungsprodukte verschiedener Mikroorganismen

Im Unterschied zur aeroben Atmung wird bei der Gärung nur wenig Energie gewonnen. Dies liegt daran, dass statt Citratzyklus und Atmungskette nur die Substratkettenphosphorylierung (□ Tab. 2.8) für die ATP-Gewinnung genutzt wird. Während bei der Atmung aus 1 Mol D-Glucose 30 (32) Mol ATP gewonnen werden, sind es bei der alkoholischen Gärung beispielsweise nur 2 Mol.

Milchsäuregärung: Milchsäurebakterien (*Lactobacillus-, Enterococcus-, Streptococcus-, Leuconostoc*-Arten) sind in der Lage, D-Glucose zu Milchsäure abzubauen. Man unterscheidet homofermentative und heterofermentative Milchsäurebakterien. Während bei den homofermentativen Bakterien Milchsäure das einzige Produkt ist, sind es Milchsäure, Ethanol und CO_2 bei den heterofermentativen Bakterien. Homofermentative Bakterien verstoffwechseln D-Glucose über Pyruvat (über Glykolyse und mit einer Lactatdehydrogenase) zu Lactat. Heterofermentative Bakterien verstoffwechseln Hexosen und Pentosen zu Xylulose-5-phosphat, das dann zu Ethanol und Lactat vergoren wird.

◘ **Tab. 2.8** Substratkettenphosphorylierung. Die ersten beiden Enzyme findet man bei vielen vergärenden Mikroorganismen, das dritte Enzym kommt seltener vor.

Enzym	Substrat → Produkt	Energiebilanz
Phosphoglyceratkinase	1,3-Biphosphoglycerat + ADP ↔ 3-Phosphoglycerat + ATP	+ 1 ATP
Pyruvatkinase	Phosphoenolpyruvat + ADP ↔ Pyruvat + ATP	+ 1 ATP
Acetatkinase	Acetylphosphat + ADP ↔ Acetat + ATP	+ 1 ATP

Ethanolische Gärung: Die ethanolische Gärung kann von vielen Mikroorganismen durchgeführt werden. D-Glucose wird ebenfalls zu Pyruvat abgebaut, das dann mittels Pyruvatdecarboxylase und Alkoholdehydrogenase zu Ethanol umgebaut wird.

Gemischte Säuregärung: Bei einigen Bakterien (z. B. viele Arten der Enterobacteriaceae) tritt ein Gemisch aus Gärungsprodukten (Essigsäure, Milchsäure, Ameisensäure, Bernsteinsäure, Ethanol, 2,3-Butandiol) auf. Neben den bei der Milchsäuregärung und bei der ethanolischen Gärung erwähnten Enzymen ist die Pyruvat-Formiat-Lyase ein wichtiges Enzym, das die Spaltung von Pyruvat zu Acetyl-CoA und Formiat katalysiert.

Buttersäuregärung: Bei der Buttersäuregärung, die vor allem von Bakterien der Gattung Clostridium durchgeführt werden kann, erfolgt zunächst der Abbau von D-Glucose zu Pyruvat. Dies wird dann durch eine Pyruvat-Ferredoxin-Oxidoreduktase zu Acetyl-CoA und CO_2 umgebaut. Aus 2 Mol Acetyl-CoA entsteht Butyryl-CoA und daraus Butyrat.

Propionsäuregärung: Bei der Propionsäuregärung ist Propionsäure das Hauptprodukt. Es kann aus Pyruvat bzw. Lactat über verschiedene Wege gebildet werden. Besonders Bakterien der Gattung *Propionibacterium* sind zur Propionsäuregärung in der Lage. In der Käseherstellung eingesetzt wird das Labferment, ein wässriger Extrakt aus Kälbermägen. Dieses Labferment enthält zahlreiche Propionibakterien.

Sonstige Gärungsprozesse: Einige Bakterien vergären Aminosäuren oder Purine. Als sekundäre Gärer werden Bakterien bezeichnet, die in der Lage sind aus Gärungsprodukten anderer Bakterien Acetat, CO_2 und H_2 zu bilden. Als Homoacetatgärung bezeichnet man einen Vorgang bei dem D-Glucose direkt zu Acetat abgebaut wird.

Substratkettenphosphorylierung: Gewinnung von ATP und GTP durch Übertragung eines Phosphatrestes von phosphorylierten Zwischenprodukten oxidativer Abbaureaktionen auf ADP bzw. GDP.

Substratkettenphosphorylierung

Für die Bildung von ATP (GTP, Substratkettenphosphorylierung) stehen Bakterien nur wenige Enzyme zur Verfügung (◘ Tab. 2.8). Die wichtigsten drei Enzyme sind:

- Phosphoglyceratkinase,
- Pyruvatkinase,
- Acetatkinase.

Es ist auffällig, dass alle drei Enzyme als Kinasen bezeichnet werden obwohl die Rückreaktionen in der Zelle keine Rolle spielen.

Lipide

Lipide sind essenzielle Bestandteile jeder Zelle. Bei Bakterien sind sie vor allem Bestandteil der Cytoplasmamembranen. Die Lipidzusammensetzung der Membranen verschiedener Bakterien ist sehr unterschiedlich. So findet man in der Cytoplasmamembran von *Escherichia coli* C 16:0 (Fettsäure aus 16 C-Atomen), C 16:Δ9 (Fettsäure aus 16 C-Atomen und mit einer Doppelbindung zwischen dem 9. und 10. Kohlenstoffatom; die Nummerierung der Fettsäuren beginnt am Carboxylende) und C 16:Δ11-Fettsäuren, bei *Bacillus subtilis* C 15:0- und C 17:0-Fettsäuren. Die Alkoholkomponente ist meist Glycerin-3-phosphat.

Fettsäurebiosynthese

Die Biosynthese von Fettsäuren läuft an einem Multienzymkomplex ab. Substrate sind Acetyl-CoA und Malonyl-CoA. Malonyl-CoA, das aus Acetyl-CoA unter Einsatz einer Acetyl-CoA-Carboxylase, einem biotinabhängigen Enzym, gebildet wird, wird dabei decarboxyliert, es entsteht Acetoacetyl-CoA. Malonyl-CoA ist dann auch Substrat aller folgenden Kondensationsreaktionen. Doppelbindungen und OH-Gruppen entstehen durch Reduktions- und Dehydratase-Reaktionen (**o** Abb. 2.10)

2.1.3

Lipide: wasserunlösliche, unpolare Verbindungen, oft mit einem hydrophilen und einem lipophilen Teil; der lipophile Teil besteht häufig aus langen Kohlenwasserstoffresten

Multienzymkomplex: Enzyme, die zusammengehörige Reaktionen eines Stoffwechselweges katalysieren und miteinander assoziiert sind

o Abb. 2.10 Erste Schritte der Fettsäurebiosynthese. **1** Biosynthese von Malonyl-CoA aus Acetyl-CoA durch die Acetyl-CoA-Carboxylase, **2** Kondensation von Acetyl-CoA und Malonyl-CoA bei gleichzeitiger Decarboxylierung am Enzymkomplex

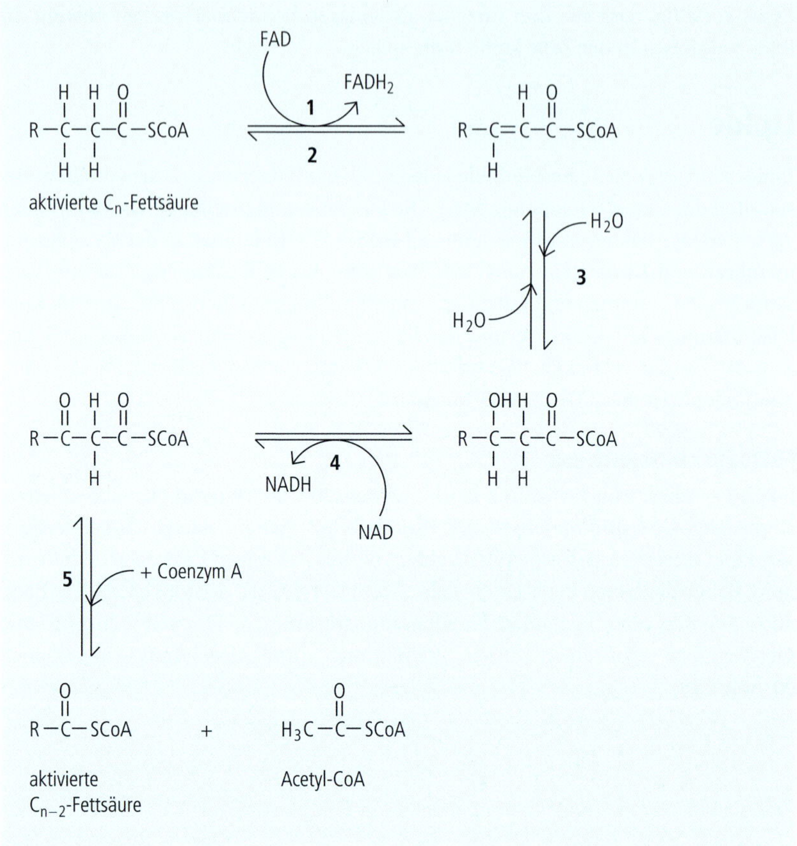

○ **Abb. 2.11** Fettsäureabbau, β-Oxidation. **1** Acyl-CoA-Dehydrogenase, **2** Enoyl-CoA-Reduktase, **3** Enoylhydratase, **4** β-Hydroxyacyl-CoA-Dehydrogenase (NAD-abhängig), **5** β-Ketothiolase

Fettsäureabbau, β-Oxidation

β-Oxidation: oxidativer Abbau von Fettsäuren zu Acetyl-CoA

Der Fettsäureabbau erfolgt in der β-Oxidation. Katalysiert durch Acyl-CoA-Dehydrogenasen, Enoyl-CoA-Hydratasen, L-3-Hydroxyacyl-CoA-Dehydrogenasen und β-Ketothiolasen werden aus aktivierten Fettsäuren successive Acetyl-CoA-Einheiten abgetrennt (○ Abb. 2.11).

Glyoxylatzyklus

Glyoxylatzyklus: Variante des Citratzyklus, in dem aus Fetten Kohlenhydrate aufgebaut werden können

In Mikroorganismen, die vor allem Lipide als Energiequellen und Stoffreserven verwenden, kann aus Acetyl-CoA in einer als Glyoxylatzyklus bezeichneten Reaktionsfolge Phosphoenolpyruvat hergestellt werden (□ Tab. 2.9, ○ Abb. 2.12), das dann Ausgangsmaterial für die Biosynthese von D-Glucose sein kann (vgl. Glykolyse, → Kap. 2.1.2).

Im Prinzip ist der Glyoxylatzyklus ein Stoffwechselweg, der aus zwei Acetyl-CoA-Einheiten die Synthese von C 4-Kohlenhydraten erlaubt. Isocitrat ist dabei ein

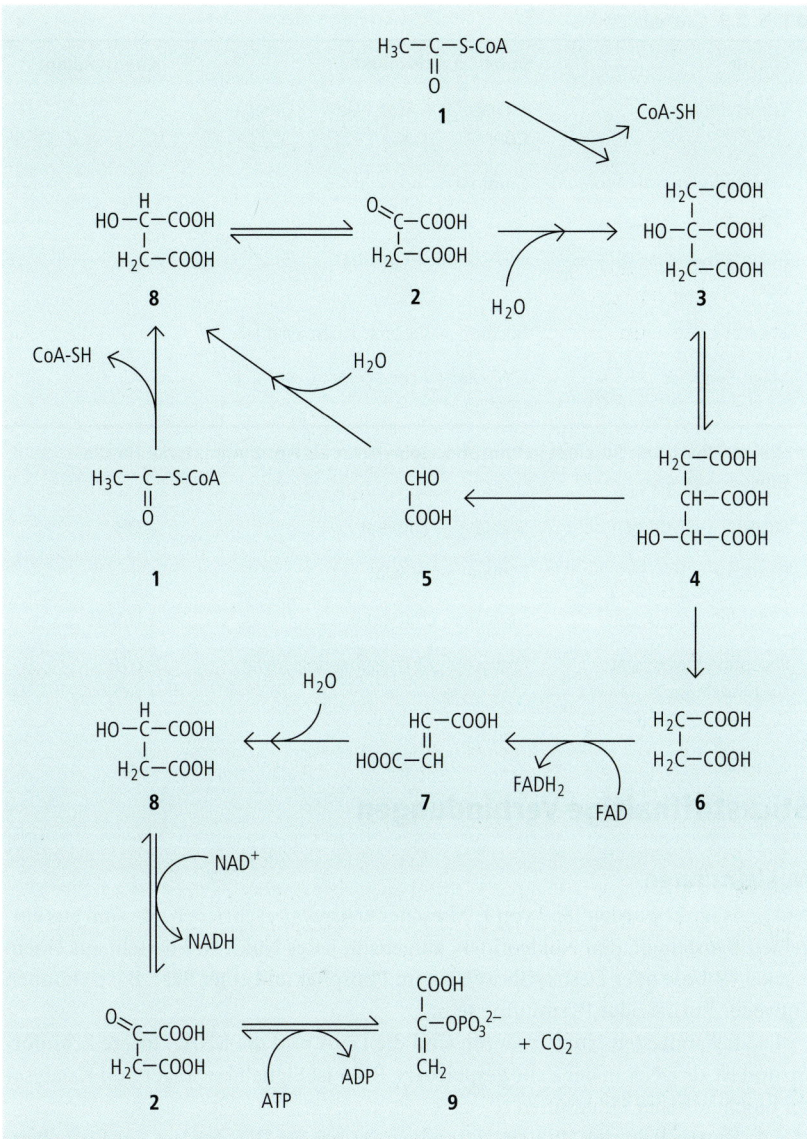

o Abb. 2.12 Glyoxylatzyklus. **1** Acetyl-CoA, **2** Oxalacetat, **3** Citrat, **4** Isocitrat, **5** Glyoxylat, **6** Succinat, **7** Fumarat, **8** Malat, **9** Phosphoenolpyruvat. Zum eigentlichen Glyoxylatzyklus gehören die Verbindungen 1, 2, 3, 4, 5 und 6. Die Umwandlung von 6 zu 9 ist Voraussetzung für die Einspeisung des C4-Bausteins in die Gluconeogenese.

zentrales Intermediat, das zu Glyoxylat und Succinat gespalten wird. Glyoxylat gelangt erneut in den Zyklus, während Succinat über Oxalacetat zu Phosphoenolpyruvat umgesetzt wird.

◻ **Tab. 2.9** Glyoxylatzyklus

Enzym	Substrat → Produkt	Energiebilanz
Citratsynthase	Oxalacetat + Acetyl-CoA → Citrat + CoA	
Aconitathydratase (Aconitase)	Citrat ↔ cis-Aconitat	
Aconitathydratase (Aconitase)	cis-Aconitat ↔ Isocitrat	
Isocitrat-Lyase	Isocitrat → Succinat + Glyoxylat	
Malat-Synthase	Glyoxylat + Acetyl-CoA →L-Malat + HS-CoA	
Umwandlung von Succinat in Phosphoenolpyruvat als Ausgangmaterial für die Gluconeogenese		
Succinat-Dehydrogenase	Succinat ↔ Fumarat	+ QH_2
Fumarase	Fumarat ↔ L-Malat	
Malatdehydrogenase	L-Malat ↔ Oxalacetat	+ NADH
Phosphoenolypyruvat-Carboxykinase	Oxalacetat → Phosphoenolpyruvat	– GTP + CO_2

2.1.4 Stickstoffhaltige Verbindungen

Nukleinsäuren

Nukleinsäuren: Biopolymere, die aus Nukleotiden aufgebaut sind

Nukleinsäuren wurden 1869 von F. Miescher erstmals beschrieben. Sie sind aus einzelnen Bausteinen, den Nukleotiden, aufgebaut. Jedes Nukleotid besteht aus einem Zucker (Ribose oder Desoxyribose), einem Phosphat und einer Base. Basen können entweder Purine oder Pyrimidine sein.

Die bekanntesten Nukleinsäuren sind die DNA und die RNA. Unsere Erbinformation ist als DNA in der Zelle gespeichert. RNA ist Signalüberträger und Katalysator biochemischer Reaktionen.

Die Biosynthese der Nukleinsäuren beginnt bei der Biosynthese der Einzelbausteine. Purine setzen sich aus vielen kleinen Bausteinen (Glycin, Glutamat, Aspartat, CO_2, C 1-Einheit aus 10-Formyl-Tetrahydrofolsäure und Ribose-5-phosphat) zusammen. Die Pyrimidin-Basen werden aus Carbamoylphosphat und Aspartat gebildet, die dann mit Ribose-5-phosphat verbunden werden. Die DNA-Synthese erfolgt mittels DNA-Polymerase. RNA-Moleküle werden mittels RNA-Polymerase gebildet. Zu beachten ist, dass tRNA-Moleküle seltene Nukleotide (z. B. Dihydrouridin, Methyl- bzw. Dimethylguanosin, Ribothymidin und Pseudouridin) enthalten.

Aminosäuren

Aminosäuren: Verbindungen, die mindestens eine Carboxylgruppe und eine Aminogruppe aufweisen

Aminosäuren sind organische Moleküle, die eine Aminogruppe und eine Carboxylgruppe aufweisen. Proteinogene Aminosäuren sind Bausteine der Proteine. Bekannt sind 22 proteinogene Aminosäuren, davon werden 20 durch Codons des genetischen Materials codiert (Standardaminosäuren; ● Abb. 2.13, ◻ Tab. 2.10). Davon unterschieden werden ca. 230 nichtproteinogene Aminosäuren, die auch biologische Funktionen haben können. Diese kommen z. B. als Bestandteile von Peptidantibiotika vor.

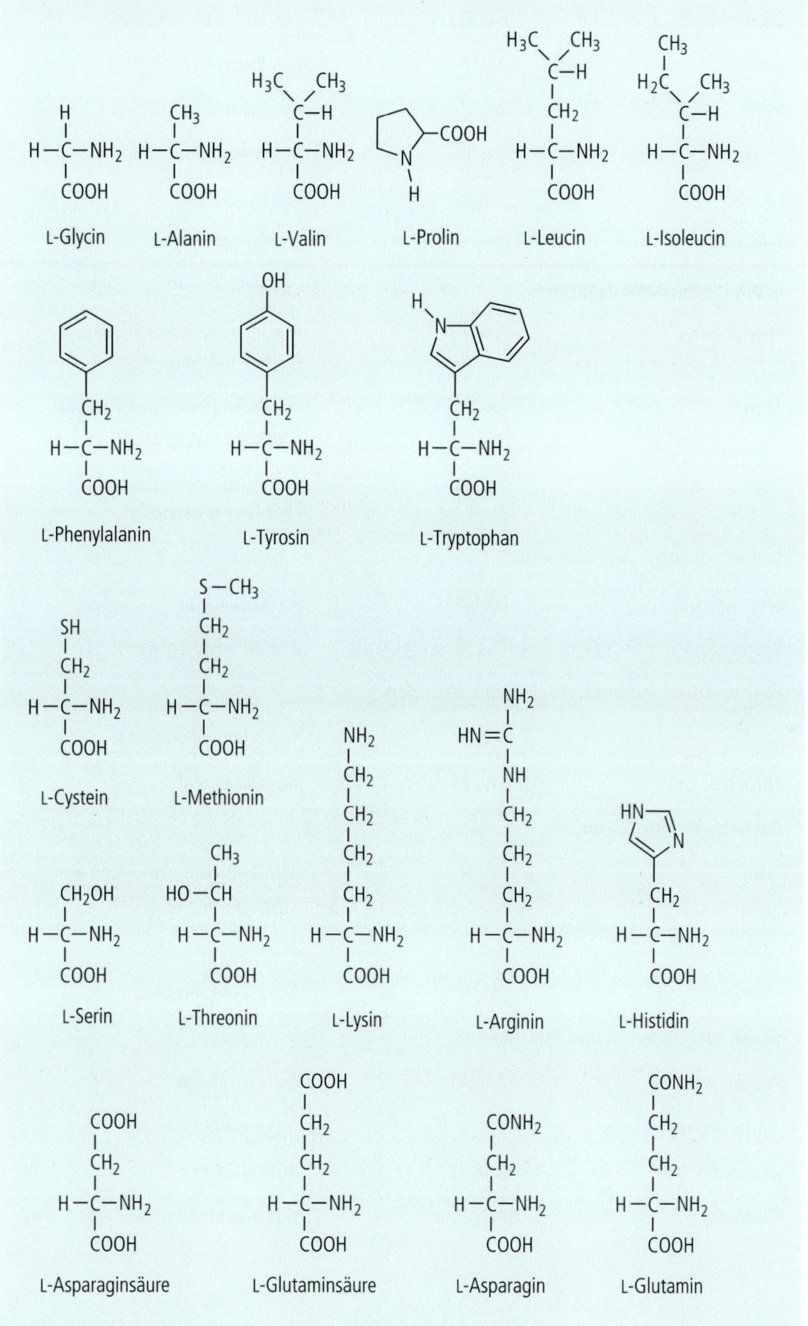

● Abb. 2.13 Struktur der proteinogen Aminosäuren

◘ **Tab. 2.10** Standardaminosäuren und deren Ausgangsverbindungen des Primärstoffwechsels

Name der Aminosäure	Abkürzungen	Biosynthese
Aliphatische Aminosäuren		
Glycin	Gly, G	Aus 3-Phosphoglycerat
Alanin	Ala, A	Aus Pyruvat
Valin	Val, V	Aus Pyruvat
Prolin	Pro, P	Aus α-Ketoglutarsäure
Leucin	Leu, L	Aus Pyruvat
Isoleucin	Ile, I	Aus Pyruvat
Aromatische Aminosäuren		
Phenylalanin	Phe, F	Aus Phosphoenolpyruvat und Erythrose-4-phosphat
Tyrosin	Tyr, Y	Aus Phosphoenolpyruvat und Erythrose-4-phosphat
Tryptophan	Trp, W	Aus Phosphoenolpyruvat und Erythrose-4-phosphat
Schwefelhaltige Aminosäuren		
Methionin	Met, M	Aus Oxalacetat
Cystein	Cys, C	Aus 3-Phosphoglycerat
Aminosäuren mit aliphatischen OH-Gruppen		
Serin	Ser, S	Aus 3-Phosphoglycerat
Threonin	Thr, T	Aus Oxalacetat
Basische Aminosäuren		
Lysin	Lys, K	Aus Oxalacetat (bei Pilzen aus α-Ketoglutarsäure)
Arginin	Arg, R	Aus α-Ketoglutarsäure
Histidin	His, H	Aus Ribosephosphat
Saure Aminosäuren und ihre Amide		
Asparaginsäure	Asp, D	Aus Oxalacetat
Glutaminsäure	Glu, E	Aus α-Ketoglutarsäure
Asparagin	Asn, N	Aus Oxalacetat
Glutamin	Gln, Q	Aus α-Ketoglutarsäure

Die Standardaminosäuren entstehen aus unterschiedlichen Vorstufen, die entweder aus der Glykolyse oder aus dem Citratzyklus entstehen. Aus α-Ketoglutarat entstehen Glutamat, Glutamin, Prolin und Arginin, aus 3-Phosphoglycerat Serin, Glycin und Cystein, aus Oxalacetat Asparaginsäure, Asparagin, Methionin, Threonin und Lysin, aus Pyruvat Alanin, Valin, Leucin und Isoleucin, aus Phosphoenolpyruvat und Erythrose-4-phosphat (Shikimatstoffwechsel) Tryptophan, Phenylalanin und Tyrosin. Histidin wird aus Phosphoribosyl-pyrophosphat und ATP gebildet.

Für den Abbau von Aminosäuren stehen unterschiedliche Wege zu Verfügung. Transaminierungsreaktionen spielen eine sehr große Rolle bei der Abspaltung der Aminogruppen. Produkte der Abbaureaktionen sind dann Pyruvat, Oxalacetat, α-Ketoglutarat, Succinyl-CoA, Acetoacetat und Acetyl-CoA. All diese Verbindungen gelangen zur weiteren Umsetzung in den Citratzyklus.

Proteine

Proteine werden an den Ribosomen gebildet. Bei den Proteinen unterscheidet man:

- die Primärstuktur, die nur die Reihenfolge der miteinander verknüpften Aminosäuren wiedergibt,
- die Sekundärstruktur, die die lokale Konformation einer Peptidkette beschreibt,
- die Tertiärstuktur, die die räumliche Anordnung eines Proteins wiedergibt und
- die Quartärstruktur, die berücksichtigt, dass ein Enzym aus mehreren Peptidketten (Untereinheiten) aufgebaut sein kann.

Proteine: aus Aminosäuren aufgebaute Makromoleküle

Peptidketten werden prosttranslational (z. B. durch Glykosilierung) modifiziert. Derartige Modifikationen sind bei Bakterien selten, bei Pilzen häufig.

Cofaktoren

2.1.5

Viele Enzyme sind auf Cofaktoren angewiesen, um eine Reaktion zu katalysieren. Man unterscheidet zwischen

- Coenzymen und
- prosthetischen Gruppen.

Cofaktoren: Verbindungen, die durch Interaktion enzymatische Reaktionen beeinflussen

Im Unterschied zu prosthetischen Gruppen sind Coenzyme (Cosubstrate) nicht kovalent an das Enzym gebunden. Viele Cofaktoren leiten sich von Vitaminen oder Nukleotiden ab. In ◘ Tab. 2.11 sind wichtige Cofaktoren und deren Funktion zusammengefasst (vgl. auch ○ Abb. 2.14, ○ Abb. 2.15). Zu den Coenzymen/Cofaktoren gehören aber auch eine Reihe von Metallen (z. B. Fe, Cu) und Verbindungen wie Pyruvat oder Ascorbinsäure.

Der zentrale energiereiche Metabolit der Zelle ist das ATP. Für seine energieliefernden Eigenschaften sind die Phosphorsäureanhydrid-Bindungen von großer Bedeutung. Sie sind leicht hydrolysierbar, wodurch die endständige Phosphatgruppe leicht auf energiearme Substrate übertragen werden kann. Ähnlich funktionieren die anderen Nukleosidtriphosphate. Die Cofaktoren, die an der Übertragung von chemischen Gruppen beteiligt sind, haben alle eine große Bedeutung für den Stoffwechsel der Mikroorganismen. Beispielsweise ist das Coenzym A in der Lage, energiereiche Verbindungen über die SH-Gruppe (Thiolgruppe) des Cysteamin-Anteils einzugehen. Diese Verbindungen gehen mit Carboxygruppen Thioesterbindungen

◻ **Tab. 2.11** Cofaktoren und deren Funktion (Beispiele)

Cofaktor	Wichtige Funktion	Enzyme, die den Cofaktor benötigen
Energiereiche Nukleosidtriphosphate		
ATP	Transphosphorylierung, Gruppentransfer	Kinasen
UTP / dTTP / CTP /GTP	Aktivierung von Monosacchariden	NDP-D-Glucose-Synthetase
3′-Phosphoadenosin-5′-phosphosulfat (PAPS)	Aktiviertes Sulfat	Sulfotransferase
Gruppenübertragende Cofaktoren		
Pyridoxalphosphat	Transaminierung und Decarboxylierung von Aminosäuren	Transaminasen, Decarboxylasen
Thiaminpyrophosphat	Aldehydtransfer, oxidative Decarboxylierung	Transketolasen, Phosphoketolasen, α-Ketosäuren-Decarboxylasen
CoenzymA	Acetyl-Gruppen Transfer	Acetyltransferasen
Tetrahydrofolsäure	C 1-Einheiten Transfer	Methyltransferasen
Biotin	CO_2-Transfer	Carboxylasen
Liponsäure	Acylgruppentransfer, oxidative Decarboxylierung	Decarboxylasen
Wasserstoff übertragende Cofaktoren		
NAD	Protonen- und Elektronentransfer	Dehydrogenasen, Oxidoreduktasen
NADP	Protonen- und Elektronentransfer	Dehydrogenasen, Oxidoreduktasen
FMN	Protonen- und Elektronentransfer	Bestandteil von Flavoproteinen
FAD	Protonen- und Elektronentransfer	Bestandteil von Flavoproteinen
Ubichinon	Protonen- und Elektronentransfer	Coenzym der Atmungskettenenzyme
Eisenporphyrine	Elektronentransfer	Cytochrome, Oxidasen

Schiff'sche Base: chemische Verbindung, bei der der Sauerstoff eines Aldehyds oder Ketons durch Stickstoff ersetzt ist; der Stickstoff ist mit einem organischen Rest verbunden

ein. Pyridoxalphosphat bildet mit seinen Reaktionspartnern eine sogenannte Schiff'sche Base, was letztendlich Transaminierungsreaktionen zulässt. Thiaminpyrophosphat unterstützt über die Ausbildung eines aktiven Glykolaldehyds die Übertragung von Aldehydgruppen. Und Liponsäure und Biotin, die beide über eine

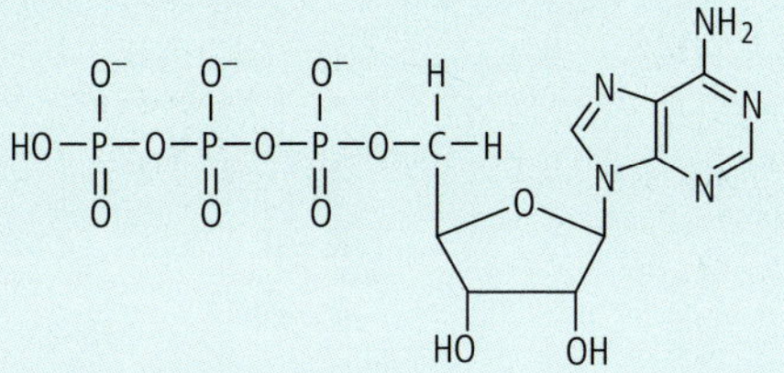

ATP (Adenosintriphosphat)

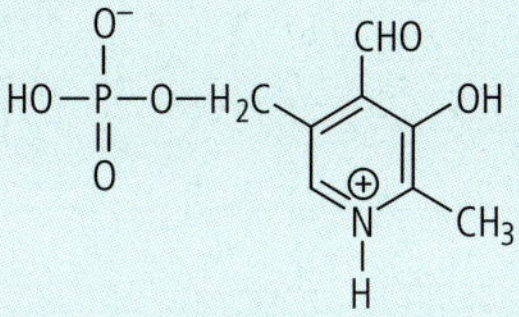

Pyridoxalphosphat (freie Form)

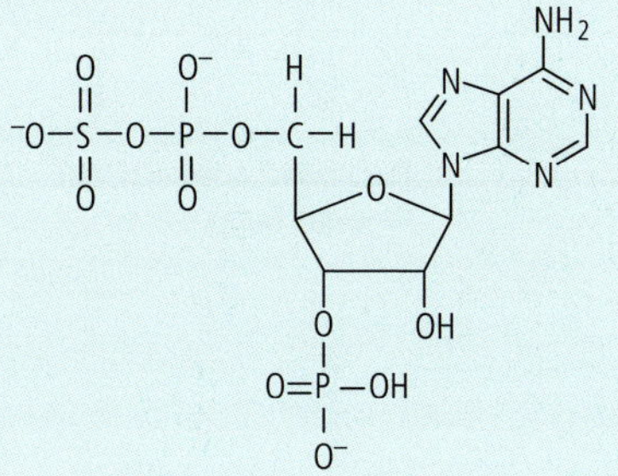

PAPS (3'-Phosphoadenosin-5'-phosphosulfat)

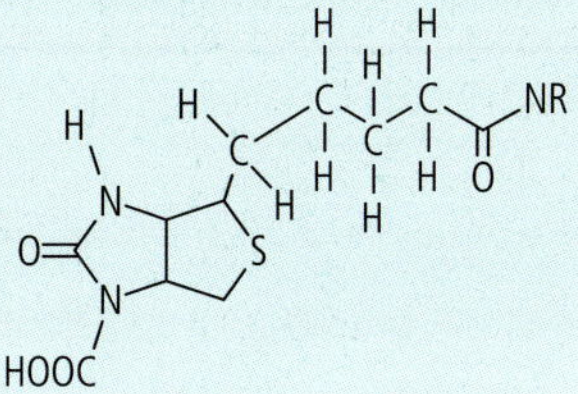

Biotin (beladene Form)

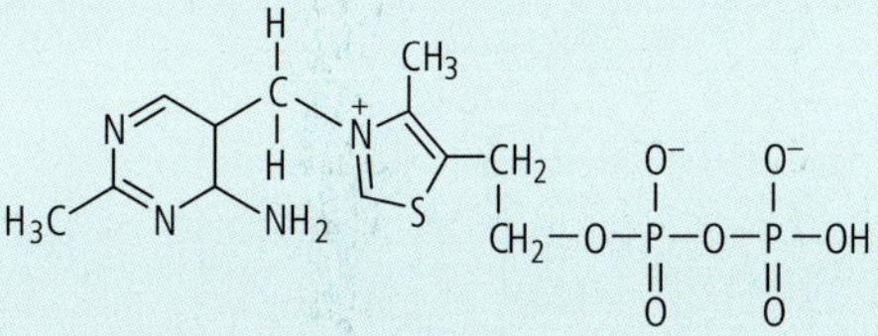

Thiaminpyrophosphat (freie Form)

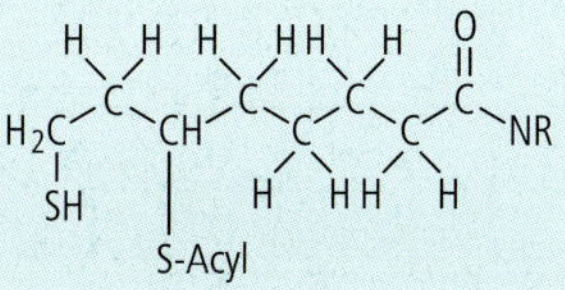

Liponsäure (beladene Form)

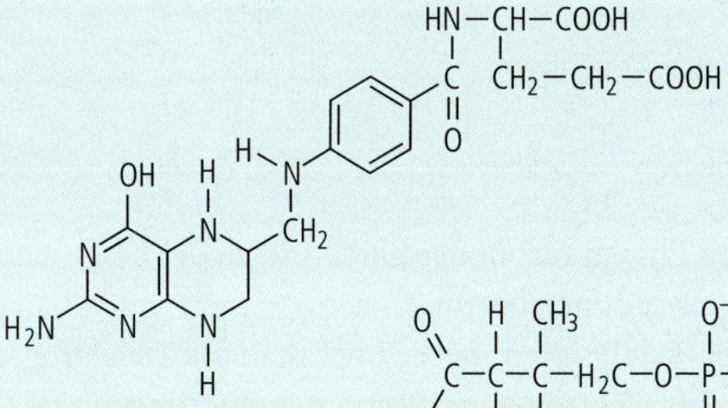

Tetrahydrofolsäure

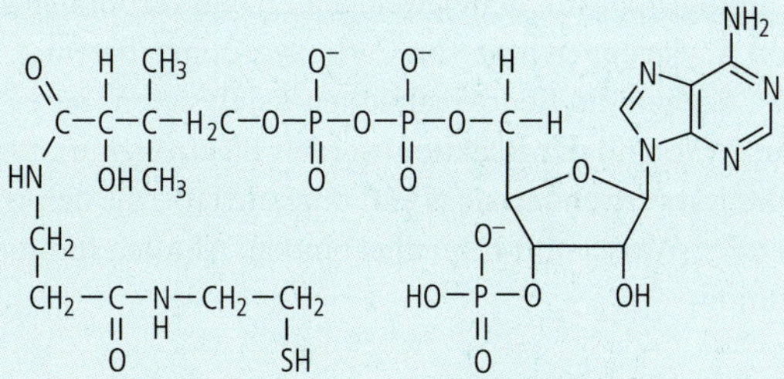

Coenzym A

○ Abb. 2.14 Cofaktoren. Phosphorsäureanhydride wie ATP oder PAPS zählen zu den energiereichen Nukleosidtriphosphaten. Alle anderen Verbindungen zählen zu den gruppenübertragenden Cofaktoren.

Nicotinamidadenindinucleotid (NAD) (R = H)
Nicotinamidadenindinucleotidphosphat (NADP) (R = Phosphat)
(oxidierte Form)

Flavinmononucleotid (FMN)
(oxidierte Form)

Flavinadenindinucleotid (FAD)
(oxidierte Form)

Ubichinon (oxidierte Form)

◦ Abb. 2.15 Wasserstoff übertragende Cofaktoren

Aminogruppe mit dem jeweiligen Enzym verbunden sind, sind an der Übertragung von Acylgruppen bzw. von Carboxygruppen beteiligt.

Enzyme, die Redoxreaktionen katalysieren, bezeichnet man als Dehydrogenasen. Während der Reaktion werden Elektronen und Protonen übertragen. Als Cofaktoren verwenden sie NAD^+ oder $NADP^+$, die den während der Reaktion freiwerdenden Wasserstoff reversibel binden. Ähnlich funktionieren FMN, FAD und Ubichinon.

Enzyme, Enzymkinetik und Enzymhemmung

Enzyme sind hochspezialisierte Eiweißmoleküle, die als die wichtigsten Instrumente einer Zelle zu bewerten sind. Sie werden in sechs Enzymklassen unterteilt:

- Oxidoreduktasen,
- Transferasen,
- Hydrolasen,
- Lyasen,
- Isomerasen und
- Ligasen (Synthetasen).

Enzyme, die mehrere Reaktionen katalysieren, können mehreren Enzymklassen zugeordnet werden.

Enzymkinetik: Im Prinzip arbeiten Enzyme als Katalysatoren, die die Geschwindigkeit einer Reaktion beschleunigen. Die Messung der Reaktionsgeschwindigkeit wird durch die Enzymkinetik beschrieben. Ein Zusammenhang zwischen Substratkonzentration und Umsatzgeschwindigkeit einer enzymatischen Reaktion wurde von L. Michaelis und M. Menten bereits 1913 beschrieben (Gleichung nach Michaelis-Menten). Kinetische Konstanten lassen sich ermitteln, in dem man 1/v (y-Achse) gegen 1/[S] (x-Achse) in einem Koordinatensystem aufträgt. Der Schnittpunkt der Geraden, die sich aus den Messpunkten ergibt, mit der x-Achse entspricht $-1/K_m$, der Schnittpunkt der Geraden mit der y-Achse ergibt 1/V (umgeformte Michaelis-Menten-Gleichung nach Lineweaver-Burke).

Gleichung nach Michaelis-Menten:
$$v = \frac{V[S]}{(K_m + [S])}$$

Gleichung nach Lineweaver-Burke:
$$\frac{1}{v} = \frac{K_m}{V} \cdot \frac{1}{[S]} + \frac{1}{V}$$

v   Reaktionsgeschwindigkeit
V   Maximale Reaktionsgeschwindigkeit
K_m Michaelis-Menten-Konstante (Substratkonzentration bei halbmaximaler Geschwindigkeit)
[S]   Substratkonzentration in Mol/l

Enzymhemmung: Unter Enzymhemmung versteht man die Beeinflussung der enzymatischen Reaktion durch einen Inhibitor. Vereinfacht dargestellt unterscheidet man zwischen

- kompetitiver Hemmung (Substrat und Inhibitor binden an derselben Bindungsstelle) und
- nichtkompetitiver Hemmung (Substrat und Inhibitor binden nicht an derselben Bindungsstelle).

Die Hemmung von Enzymen ist ein wesentlicher Faktor der Regulation von Stoffwechselvorgängen.

Enzyme: Proteine, die biochemische Reaktionen katalysieren

2

2.1.7 Enzyme der Atmungskette und ATP-Synthase

Das Prinzip der Gewinnung von Energie in biologischen Systemen besteht in der Oxidation von Substanzen. Elektronen werden dabei auf Sauerstoff übertragen. In der Praxis werden die Substanzen jedoch meist dehydriert, Protonen und Elektronen werden über Enzymsysteme auf den Sauerstoff übertragen.

Atmungskette: Multienzymkomplex, der Elektronen auf Sauerstoff überträgt; über die Atmungskette erzielen die meisten Lebewesen den Großteil ihre Energie

Die Umwandlung von Reduktionsäquivalenten in ATP geschieht mithilfe der »Atmungskette«. Elektronen werden durch eine Membran geleitet, es baut sich ein Protonenkonzentrationsgradient auf, der dann zur Synthese von ATP genutzt wird. Bedeutende Komponenten der Atmungskette sind in ◻ Tab. 2.12, die Enzyme der Atmungskette sind in ◻ Tab. 2.13 und ⦿ Abb. 2.16 wiedergegeben. Beim Durchfluss von zwei Elektronen durch die Transportkette werden zehn Protonen in den periplastmatischen Raum gegeben. Die ATP-Synthase kann dann mithilfe von (3–)4 Mol Protonen ein Mol ATP herstellen.

Viele Bakterien besitzen nicht alle Enzyme der Atmungskette. Vielen fehlt Cytochrom c, sie enthalten keine Cytochrom-c-Oxidase. Auch der Cytochrom-bc1-Komplex kann fehlen. Sie besitzen Endoxidasen (Chinoloxidasen), die das reduzierte Ubichinon oxidieren. Anaerobe Bakterien benutzen die ATP-Synthase auch, um unter ATP-Verbrauch Protonen nach außen zu transportieren.

▌ Merke

Die Umwandlung der Reduktionsäquivalente in gespeicherte Energie in Form von ATP geschieht mithilfe der Atmungskette.

2.1.8 Anaerober Elektronentransport

Elektronenakzeptor: Molekül, das Elektronen aufnehmen kann

Mikroorganismen können auch dann, wenn kein Sauerstoff vorhanden ist, organische Verbindungen zu CO_2 abbauen. Anstelle von Sauerstoff verwenden sie andere Verbindungen als Elektonenakzeptoren.

Nitratatmung: Bei der Nitratatmung werden drei Formen unterschieden:
- Dinitrifikation,
- Nitratammonifikation und
- Anammox-Reaktion.

◻ **Tab. 2.12** Komponenten der Atmungskette

Komponente	Beschreibung	Funktion
Flavoproteine	Enzyme, die FMN oder FAD als prosthetische Gruppe enthalten	Wasserstoffübertragung
Eisen-Schwefel-Proteine	Enzyme, die ein Eisenatom enthalten, das an den Schwefel von Cystein und an anorganisches Sulfid gebunden ist	Elektronenübertragung
Chinone (z. B. Ubichinon)	Lipophile, niedermolekulare Verbindungen	Wasserstoffübertragung
Cytochrome	Farbige Enzyme, die Fe^{2+} und ein Porphyrin enthalten	Elektronenübertragung

◻ **Tab. 2.13** Enzyme der Atmungskette

Enzym	Beschreibung	Funktion	H⁺-Pumpe
Komplex I: NADH-Ubichinon-Oxidoreduktase	Membranprotein, das als Protonenpumpe fungiert; benötigt flavinhaltige Nukleotide (FMN) und FeS-Zentren als prosthetische Gruppe	Oxidiert NADH und überträgt Elektronen auf Ubichinon	+
Komplex II: Succinat-Dehydrogenase (Succinat-Ubichinon-Oxidoreduktase)	Membranprotein (keine Protonenpumpe)	Überträgt Elektronen aus der Oxidation von Succinat auf Ubichinon	–
Komplex III: Ubichinon-Cytochrom-c-Oxidase	Membranproteinkomplex, der aus zwei b-Typ-Cytochromen und einem c1-Typ-Cytochrom besteht, fungiert als Protonenpumpe durch Q-Zyklus	Überträgt Elektronen auf Cytochrom C	+
Komplex IV: Cytochromoxidase	Membranproteinkomplex, der aus Cytochrom a und Cytochrom a3 und drei Kupfer-Atomen besteht	Überträgt Elektronen von reduziertem Cytochrom C auf Sauerstoff	+
Komplex V	ATP-Synthase	ATP-Synthese	–

Die Dinitrifikation ist ein sehr wichtiger Prozess in der Natur, bei dem gebundener Stickstoff in gasförmigen Stickstoff überführt wird. Mikroorganismen, die Dinitrifikation vornehmen können, findet man u. a. bei den Gattungen *Pseudomonas* und *Bacillus*. Für die Übertragung von Elektronen auf NO_3^- enthalten diese Mikroorganismen Nitratreduktasen, es entsteht NO_2^-. Dieses wird mittels Nitritreduktase zu NO umgesetzt, NO wird mittels NO-Reduktase zu N_2O umgesetzt und N_2O zu N_2. In allen Fällen nehmen die Substrate der Reaktionen Elektonen auf.

Bei der Nitratammonifikation, die bei vielen Arten der Enterobacteriaceae und auch bei einigen grampositiven Mikroorganismen zu finden ist, wird NO_3^- zu NO_2^- reduziert, das dann mit einer Nitritreduktase zu NH_4^+ umgewandelt wird.

In der Anammox-Reaktion entsteht aus NO_2^- unter Hydrazinbildung als Intermediat N_2.

Fumaratatmung: Schlüsselenzym der Fumaratatmung ist eine Fumaratreduktase, die in vielen Mikroorganismen zu finden ist. Dabei werden Elektronen von Succinat auf Fumarat übertragen.

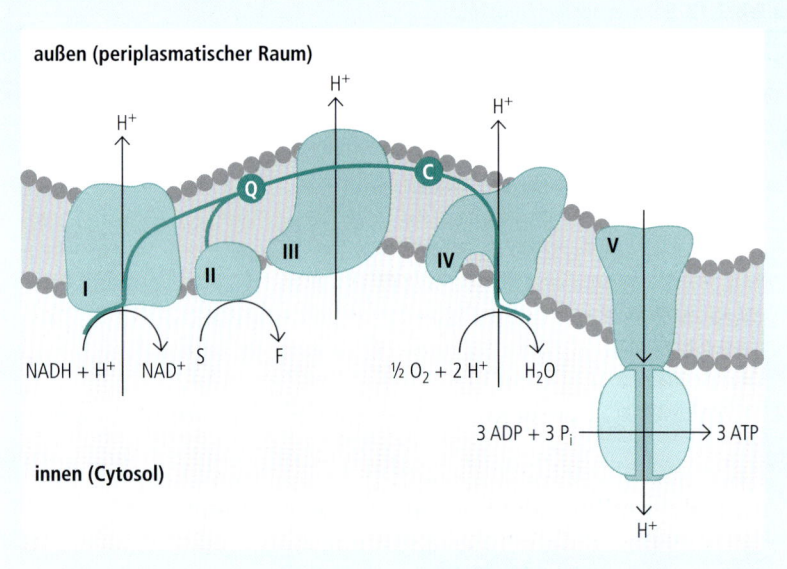

o Abb. 2.16 Anordnung der Redoxsysteme der Atmungskette.
Übertragung von Elektronen, die aus der Oxidation von NADH mittels NADH-Ubichinon-Oxidoreduktase (Komplex I) oder aus der Oxidation von Succinat (S) zu Fumarat (F) mittels Succinat-Ubichinon-Oxidoreduktase (Komplex II) stammen, auf Ubichinon (Q). Weiterleitung der Elektronen über die Cytochrom-c-Reduktase (Komplex III) und über Cytochrom c (C) auf die Cytochrom-c-Oxidase (Komplex IV).
Während des Transports: Verminderung der Redoxenergie der Reduktionsäquivalente. Transport von Protonen durch die Komplexe I, III und IV von der Matrixseite der Innenmembran (innen) in den Intermembranraum (außen). Entstehung eines elektrochemischen Membranpotenzials und eines pH-Gradienten über die Membran. ATP-Gewinnung durch Komplex V

Metallatmung: Manche Bakterien (z. B. *Geobacter sulfurreducens*) verwenden Fe^{3+} oder Mn^{4+} als Elektronenakzeptoren. Es entstehen meist unlösliche Salze oder Metalloxide außerhalb der Zelle.

Sulfatatmung: Bei der Sulfatatmung wird SO_4^{2-} zu H_2S reduziert. Folgende Enzyme sind an der schrittweisen Reduktion beteiligt: ein Sulfattransporter, eine ATP-Sulfurylase, eine APS-Reduktase und eine Sulfitreduktase.

Schwefelatmung: Elementarer Schwefel kann von Mikroorganismen zu H_2S umgebaut werden. Durchführen könne diese Reaktion Mikroorganismen, die bei hohen Temperaturen wachsen, aber auch einige andere Bakterien, die die Enzyme der Schwefelatmung nur unter bestimmten Bedingungen bilden, wie *Desulfuromonas acetoxidans*.

Sonstige »Atmungen«: Methan bildende (z. B. *Methanococcus*-Arten) oder Acetat bildende (z. B. *Clostridium aceticum*) Mikroorganismen sind in der Lage aus H_2 und CO_2 oder aus Acetat Energie zu gewinnen. Andere Mikroorganismen verwenden als

Elektronenakzeptoren Sulfoxide, Aminoxide (u. a. auch *Escherichia coli*), anorganische Oxyanionen (Selenat, Arsenat, Perchlorat; z. B. *Thaurea selenatis*) oder chlororganische Verbindungen (z. B. *Desulfitobacterium*).

> **I Merke**
>
> Anaerobe Reaktionen sind Redoxreaktionen, bei denen kein molekularer Sauerstoff (z. B. als Elektronenakzeptor) beteiligt ist. Die Vorgänge werden bei Elektronenakzeptoren, die von außen aufgenommen werden (z. B. Nitrat, Sulfat etc.) als **anaerobe Atmung** bezeichnet. Wenn diese nicht vorhanden sind, werden intern gebildete Elektronenakzeptoren (z. B. Pyruvat, Acetaldehyd) verwendet. In diesem Fall spricht man von **Gärung.**

Abbau von Polymeren

2.1.9

Der Abbau von Polymeren wie z. B. Cellulose ist einer der wichtigsten Prozesse unseres Lebens. An ihm sind neben Pilzen vor allem Bakterien beteiligt. Da Polymere viel zu groß sind, um in die Zellen hineinzukommen, müssen sie zunächst durch Exoenzyme, die von den Mikroorganismen gebildet und nach außen geschleust werden, gespalten werden. Diese Exoenzyme werden derzeit intensiv erforscht, da man sie immer stärker zur biotechnologischen Nutzung nachwachsender Rohstoffe einsetzt. In □ Tab. 11.2 sind einige Polymere aufgeführt, die durch Mikroorganismen abgebaut werden (→ Kap. 11.7).

Polymer: aus vielen gleichen Teilen (Monomeren) aufgebaute Verbindung

Abbau von niedermolekularen Verbindungen

2.1.10

Der Abbau von niedermolekularen Verbindungen ist auch für die Pharmazie ein wichtiges Forschungsgebiet, da Tausende Tonnen Arzneimittel jährlich vom Menschen ausgeschieden werden und über unser Abwassersystem in die Umwelt gelangen. Prinzipiell können viele Mikroorganismen niedermolekulare Substanzen abbauen.

Gut untersucht sind Abbauwege von natürlichen Substanzen wie Aminosäuren, langkettigen Kohlenwasserstoffen, Fettsäuren sowie Purinen und Pyrimidinen. Für den Abbau von Aminosäuren stehen Mikroorganismen mit der oxidativen Desaminierung, der Transaminierung und der Eliminierung von Ammoniak mehrere Möglichkeiten zur Verfügung, um die α-Aminogruppen zu entfernen. Aromaten und auch langkettige Kohlenwasserstoffe werden durch Monooxygenasen oder Dioxygenasen gespalten und letztendlich zu Acetyl-CoA oder C 3-Körpern abgebaut. Fettsäuren werden durch die β-Oxidation abgebaut und auch für Purine (Abbau zu Harnstoff und Glyoxylat) und Pyrimidine (Abbau zu Acetyl-CoA) existieren abbauende Wege.

Monooxygenasen: Enzyme, die ein Sauerstoffatom aus O_2 auf ein Substrat übertragen; Dioxygenasen: Enzyme, die beide Sauerstoffatome aus O_2 auf ein Substrat übertragen

Synthetisch hergestellte Verbindungen (Xenobiotika) können von Mikroorganismen ebenfalls angegriffen und zerstört werden. Dies geschieht nicht selten mit Peroxidasen oder Oxygenasen. Schwierigkeiten bereiten jedoch halogenierte Substanzen, Teflon oder Polyethylenverbindungen und Weichmacher aus Plastikstoffen. Doch können auch für den Abbau dieser Substanzen Lösungen bei den Prokaryoten gefunden werden.

2.1.11 Phototrophe Bakterien und Photosynthese

Phototrophe Organismen sind in der Lage, aus Licht Energie zu gewinnen. Diese Fähigkeit wurde ursprünglich von Bakterien entwickelt; man geht davon aus, dass die Plastiden der Pflanzen von Cyanobakterien abstammen. Neben Cyanobakterien gibt es weitere Bakterien, die phototroph sind: Purpurbakterien, grüne Schwefelbakterien, grüne Nicht-Schwefelbakterien und Heliobakterien. Während die Cyanobakterien oxygen-phototroph sind, sind alle anderen Bakterien anoxygen-phototroph. Oxygen-phototrophe Bakterien setzen Sauerstoff frei, bei anoxygen-phototrophen Bakterien entstehen anorganische Verbindungen. Auch Algen zählen zu den phototrophen Mikroorganismen.

Bei der Nutzung des Lichtes geht es um den Aufbau eines Protonengradienten über die Membran, der dann analog zur Atmungskette in den Mitochondrien zur Bildung von ATP verwendet wird. Man unterscheidet

- die Lichtreaktion und
- die Kohlenstoffreaktion (Fixierungsreaktion, Dunkelreaktion).

Bei der Lichtreaktion wird Wasser gespalten und der freigewordene Wasserstoff auf $NADP^+$ übertragen. Gleichzeitig wird ATP gebildet. Bei der Dunkelreaktion wird CO_2 gebunden und mittels NAD(P)H und ATP zu Kohlenhydraten umgesetzt (o Abb. 2.17).

Photosynthese: Generierung energiereicher Verbindungen mittels Lichtenergie

Die Photosynthese findet an Membranen statt. Diese Membranen werden bei Cyanobakterien als Thylakoide bezeichnet. Essenzielle Bestandteile sind die Chlorophylle (bei oxygenen Phototrophen) und die Bakteriochlorophylle (bei anoxygenen Phototrophen), die sich in Antennenkomplexen und Reaktionszentren befinden. Antennenkomplexe sind für die Lichtabsorption zuständig, Reaktionszentren für die photochemischen Prozesse. Antennenkomplexe sind in ihrem Aufbau nicht sehr einheitlich, je nach Aufbau unterscheidet man LH-Systeme, Chlorosomen und Phycobilisomen. Bei den Reaktionskomplexen unterscheidet man die Photosysteme I und II. Mikroorganismen enthalten entweder beide Photosysteme (Cyanobakterien) oder eines der beiden Photosysteme (Purpurbakterien, grüne Schwefelbakterien, grüne Nicht-Schwefelbakterien und Heliobakterien).

An der Lichtadsorption beteiligte Pigmente: Chlorophylle, Bakteriochlorophylle, Carotinoide, Phycobiline

Neben den Chlorophyllen und Bakteriochlorophyllen gibt es noch weitere an der Lichtadsorption beteiligte Pigmente. Dies sind Carotinoide (bei Purpurbakterien) und Phycobiline (bei Cyanobakterien und Rotalgen). Ein Überblick über die Organisation der Komponenten des photosynthetischen Elektonentransports bei Cyanobakterien ist in o Abb. 2.18 wiedergegeben. Detaillierte Informationen zur Funktion der einzelnen Komponenten der Photosynthese sind in ◻ Tab. 2.14 aufgeführt.

A	$12\ H_2O + (Licht) \rightarrow 24\ H^+ + 6\ O_2$
B	$6\ CO_2 + 24\ H \rightarrow C_6H_{12}O_6 + 6\ H_2O$
C	$6\ CO_2 + 6\ H_2O + (Licht) \rightarrow C_6H_{12}O_6 + 6\ O_2$

o **Abb. 2.17** Photosynthesegleichungen. **A** Lichtreaktion, **B** Kohlenstoffreaktion, **C** Gesamtreaktion

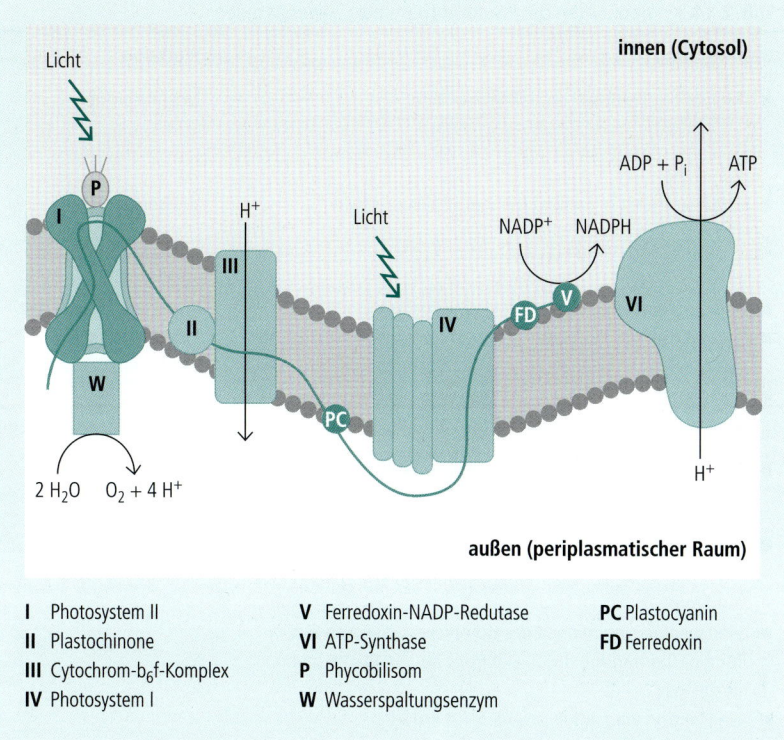

I	Photosystem II	V	Ferredoxin-NADP-Redutase	PC	Plastocyanin
II	Plastochinone	VI	ATP-Synthase	FD	Ferredoxin
III	Cytochrom-b_6f-Komplex	P	Phycobilisom		
IV	Photosystem I	W	Wasserspaltungsenzym		

○ **Abb. 2.18** Organisation der Komponenten des photosynthetischen Elektonentransports bei Cyanobakterien. Cyanobakterien nutzen die Energie des Lichtes, das sie mithilfe der auf dem Photosystem II lokalisierten Phycobilisomen (P) absorbieren, um Wasser zu Sauerstoff zu oxidieren. Die dabei frei werdenden Elektronen wandern durch eine Elektronentransportkette. Komponenten dieser Transportkette sind u. a. Plastochinone, der Cytochrom-b_6f-Komplex (III), Plastocyanin und Ferredoxin. Durch die Ferredoxin-NADP-Reduktase wird NAD(P)H gebildet. Die Oxidation von Wasser zu Sauerstoff liefert an der Lumenseite (außen) Protonen. Zusätzlich transportiert der Cytochrom-b_6f-Komplex Protonen von innen nach außen. All diese Protonen werden von der ATP-Synthase verwendet, um ATP zu generieren.

❘ Merke

- Im Rahmen der Lichtreaktion der Photosynthese kommt es zur Elektronenübertragung von Wasser auf $NADP^+$, zur Photolyse von Wasser, zur Photophosphorylierung und zur Freisetzung von O_2 aus Wasser.
- Phototrophe Bakterien sind (ähnlich wie Pflanzen) in der Lage, aus Licht Energie zu gewinnen.
- Zu den phototrophen Bakterien gehören Cyanobakterien, Purpurbakterien, grüne Schwefelbakterien, grüne Nicht-Schwefelbakterien und Heliobakterien.

◼ **Tab. 2.14** Komponenten der Photosynthese bei Cyanobakterien

Komponente	Beschreibung	Funktion
Phycobilisom (mit Photosystem II verbunden)	◼ Multienzymkomplex, enthält Phycobiline	Lichtabsorption
Wasserspaltungs-enzym (Teil des Photosystems II)	◼ Enzymkomplex mit einem Mangan-Calcium-Cluster	Wasserspaltung
Photosystem II	◼ Aus verschiedenen Untereinheiten aufgebautes Protein, ◼ enthält u. a. das Pigment P_{680} (ein Chlorophyll-Molekülpaar), das durch Licht in einen angeregten Zustand überführt wird, ◼ von diesem wird dann ein Elektron über ein Phäophytin auf ein Plastochinon übertragen	Generiert mittels Licht Protonen und Elektronen
Plastochinone	◼ Transportiert als Plastochinol zwei Elektronen zum Cytochrom-b_6f-Komplex	Elektronentransport
Cytochrom-b_6f-Komplex	◼ Enzymkomplex bestehend u. a. aus einem Eisen-Schwefel Protein (Rieske Protein), das ein Elektron vom Plastochinol aufnimmt, ◼ eine weitere Untereinheit des Komplexes ist verantwortlich für die Übertragung des 2. Elektrons auf ein Plastochinon (Q-Zyklus), ◼ ein Elektron wird auf Plastocyanin übertragen, ◼ transportiert Protonen von innen nach außen	Elektronen- und Protonentransport
Plastocyanin	◼ Kupferhaltiges Protein, ◼ transportiert ein Elektron zum Photosystem-Komplex I	Elektronentransport
Photosystem I	◼ Aus verschiedenen Untereinheiten aufgebautes Protein, ◼ enthält u. a. das Pigment P_{700} (ein Chlorophyll-Molekülpaar), das durch Licht in einen angeregten Zustand überführt wird und ein Elektron abgibt, ◼ das dabei entstehende Chlorophyllradikal wird durch das Elektron vom Plastocyanin reduziert, ◼ ein Elektron wird über Eisen-Schwefel-Zentren auf Ferredoxin übertragen	Elektronentransport
Ferredoxin	◼ Enzym, das das Elektron zur Ferredoxin-NADP-Reduktase bringt	Elektronentransport
Ferredoxin-NADP-Reduktase	◼ Reduziertes Ferredoxin bindet an Ferredoxin-NADP-Reduktase, ◼ $NADP^+$ wird zu NAD(P)H umgesetzt	Generiert NAD(P)H
ATP-Synthase	◼ Multienzymkomplex	Generiert ATP

2.1.12 Transporter in Mikroorganismen

Transportproteine katalysieren den Transport chemischer Verbindungen (auch von Proteinen) über eine Membran. Sie gehören damit strenggenommen nicht zu den Enzymen, da sich die Verbindung dabei chemisch nicht verändert. Ansonsten kann die Transportreaktion jedoch wie eine enzymatische Reaktion betrachtet werden. Insbesondere folgt sie meist einer Michaelis-Menten-Kinetik (→ Kap. 2.1.6).

Die Transportproteine können unterteilt werden in:

- diffusionserleichternde Transporter,
- Transporter, die gleichzeitig mehrere Substanzen in die gleiche Richtung transportieren (Symporter),
- Transporter, die gleichzeitig mehrere Substanzen in entgegengesetzte Richtungen transportieren (Antiporter),
- Transporter, bei denen der Transport mit dem Verbrauch von ATP verbunden ist.

Prinzipiell kann außerdem folgende Unterscheidung getroffen werden:

- Primäre Transporter: koppeln den Transport von Verbindungen an die Hydrolyse von Verbindungen mit hohem Phosphatgruppenträgerpotenzial wie ATP (z. B. ABC-Transporter) oder nutzen photochemische Reaktionen.
- Sekundäre Transporter: nutzen vorhandene elektrochemische Ionengradienten, die durch die Aktivität primärer Transporter entstehen (u. a. Uniporter, Symporter und Antiporter).

In einer weltweit anerkannten Datenbank (Transporter Classification Database (TCDB) werden Transporter in Transporter-Klassen, -Subklassen, -Familien und -Subfamilien eingeteilt (http://www.tcdb.org/). Aus pharmazeutischer Sicht bedeutende Transporter sind mikrobielle ABC-Transporter und Uniporter, Symporter und Antiporter.

ABC-Transporter: Unter ABC-Transporter versteht man eine Reihe von Membranproteinen, denen eine ATP-bindende Kassette gemeinsam ist. Es handelt sich dabei um primär aktive, unidirektionale Transporter, deren Aufgabe es ist, bestimmte Stoffe wie Aminosäuren, anorganische Ionen, Saccharide, Peptide oder Proteine kontrolliert über Membranen aus der Zelle heraus oder in diese hinein zu transportieren. Die Energie wird dabei durch die Bindung und Hydrolyse von ATP an die ABC-Transporter geliefert. Leider vermitteln ABC-Transporter auch Resistenz gegen Antibiotika.

Uniporter, Symporter und Antiporter: Eine Vielzahl von Ionen und Molekülen wird mithilfe von Uniportern, Symportern und Antiportern durch die Plasmamembran transportiert. Der Transport erfolgt durch die spezifische Bindung eines Substratmoleküls an das Protein. Nach dieser Bindung verändert das Transportprotein seine Konformation. Dadurch können nur die gebundenen Ionen/Moleküle die Membran passieren. Uniporter transportieren nur ein Molekül entlang eines Konzentrationsgradienten, Symporter und Antiporter hingegen zwei Moleküle. Symporter und Antiporter verbinden den Stofftransport eines Moleküls mit dem Transport eines anderen Moleküls entlang seines Konzentrationsgradienten. Dabei wird eine energetisch ungünstige Reaktion mit einer energetisch begünstigten Reaktion gekoppelt. Beim Symporter bewegen sich das transportierte Molekül und das kotransportierte Ion in die gleiche Richtung, beim Antiporter in die entgegengesetzte Richtung.

Konformation: räumliche Struktur eines Moleküls

Ein Beispiel, in dem ein Antiporter eine wichtige Funktion hat ist das »Multidrug Efflux«-Transporter-System aus *E. coli*. Das gesamte Protein ist als Trimer aufgebaut. In der inneren Membran sitzt ein Substrat/Protonen-Antiporter (AcrB), in der äußeren Membran das Kanalprotein TolC. Verbunden sind beide durch das Membranfusionsprotein AcrA. Dieses Pumpsystem besitzt ein breites Substratspektrum, zu dem auch Antibiotika gehören. In Krankenhäusern werden multiresistente Bakterien, die auch durch diese Pumpsysteme entstehen, derzeit zu einem großen Problem.

> **Merke**
>
> Transportproteine lassen sich unterteilen in:
>
> - diffusionserleichternde Transportproteine,
> - Symporter (gleichzeitiger Transport mehrerer Substanzen in die gleiche Richtung),
> - Antiporter (gleichzeitiger Transport mehrerer Substanzen in entgegengesetzte Richtungen) und
> - Transporter, bei denen der Transport mit dem Verbrauch von ATP verbunden ist.

2.2 Stoffe und Stoffwechselwege des Sekundärstoffwechsels

Der Sekundärstoffwechsel lässt sich nicht eindeutig vom Primärstoffwechsel abgrenzen. Schlüssig ist die Definition, dass Sekundärstoffe chemische Verbindungen sind, ohne die ein Organismus überlebensfähig ist und die nicht unmittelbar benötigt werden, um den Energiehaushalt des Organismus aufrecht zu halten. Viele Sekundärstoffe gelten als »Waffen« (z. B. antibiotisch wirksame Verbindungen), die einen Organismus schützen und somit einen Evolutionsvorteil verschaffen. Zunehmend wird auch die Bedeutung von Sekundärstoffen für die Kommunikation von Organismen untereinander gesehen.

2.2.1 Biosynthese-Gencluster

Biosynthese-Gencluster: Anordnung von Biosynthesegenen eines Naturstoffs in einem kleinen Abschnitt des Chromosoms

Aktinomyceten sind Produzenten von zahlreichen Naturstoffen. Vor etwa 20 Jahren fanden D. A. Hopwood und Mitarbeiter heraus, dass sämtliche Biosynthese-Gene zur Codierung von Enzymen, die den Naturstoff Actinorhodin herstellen, auf dem Genom zusammen (geclustert) vorliegen. Der Begriff »Biosynthese-Gencluster« wurde definiert. Neben Biosynthese-Genen findet man in den Biosynthese-Genclustern auch Gene, die die Biosynthese regulieren, und Gene, die für Transporterproteine codieren.

In den letzten 20 Jahren wurden zahlreiche Biosynthese-Gencluster isoliert und sequenziert und zahlreiche Biosynthese-Gene bzw. deren Genprodukte molekularbiologisch und biochemisch charakterisiert. Für die Charakterisierung werden auch heute noch Gene auf dem Genom des Produzenten inaktiviert und die dabei entstandene Mutante hinsichtlich ihrer Naturstoffproduktion untersucht. Über Veränderungen in der Struktur des Naturstoffs kann auf die Funktion des Gens geschlossen werden. Alternativ werden Gene heterolog exprimiert. Dabei entstehende Proteine werden in Inkubationen eingesetzt, um auf mögliche Substrate und Produkte

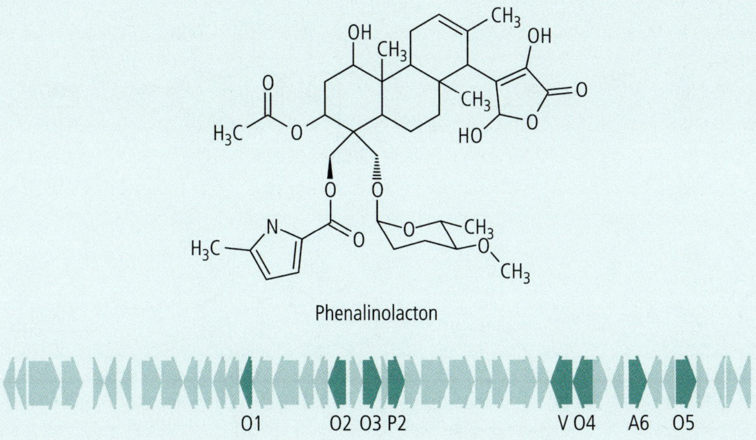

Abb. 2.19 Das Phenalinolactonbiosynthese-Gencluster. In Aktinomyceten kommen Biosynthese-Gene in fast allen Fällen auf dem Genom geclustert vor. Jeder Pfeil symbolisiert ein Biosynthese-Gen. Die Gene O1–O5, V, P2 und A6 wurden durch Geninaktivierungsexperimente charakterisiert (vgl. ○ Abb. 2.20).

eines Enzyms zu schließen. In ○ Abb. 2.19 ist als Beispiel das Phenalinolactonbiosynthese-Gencluster dargestellt. Phenalinolacton ist eine antibiotisch wirksame Verbindung, die sich aus Verbindungen zusammensetzt, die aus verschiedenen Biosynthesewegen stammen. ○ Abb. 2.20 zeigt Substanzen, die in unterschiedlichen Mutanten des Phenalinolactonproduzenten gefunden wurden. Aus der Struktur der Substanzen ergibt sich dann der gesamte Biosyntheseweg des Phenalinolactons.

Nicht alle Mikroorganismen sind Sekundärstoffproduzenten. Einige Mikroorganismen sind jedoch in der Lage, mehr als nur einen Sekundärstoff zu bilden. So findet man in Genomen von Aktinomyceten zahlreiche Gene, die man der Sekundärstoffproduktion zuordnen kann. Zahlreiche Sekundärstoffe wurden aus Mikroorganismen isoliert. Die Strukturvielfalt ist beeindruckend. Dies beeindruckt auch deshalb, weil die Biosynthese dieser Sekundärstoffe auf wenige Biosynthesewege zurückzuführen ist. Bedeutende Biosynthesewege sind:

- der Polyketidstoffwechsel,
- der Shikimatstoffwechsel,
- der Isoprenstoffwechsel,
- der Stoffwechsel von kohlenhydrathaltigen Sekundärstoffen und
- der Stoffwechsel von aus Aminosäuren aufgebauten Sekundärstoffen.

Verbindungen, die aus den unterschiedlichen Biosynthesewegen hervorgehen, sind in ○ Abb. 2.22, ○ Abb. 2.23, ○ Abb. 2.27 und ○ Abb. 2.28 dargestellt.

Merke

In vielen bakteriellen Naturstoffproduzenten findet man Biosynthese-Gencluster. Darunter versteht man zusammenliegende Sequenzbereiche auf dem Genom, in denen Gene lokalisiert sind, die für Enzyme codieren, die an der Biosynthese eines Naturstoffs beteiligt sind.

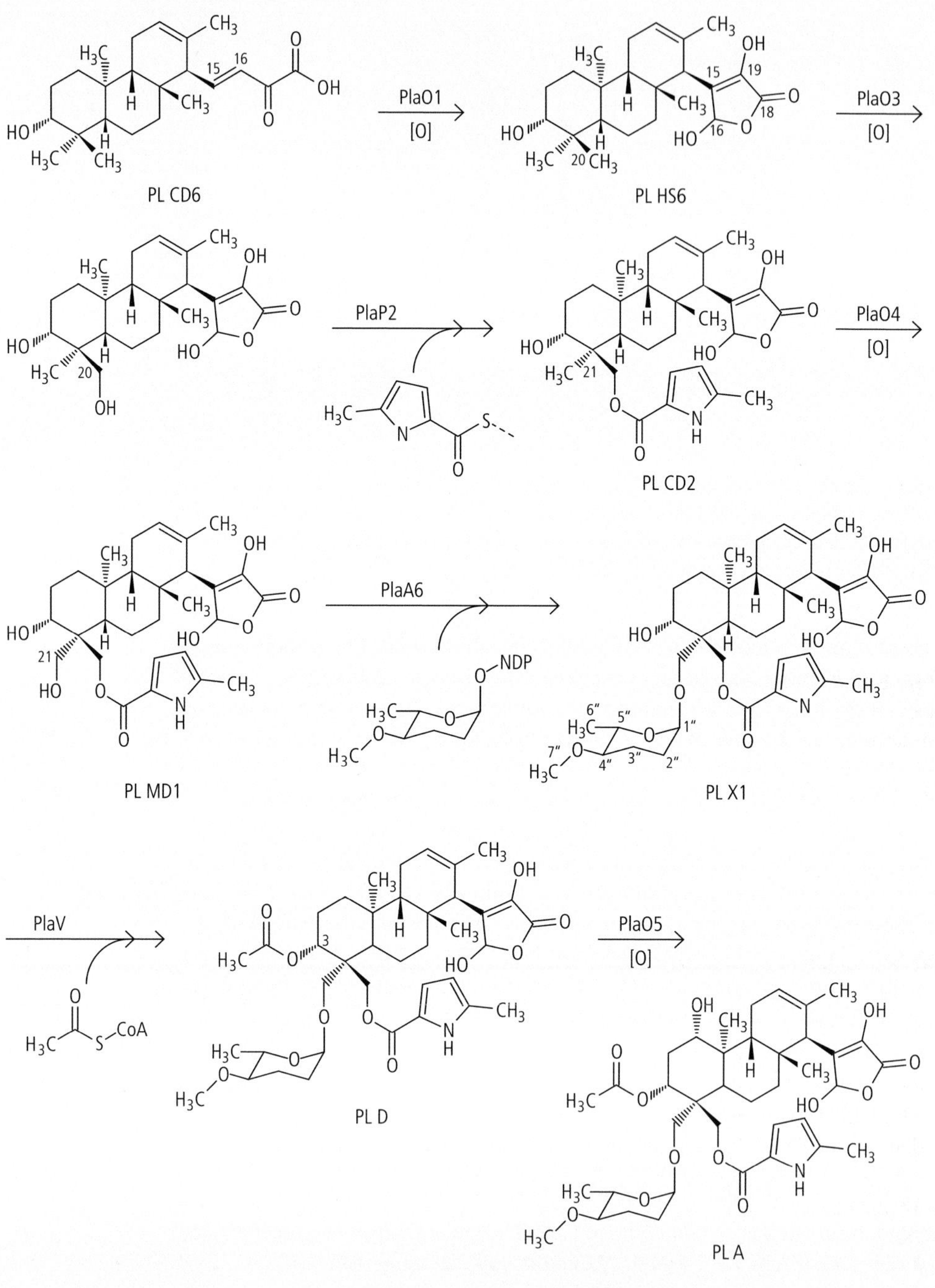

○ Abb. 2.20 Späte Schritte der Biosynthese von Phenalinolacton A (PLA). Die Gene O1–O5, V, P2 und A6 wurden auf dem Genom des Produzenten deletiert. Nach Charakterisierung der von den Deletionsmutanten produzierten Verbindungen konnte der Biosyntheseweg abgeleitet werden und auf die Funktion der jeweiligen Gene bzw. Enzyme geschlossen werden.

o Abb. 2.21 Funktionsweise der Typ-I-Polyketidsynthasen DEBS 1–DEBS 3 der Erythromy-cinbiosynthese. DEBS 1 enthält die Module L, 1 und 2, DEBS 2 die Module 3–4 und DEBS 3 die Module 5, 6 und T. Bezeichnung der katalytischen Zentren: AT: Acyltransferase; ACP: Acylcarrierprotein; KS: Ketosynthase; KR: Ketoreduktase; ER: Enoylreduktase; TE: Thioeste-rase

Polyketidstoffwechsel

2.2.2

Polyketidsynthasen (PKS) sind maßgeblich an der Synthese der Polyketidgrundge-rüste beteiligt. Der bei der Synthese ablaufende Mechanismus, bei dem es zur se-quenziellen Kettenverlängerung einer »Starter-Einheit« (meist Acetyl-CoA) mit Malonyl-CoA-Einheiten kommt, ähnelt stark den Abläufen bei der Fettsäurebiosyn-these. Die Verknüpfung der einzelnen Einheiten erfolgt durch Claisen-Kondensa-tion. Gebildete β-Keto-Intermediate werden durch Hydroxylierung, Oxidationen, Reduktion, Methylierung oder Glykosylierung weiter modifiziert. Generell werden bei den bakteriellen Polyketidsynthasen drei Typen (PKS I–III) unterschieden.

Claisen-Kondensation: Acylierung eines Esters mit einem zweiten Ester

Typ-I-Polyketidsynthasen (PKS I): Die Polyketidsynthasen vom Typ-I sind multi-funktionale, nicht iterative Enzyme, die sich aus Modulen mit unterschiedlichen katalytischen Domänen zusammensetzen (o Abb. 2.21). Neben der Ketosynthase kommen Domänen mit Funktion als Acyltransferase (AT), Dehydratase (DH), Eno-ylreduktase (ER), Ketoreduktase (KR) oder Acyl-Carrier-Protein (ACP) vor. Bei der Verlängerung der Polyketidkette fügt jedes Modul eine Einheit hinzu. Die Thioeste-rase-Domäne (TE) agiert zuletzt und löst durch hydrolytische Spaltung das synthe-tisierte Polyketid vom Enzym-Komplex.

PKS I: multifunktionale Enzyme, die die Biosynthese von meist nichtaromatischen Polyketiden katalysie-ren; iterativ: sich wiederholend; nicht iterativ: sich nicht wiederholend

Die Typ-I-PKS sind vor allem an der Biosynthese reduzierter Polyketide beteiligt, darunter z. B. Polyene und Macrolide (○ Abb. 2.22).

Neben den modularen Typ-I-PKS gibt es iterative Typ-I-PKS (z. B Methylsalicylsäuresynthase). Bei diesen Polyketidsynthasen werden die einzelnen Domänen mehrfach genutzt.

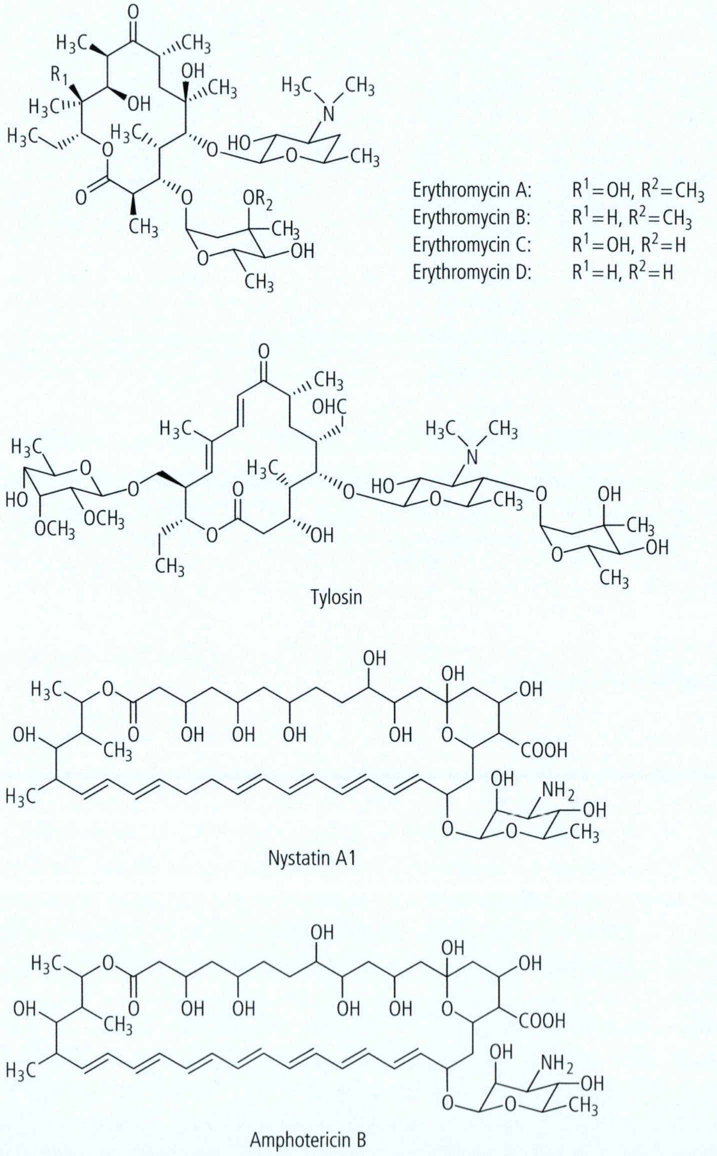

Erythromycin A: R^1=OH, R^2=CH$_3$
Erythromycin B: R^1=H, R^2=CH$_3$
Erythromycin C: R^1=OH, R^2=H
Erythromycin D: R^1=H, R^2=H

Tylosin

Nystatin A1

Amphotericin B

○ **Abb. 2.22** Makrozyklische Naturstoffe, deren Biosynthese von Polyketidsynthasen des Typ I katalysiert wird. Erythromycine und Tylosin sind Antibiotika, Nystatin A1 und Amphotericin B wirken antimykotisch.

Typ-II-Polyketidsynthasen (PKS II): Die Typ-II-Polyketidsynthasen setzen sich aus mehreren Einzelproteinen mit je einer katalytischen Aktivität zusammen. Die einzelnen Enzymaktivitäten des Multienzymkomplexes laufen bei jedem Kondensationsschritt wiederholt (iterativ) ab. Aus der Biosynthese durch Typ-II-PKS entstehen ausgehend von den primär gebildeten β-Keto-Ketten durch Zyklisierung (und Dehydratisierung) aromatische Polyketide, die mono- oder polyzyklisch sein können (**o** Abb. 2.23).

PKS II: Multienzymkomplex, der die Biosynthese von meist aromatischen Polyketiden katalysiert

Jede Typ-II-PKS verfügt über eine »Grundausstattung« von drei Enzymen, die die so genannte Minimal-PKS-Einheit bilden. Nach neuerer Nomenklatur werden diese drei Enzyme bezeichnet als:

- Ketosynthase α (KS$_\alpha$; bisher: KS für Ketosynthase),
- Ketosynthase β (KS$_\beta$; bisher: CLF für »chain length factor« bzw. Kettenlängenfaktor) und
- ACP (Acyl-Carrier-Protein).

Die Minimal-PKS ist ausreichend, um eine Polyketidkette mit bestimmter Länge zu synthetisieren (**o** Abb. 2.24, **o** Abb. 2.25). Damit daraus ein bestimmtes zyklisches Polyketid entsteht, bedarf es einer spezifischen Faltung und der Aktivität von Cyclasen, damit der erste Ringschluss korrekt ablaufen kann. Mittlerweile gibt es Hinweise, dass nicht KS$_\beta$ allein als »Kontrollinstanz« für die Kettenlänge fungiert, sondern zusammen mit KS$_\alpha$ Einfluss auf die Kettenlänge hat.

o Abb. 2.23 Aromatische Naturstoffe, deren Biosynthese von Polyketidsynthasen des Typ II katalysiert wird. Doxorubicin, Daunorubicin und Mithramycin sind Zytostatika, Tetracycline sind Antibiotika.

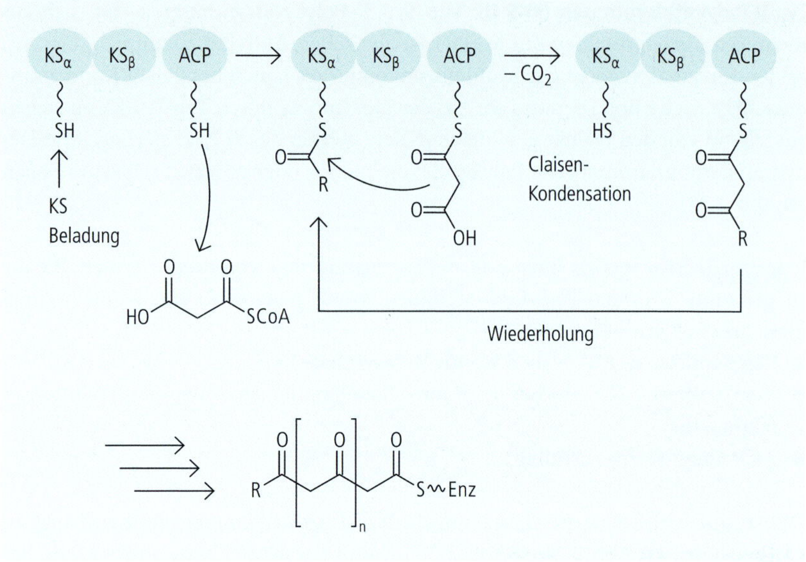

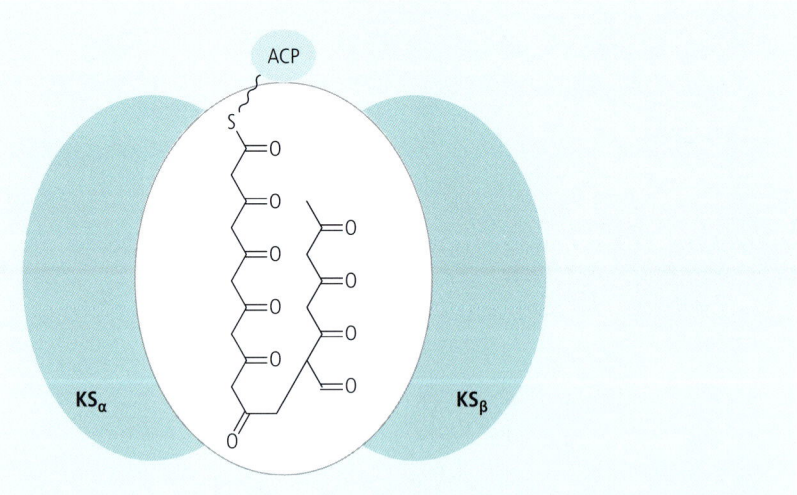

○ Abb. 2.24 Funktionsweise von Typ-II-Polyketidsynthasen. Die Ketosynthasen KS_α und KS_β und das Acyl-Carrier-Protein (ACP) katalysieren wiederholt den Einbau von Acetyl-Gruppen unter Kondensation von Malonyl-CoA bei gleichzeitiger Decarboxylierung.

○ Abb. 2.25 Enzymkomplex bestehend aus den Ketosynthasen KS_α und KS_β und dem Acyl-Carrier-Protein (ACP). Innerhalb des Komplexes bildet sich eine Polyketoverbindung mit genau festgelegter Kettenlänge aus.

Typ-III-Polyketidsynthasen (PKS III): Der dritte bei Bakterien festgestellte Polyketidsynthase-Typ ist mit den pflanzlichen Chalkonsynthasen verwandt. Bei diesen als Typ III klassifizierten Polyketidsynthasen arbeiten die kondensierenden Enzyme iterativ. Im Unterschied zu Typ-I- und Typ-II-PKS arbeiten die Typ-III-PKS unabhängig von einem ACP. Diese PKS sind in der Lage, direkt mit den Acyl-CoA-Substraten zu interagieren. Es entstehen mono- oder bizyklische, aromatische Polyketide, wie beispielsweise Flavolin.

> **Merke** ●●
>
> - Die **Polyketidsynthasen vom Typ I** sind multifunktionale, meist nicht iterativ arbeitende Enzyme, die sich aus Modulen mit unterschiedlichen katalytischen Domänen zusammensetzen.
> - Die **Polyketidsynthasen vom Typ II** setzen sich aus mehreren Einzelproteinen mit je einer katalytischen Aktivität zusammen. Die einzelnen Enzymaktivitäten des Multienzymkomplexes laufen bei jedem Kondensationsschritt wiederholt ab.

Shikimatstoffwechsel

2.2.3

Erythrose-4-phosphat und Phosphoenolpyruvat sind Ausgangsverbindungen des Shikimatstoffwechsels. Diese werden in Einzelreaktionen über Shikimat zu Chorismat umgesetzt (□ Tab. 2.15, ○ Abb. 2.26), das ein zentrales Intermediat des Shikimatstoffwechsels darstellt. Über Prephenat werden u. a. aromatische Verbindungen (○ Abb. 2.27) hergestellt.

Shikimatstoffwechsel: bedeutender Biosyntheseweg, u. a. auch für aromatische Aminosäuren

□ **Tab. 2.15** Enzyme des Shikimatstoffwechsels

Enzym	Substrat → Produkt
DAHP-Synthase	Erythrose-4-phosphat + Phosphoenolpyruvat (PEP) + H_2O → 3-Desoxy-D-arabino-heptulosonat-7-phosphat (DAHP) + P_i
DHC-Synthase	DAHP + NAD^+ → 3-Dehydrochinasäure (DHC) + NADH
3-DHC-Dehydratase	DHC → 3-Dehydroshikimat (DHS) + H_2O
Shikimat-Dehydrogenase	DHS + NAD(P)H → Shikimat + $NADP^+$
Shikimat-Kinase	Shikimat + ATP → Shikimat-3-phosphat + ADP
5-Enolpyruvylshikimat-3-phosphat-Synthase	Shikimat-3-phosphat + PEP → Enolpyruvylshikimat-3-phosphat (EPSP) + P_i
Chorismat-Synthase	EPSP → Chorismat + P_i
Chorismat-Mutase	Chorismat → Prephenat

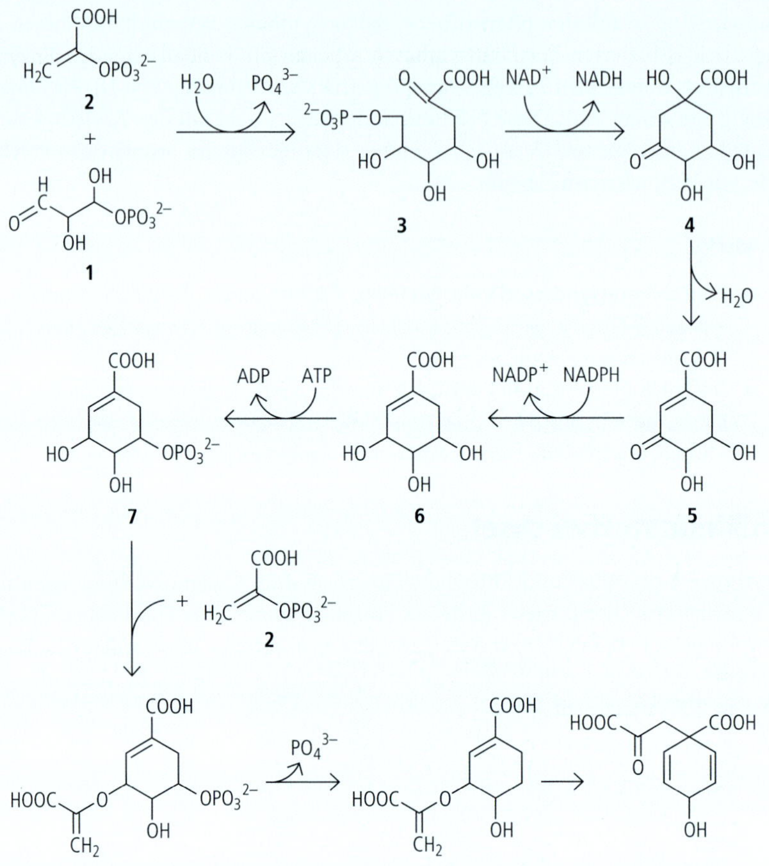

○ **Abb. 2.26** Shikimatstoffwechsel. **1** Erythrose-4-phosphat, **2** Phosphoenolpyruvat,
3 3-Desoxy-D-arabino-heptulosonat-7-phosphat, **4** Dehydrochinasäure, **5** 3-Dehydroshiki-
mat, **6** Shikimat, **7** Shikimat-3-phosphat, **8** Enolpyruvylshikimat-3-phosphat, **9** Chorismat,
10 Prephenat

2.2.4 Isoprenstoffwechsel

Isoprenstoffwechsel:
bedeutender
Biosyntheseweg,
u. a. für ätherische
Öl-Komponenten;
Artemisinin: über den
Isoprenstoffwechsel
gebildeter Naturstoff
mit Antimalaria-Aktivi-
tät

Im Vergleich zu Pflanzen produzieren Mikroorganismen weniger Naturstoffe, die
über den Isoprenstoffwechsel gebildet werden. Zunehmend gewinnen die Mikroorganismen jedoch eine Bedeutung bei der Produktion terpenoider Verbindungen,
z. B. Artemisinin (○ Abb. 2.28). Terpene werden aus Isopreneinheiten aufgebaut.
Die Isopreneinheiten werden als Isopentenylpyrophosphat (IPP) bzw. Dimethylal-
lylpyrophosphat (DMAPP) gebildet und über Prenyltransferasen miteinander verknüpft. Für die Biosynthese von IPP stehen 2 Biosynthesewege zur Verfügung, der
Acetat-Mevalonat-Weg (○ Abb. 2.29, □ Tab. 2.16) und der 1-Desoxy-D-Xylulose-
5-phosphat-Weg (auch als Romerweg bezeichnet; ○ Abb. 2.30, □ Tab. 2.17).

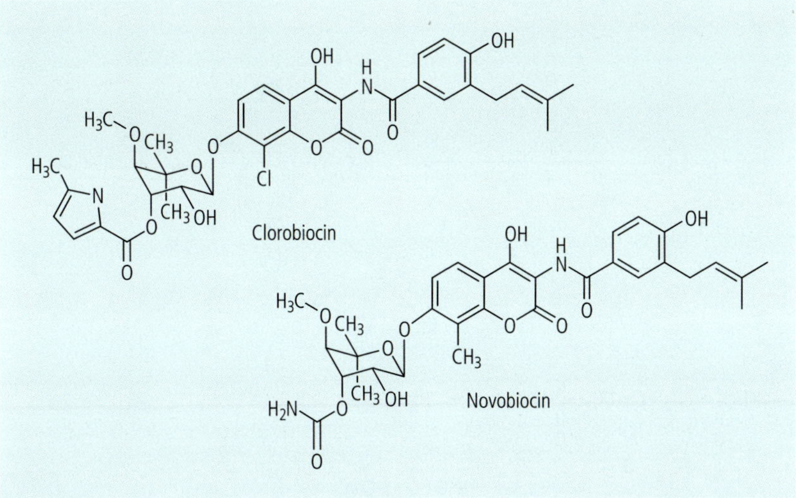

Abb. 2.27 Chemische Struktur der Antibiotika Chlorobiocin und Novobiocin, deren Aminocumarinbestandteil aus dem Shikimatstoffwechsel stammt.

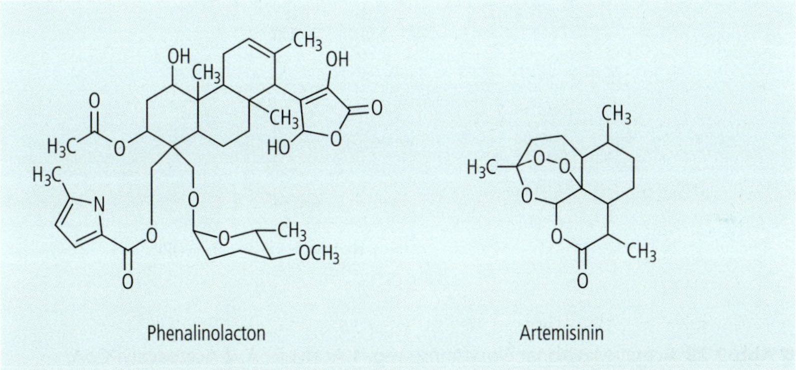

Abb. 2.28 Struktur zweier Naturstoffe, die über den Isoprenstoffwechsel gebildet werden. Phenalinolacton ist ein mikrobieller Naturstoff, während Artemisinin von einer Pflanze gebildet wird. Die biotechnologische Produktion von Artemisinin in *Escherichia coli* und *Saccharomyces cerevisiae* wird derzeit intensiv erforscht.

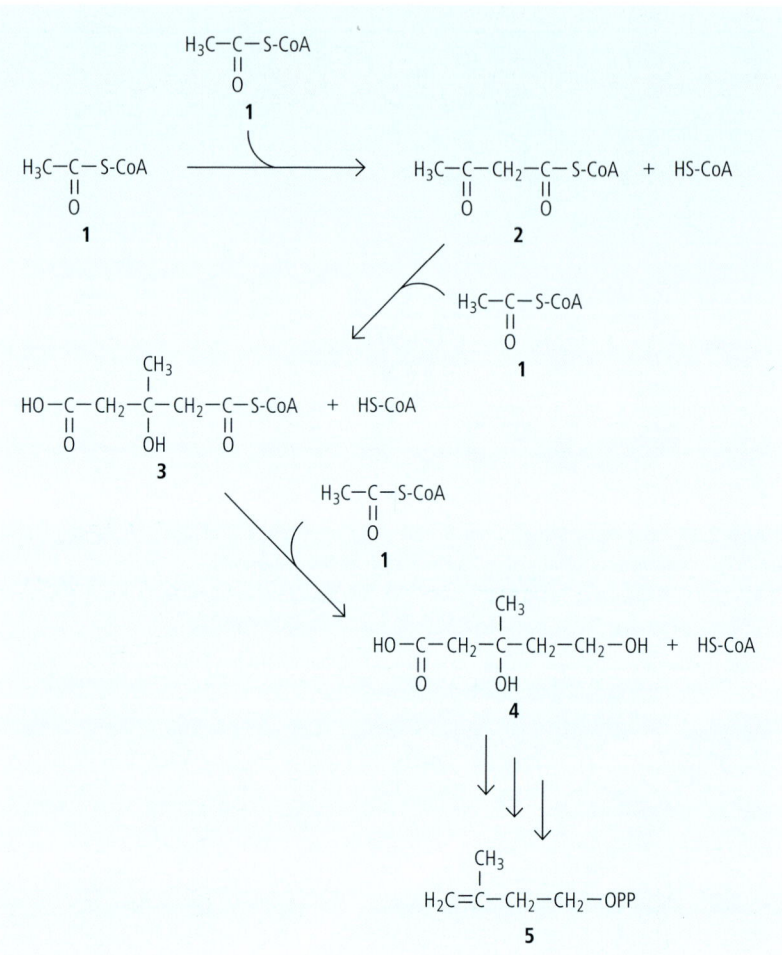

○ **Abb. 2.29** Acetat-Mevalonat Biosyntheseweg. **1** Acetyl-CoA, **2** Acetoacetyl-CoA, **3** 3-Hydroxy-3-Methyl-Glutaryl-CoA, **4** Mevalonat, **5** Isopentylpyrophosphat (IPP)

●● ❙ **Merke**

Pyruvat und ᴅ-Glycerinaldehyd-3-phosphat sind Ausgangsverbindungen des 1-Desoxy-ᴅ-Xylulose-5-phosphat-Wegs. Ausgangsverbindungen des Acetat-Mevalonat-Wegs sind 3 Mol Acetyl-CoA.

◻ **Tab. 2.16** Enzyme des Acetat-Mevalonat-Wegs

Enzym	Substrat → Produkt
Acetyl-CoA-Thiolase	2 Acetyl-CoA → Acetoacetyl-CoA + HSCoA
HMG-CoA-Synthase	Acetoacetyl-CoA + Acetyl-CoA → 3-Hydroxy-3-Methyl-Glutaryl-CoA + HS-CoA
HMG-CoA-Reduktase	3-Hydroxy-3-Methyl-Glutaryl-CoA + 2 NAD(P)H → Mevalonat + 2 NADP + HS-CoA
Mevalonatkinase	Mevalonat + ATP → Mevalonat-5-phosphat + ADP
Phosphomevalonatkinase	Mevalonat-5-phosphat + ATP → Mevalonat-5-diphosphat + ADP
Mevalonat-Pyrophosphat-Decarboxylase	Mevalonat-5-diphosphat + ATP → Isopentyl-PP (IPP) + ADP + CO_2 + P_i
IPP-Isomerase	IPP → DMAPP

◻ **Tab. 2.17** Enzyme des 1-Desoxy-ᴅ-Xylulose-5-phosphat-Wegs

Enzym	Substrat → Produkt
DXP-Synthase	Pyruvat + ᴅ-Glycerinaldehyd-3-phosphat → 1-Desoxy-ᴅ-Xylulose-5-phosphat (DXP) + CO_2
1-Deoxy-ᴅ-Xylulose-5-Phosphatreductoisomerase	DXP + NAD(P)H → 2C-Methyl-ᴅ-Erythritol-4-phosphat (MEP) + NADP⁺
4-Diphosphocytidyl-2C-Methyl-ᴅ-Erythritol-Synthase	MEP + CTP → 4-Diphosphocytidyl-2C-Methyl-ᴅ-Erythritol + P_i
4-Diphosphocytidyl-2C-Methyl-ᴅ-Erythritol-2-Phosphat-Synthase	4-Diphosphocytidyl-2C-Methyl-ᴅ-Erythritol + ATP → 4-Diphosphocytidyl-2C-Methyl-ᴅ-Erythritol-2-Phosphat + ADP
2C-Methyl-ᴅ-Erythritol-2,4-Cyclodiphosphat-Synthase	4-Diphosphocytidyl-2C-Methyl-ᴅ-Erythritol-2-Phosphat → 2C-Methyl-ᴅ-Erythritol-2,4-Cyclodiphosphat + CMP
2C-Methyl-ᴅ-Erythritol-2,4-Cyclodiphosphat-Dehydratase	2C-Methyl-ᴅ-Erythritol-2,4-Cyclodiphosphat → 1-Hydroxy-2-Methyl-2-(E)-Butenyl-4-Diphosphat
Hydroxymethylbutenyl-4-Diphosphat-Dehydratase	Hydroxymethylbutenyl-4-Diphosphat → IPP + DMAPP

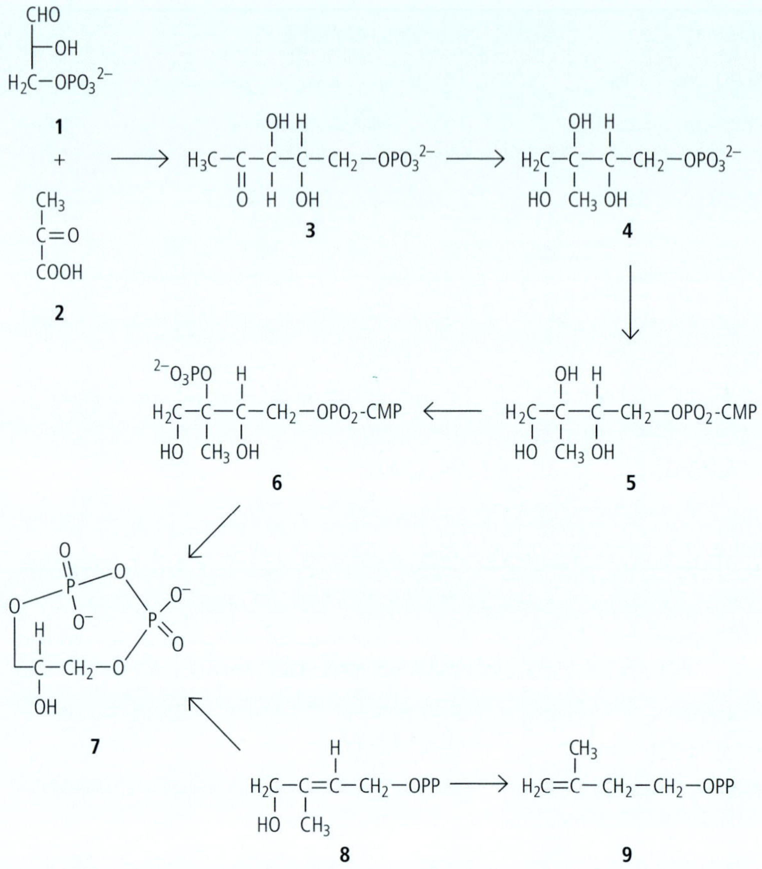

○ **Abb. 2.30** 1-Desoxy-ᴅ-Xylulose-5-phosphat-Weg. **1** Pyruvat, **2** ᴅ-Glycerinaldehyd-3-phosphat, **3** 1-Desoxy-ᴅ-Xylulose-5-phosphat (DXP), **4** 2C-Methyl-ᴅ-Erythritol-4-phosphat, **5** 4-Diphosphocytidyl-2C-Methyl-ᴅ-Erythritol, **6** 4- Diphosphocytidyl-2C-Methyl-ᴅ-Erythritol-2-phosphat, **7** 2C-Methyl-ᴅ-Erythritol-2,4-Cyclodiphosphat, **8** 1-Hydroxy-2-Methyl-2-(*E*)-Butenyl-4-Diphosphat, **9** Isopentylpyrophosphat

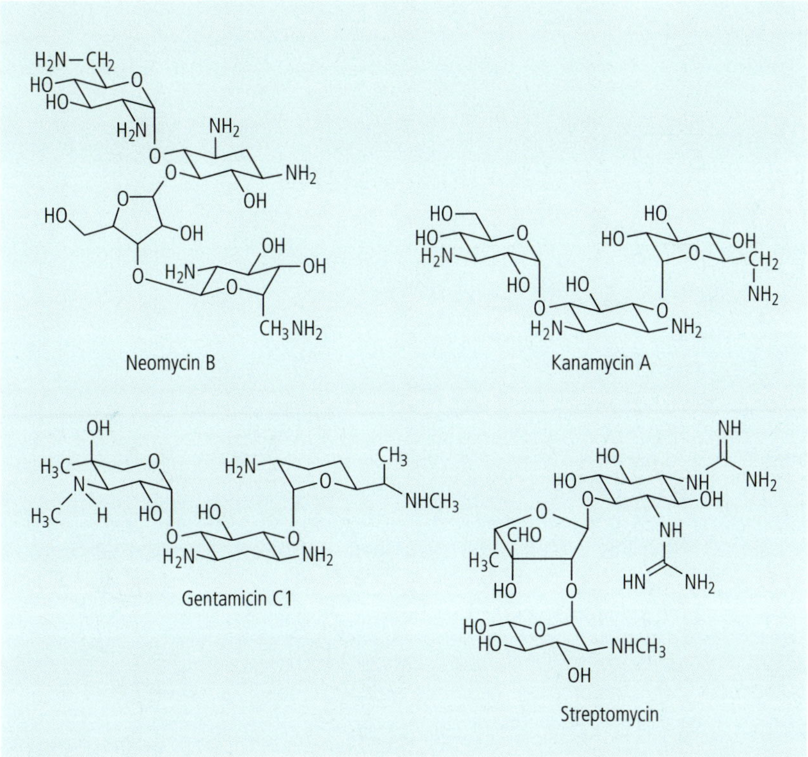

Abb. 2.31 Chemische Struktur einiger bedeutender Aminoglykosidantibiotika

Stoffwechsel kohlenhydrathaltiger Sekundärstoffe

2.2.5

Kohlenhydrate mikrobieller Sekundärstoffe sind meist aus Glucose entstandene stark modifizierte Zucker. Sehr häufig findet man an den Positionen 2, 3 und 6 desoxygenierte Zucker, häufig auch Aminozucker oder methylierte Zucker. Monoglykosidierte Naturstoffe sind häufiger, seltener findet man aus Oligosacchariden aufgebaute Verbindungen (**○** Abb. 2.31, **○** Abb. 2.32). Die Biosynthese desoxygenierter Zucker beginnt fast immer mit der Aktivierung durch Nukleotidylierung von D-Glucose-1-phosphat. Verantwortliche Enzyme sind dNDP-D-Glucose-Synthasen. Oft wird dTDP-D-Glucose gebildet, in einigen Fällen UDP-D-Glucose. Bei der Aktivierung von Mannose-1-phosphat entsteht häufig GDP-D-Mannose. In fast allen Biosynthesen desoxygenierter Zucker erfolgt eine Umsetzung von dNDP-4-Keto-6-Desoxy-D-Glucose, katalysiert durch die dNDP-D-Glucose-4,6-Dehydratasen. Dehydratasen, Oxidoreduktasen, Epimerasen und Methyltransferasen werden je nach Zucker für weitere Schritte der Biosynthesen benötigt. Die Übertragung der aktivierten Zucker auf ein Aglykon geschieht dann mithilfe von Glykosyltransferasen.

Kohlenhydrate mikrobieller Sekundärstoffe: mehr als nur Dekoration!

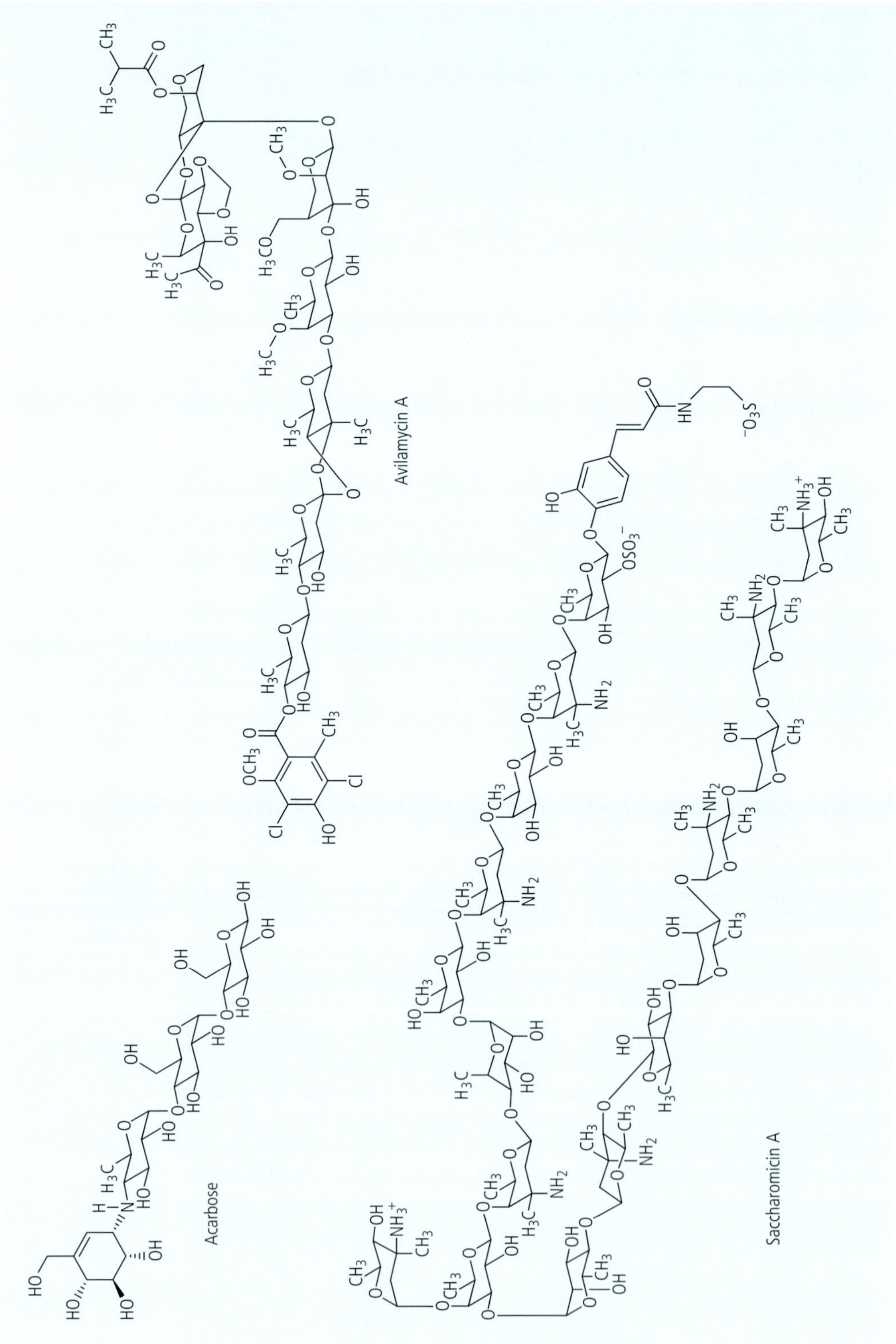

Abb. 2.32 Chemische Struktur einiger aus Oligosacchariden aufgebauter Naturstoffe

> **Merke**
> Die Biosynthese desoxygenierter Zucker beginnt fast immer mit der Aktivierung durch Nukleotidylierung von D-Glucose-1-phosphat.

Stoffwechsel von aus Aminosäuren aufgebauten Sekundärstoffen

2.2.6

Aus Aminosäuren aufgebaute Naturstoffe sind zahlreich zu finden. Bekannte Beispiele sind die antibiotisch wirksamen Substanzen Vancomycin und Teicoplanin (○ Abb. 2.33). Neben der herkömmlichen Protein-Biosynthese an Ribosomen kennen Prokaryoten und Pilze einen weiteren Weg der Peptid-Herstellung: die nichtribosomale Peptidsynthese mithilfe nichtribosomaler Peptidsynthetasen (NRPS).

NRPS: multifunktionale Enzyme, die die Biosynthese von Peptiantibiotika katalysieren

NRPS sind ähnlich wie Typ-I-PKS aufgebaut. Sie bestehen aus Modulen und jedes Modul ist für den Einbau einer Aminosäure verantwortlich. Jedes Modul besteht aus Domänen (katalytische Zentren). Als Basis-Domänen werden Domänen bezeichnet, die in jedem Modul vorkommen. Hierzu zählt die A-Domäne, die die Aminosäure erkennt, unter ATP-Verbrauch aktiviert und an die T-Domäne bindet. Die T-Domäne bindet die Aminosäure an einen 4′-Phosphopantethein-Rest und reicht sie weiter. Die C-Domäne verbindet zwei an 4′-Phosphopantethein-Reste gebundene Aminosäuren miteinander. Als Zusatzdomänen gelten eine Thioesterase-Domäne, die die Freisetzung des Peptids aus dem Enzym-Komplex nach beendeter Synthese katalysiert und nur im letzten Modul der NRPS vorkommt, die Cyc-Domäne, die eine Cyclisierung des Peptids katalysieren kann, HC-Domänen, die eine Heterocyclisierung katalysieren können, sowie Ox-/Red-Domänen für Oxidationen und Reduktionen, E-Domänen für Epimersierungen und NMT-Domänen für N-Methylierungen.

> **Merke**
> Basisdomänen einer NRPS sind:
>
> - die A-Domäne, die die Aminosäure erkennt, unter ATP-Verbrauch aktiviert und an die T-Domäne bindet,
> - die T-Domäne, die die Aminosäure an einen 4′-Phosphopantethein-Rest bindet und
> - die C-Domäne, die zwei an 4′-Phosphopantethein-Reste gebundene Aminosäuren miteinander verknüpft.
>
> Typ-I-Polyketidsynthasen (PKS I) und nichtribosomale Peptidsynthetasen (NRPS) sind sich sehr ähnlich. TypI-PKS katalysieren die Biosynthese von Polyketiden, NRPS katalysieren die Biosynthese von aus Aminosäuren aufgebauten Naturstoffen. TypI-PKS verwenden bereits aktivierte Substrate, NRPS aktivieren sich die Aminosäuren selbst.

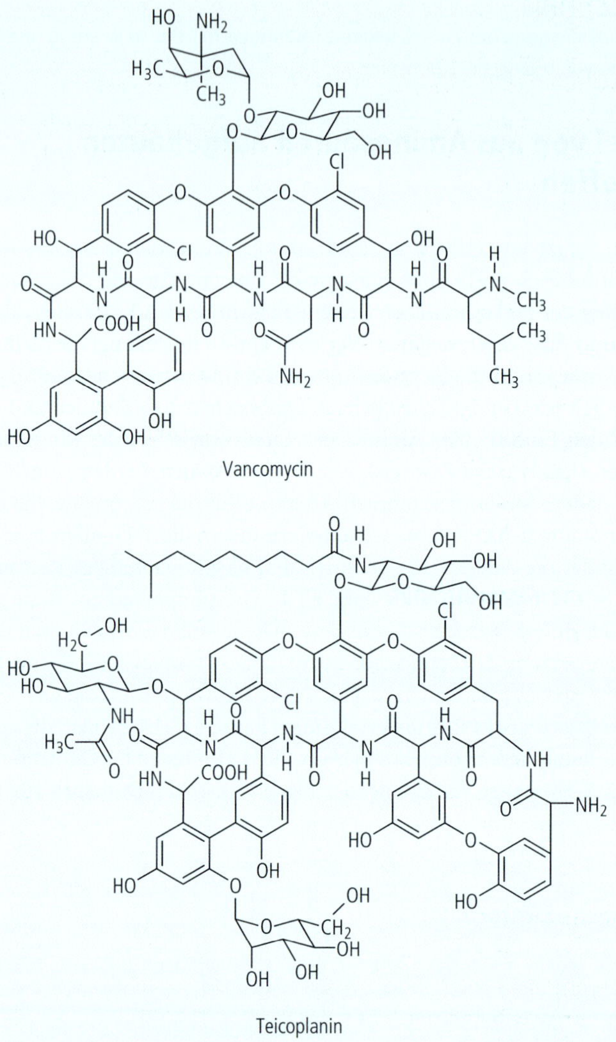

Vancomycin

Teicoplanin

○ Abb. 2.33 Chemische Struktur der Antibiotika Vancomycin und Teicoplanin. Beide Naturstoffe werden mithilfe von nichtribosomalen Peptidsynthetasen (NRPS) gebildet.

2.3 Biochemische Arbeitsmethoden zur Untersuchung von Enzymen

Der Umgang mit Enzymen ist oft nicht einfach, da die aktive Konformation eines Enzyms und damit seine Aktivität leicht verloren gehen. Die Degradierung eines Enzyms findet z. B. durch Proteasen, hohe Temperaturen, organische Lösungsmittel, Detergenzien und saures oder basisches Milieu statt. Auch das Einfrieren kann ein Enzym zerstören. Um Enzyme isolieren zu können, wurden eine Reihe von Verfahren entwickelt, die hier vorgestellt werden sollen.

Der Zellaufschluss

Um ein Enzym zu isolieren muss es aus der Zelle freigesetzt werden (Ausnahme: sezernierte Enzyme). Je nach Gewebe oder Zelltyp verwendet man einen Homogenisator, Kugelmühlen oder eine Frenchpress. Einen Rohextrakt erhält man, wenn unlösliche Bestandteile des Zellausschlusses entfernt werden. Dies passiert durch Filtration oder Zentrifugation.

Enzymreinigung

Eine Enzymreinigung besteht nahezu immer aus der Abfolge mehrerer Reinigungsschritte. Dabei nutzt man unterschiedliche Eigenschaften der Proteine wie Löslichkeit, Größe, Ladung und Hydrophobizität. Oft werden Fällungsreaktionen durchgeführt. Ein gut geeignetes Fällungsmittel ist Ammoniumsulfat. Nachgeschaltet sind dann oft chromatographische Verfahren, z.B. Ionenaustauschchromatographie, Gelfiltration, Hydroxyapatitchromatographie, hydrophobe Interaktionschromatographie, isoelektrische Fokussierung oder Affinitätschromatographie. Gelelektrophoreseverfahren eignen sich ebenfalls, um Proteine voneinander zu trennen.

Fraktionierte Ammoniumsulfatfällung

Die am häufigsten angewandte Methode ist die fraktionierte Fällung durch die Zugabe von Ammoniumsulfat. Das »Aussalzverhalten« eines Proteins wird durch Anzahl der hydrophoben Bereiche auf der Proteinoberfläche bestimmt (Seitenketten von Phe, Trp, Leu, Ile, Met, Val). Wenn zur Hydratation eines Salzes immer mehr Wassermoleküle benötigt werden, kommt es zu häufigeren hydrophoben Wechselwirkungen der Proteine untereinander und zur Bildung von Aggregaten, die schließlich präzipitieren. Stark apolare Proteine präzipitieren daher bei geringerer Salzkonzentration als solche, deren Polarität groß ist.

Ionenaustauschchromatographie

Proteine lassen sich sowohl an Anionen- als auch an Kationenaustauscher reversibel binden. Im pH-Wert-Bereich unterhalb seines isoelektrischen Punktes (IP, pH < IP) wird ein Protein an einen Kationenaustauscher gebunden, im pH-Wert-Bereich oberhalb seines isoelektrischen Punktes hingegen an Anionenaustauscher.

Die Bindung eines Proteins am Ionenaustauscher wird durch die Ionenstärke erheblich beeinflusst. Eine Erhöhung der Salzkonzentration verstärkt die Konkurrenz der Ionen um die Bindungsstelle des Ionenaustauschers. Durch Erhöhung der Ionenstärke oder Veränderung des pH-Wertes werden somit die Bindungskräfte zwischen Ionenaustauscher und adsorbierten Proteinmolekülen geschwächt und das Protein kann eluiert werden.

pH-Wert: Maß für die Wasserstoffionen-Aktivität (Konzentration); isoelektrischer Punkt: pH-Wert einer Lösung, bei dem sich die positive und die negative Ladung eines Ampholyten oder Zwitterions (Aminosäure, Protein) gegenseitig ausgleichen

Gelfiltration (Gelpermeationschromatographie)

Werden Proteine über ein poröses hochvernetztes Material mit Poren unterschiedlicher Größe gegeben, so diffundieren kleine Proteine in fast jede Pore während große Proteine nur selten in eine Pore diffundieren. Damit bewegen sich große Proteine viel schneller durch die Matrix als kleine Proteine.

Hydroxyapatit-Chomatographie

Bei der Hydroxyapatit-Chromatographie nützt man aus, dass Proteine an Amino- und Carboxygruppen von Hydroxyapatitkristallen binden. Die Elution erfolgt über pH-Wert-Veränderungen.

Hydrophobe Interaktionschromatographie

Bei der hydrophoben Interaktionschromatographie nutzt man aus, dass Proteine über ihre unpolaren Bereiche bei hohen Salzkonzentrationen an schwach hydrophobe funktionelle Gruppen des Trägermaterials adsorbieren. Die Elution erfolgt über pH-Wert-Veränderungen oder mit einem sinkenden Salz-Konzentrationsgradienten.

Isoelektrische Fokussierung

Bei der isoelektrischen Fokussierung erfolgt die Trennung der Proteine aufgrund ihres Gehalts an sauren und basischen Aminosäuren. Das Proteingemisch wird in ein Trägergel eingebracht in dem zuvor ein pH-Gradient aufgebaut wurde. Jedes Protein bewegt sich in einem elektrischen Feld im Material dorthin, wo der pH-Wert dem IP-Wert entspricht.

Affinitätschromatographie

Bei der Reinigung eines Moleküls mithilfe der Affinitätschromatographie nutzt man eine spezifische Eigenschaft des Proteins aus. Oft kann man mit der Affinitätschromatographie eine sehr starke Anreicherung des Proteins erreichen.

Zweidimensionale Gelelektrophorese

Mithilfe der zweidimensionalen Elektrophorese kann eine Mischung von bis zu 5000 Proteinen hinreichend gut in einzelne Spezies aufgetrennt werden. Bei dieser hochauflösenden Technik wird die Mischung z. B. zuerst einer isoelektrischen Fokussierung unterworfen, anschließend erfolgt eine Trennung nach Molekulargewicht.

2.3.3 Enzymfärbemethoden

Coomassie-Blue-Färbung und Silberfärbung sind die am häufigsten verwendeten Methoden zur Proteindetektion in Polyacrylamid-Gelen.

Bei der Coomassie-Färbung verwendet man als Farbstoff Coomassie-Brillant-Blau. Dieser Triphenylmethanfarbstoff, lagert sich an die basischen Seitenketten der Aminosäuren an und färbt damit Proteine unspezifisch an.

Bei der Silberfärbung lagern sich Silberionen aus einer Silbernitratlösung an die mit Eisessig und Ethanol denaturierten Proteine an.

2.3.4 Enzymaktivität

Bedingungen zu finden, unter denen eine Enzymaktivität messbar ist, ist oft eine große Herausforderung. Ionenstärke, pH-Wert, Substratkonzentration, Detergenzien-Konzentration, Temperatur und Zeitdauer der Inkubation sind Parameter, die alle die Aktivität eines Proteins beeinflussen können. Erst wenn optimale Bedingungen gefunden wurden, kann ein Enzym idealerweise untersucht werden.

Protein-Kristallisations-Strukturaufklärung

Um die Anordnung aller Atome eines Proteins erkennen zu können, muss es kristallisiert werden. Bei der Protein-Kristallisation gehen die Moleküle aus einer übersättigten Lösung in einen festen Phasenzustand über. Die Übersättigung wird in der Regel durch Hinzufügen einer sogenannten Präzipitans- oder Kristallisations-Lösung erreicht, wodurch die Proteinmoleküle bei einer bestimmten Konzentration aus der Lösung verdrängt werden. Die genauen Bedingungen, bei denen es zur Kristallbildung kommt, müssen experimentell bestimmt werden. Zwei gängige Methoden zur Kristallisation sind die Sitting-drop- und die Hanging-drop-Methode. Die Bestimmung der Kristallstruktur erfolgt nach Beugung eines Röntgenstrahls am Kristallgitter durch Auswertung des Beugungsmusters.

Wiederholungsfragen

Fragen

Frage 1

Welche Aussage trifft zu?

A) Bei der Glykolyse wird das Kohlenstoffgerüst der Glucose bis zur Brenztraubensäure abgebaut.

B) Bei der Glykolyse ist Guanosintriphosphat (GTP) ein energiereiches Zwischenprodukt.

C) In *Escherichia coli* findet man Enzyme der Glykolyse, aber nicht des oxidativen Pentosephosphatwegs.

D) Die Pyruvat-Decarboxylase katalysiert folgende Reaktion:
Pyruvat + HSCoA → Acetyl-CoA+Formiat

E) Acetyl-CoA ist Hauptprodukt des Citrat-Zyklus.

Frage 2

Welche Aminosäure besitzt einen Indolring?

A) Tryptophan

B) Alanin

C) Serin

D) Histidin

E) Glutaminsäure

Frage 3

Welche Aussage trifft zu?

A) Die Fettsäuresynthese wird als β-Oxidation bezeichnet.

B) In Mikroorganismen, die vor allem Lipide als Energiequellen und Stoffreserven verwenden, kann aus Acetyl-CoA in einer als Glyoxylatzyklus bezeichneten Reaktionsfolge Fructose hergestellt werden.

C) Im Glyoxylatzyklus ist Isocitrat ein zentrales Intermediat, das zu Glyoxylat und Succinat gespalten wird.

D) Beim Fettsäureabbau werden aus aktivierten Fettsäuren successive Malonyl-CoA-Einheiten abgetrennt.

E) Malonyl-CoA kann aus Acetyl-CoA unter Einsatz einer Acetyl-CoA-Carboxylase, einem Biotin-unabhängigen Enzym, gebildet werden.

Frage 4

Welche Aussage trifft **nicht** zu?

A) Pyridoxalphosphat ist Cofaktor der Transaminierung und Decarboxylierung von Aminozuckern.

B) UTP ist Cofaktor von Glykosyltransferasen.

C) Coenzym A ist Cofaktor von Isomerasen.

D) Tetrahydrofolsäure ist Cofaktor von Enzymen, die C1-Einheiten übertragen.

E) Biotin ist Cofaktor von Carboxylasen.

Frage 5

Welche Aussage trifft **nicht** zu?

A) Cyanobakterien nutzen die Energie des Lichtes, um Wasser zu Sauerstoff zu oxidieren.

B) Die bei der Reduktion des Wassers freiwerdenden Elektronen wandern durch eine Elektronentransportkette.

C) Komponenten der Elektronentransportkette sind u. a. Plastochinone, der Cytochrom-b_6f-Komplex, Plastocyanin und Ferredoxin.

D) Die Ferredoxin-NADP-Reduktase katalysiert die Bildung von NAD(P)H.

E) Protonen werden von der ATP-Synthase benötigt um ATP zu generieren.

Frage 6

Welche Aussage trifft zu?

A) Die Polyketidsynthasen vom Typ II sind multifunktionale, nichtiterative Enzyme, die sich aus Modulen mit unterschiedlichen katalytischen Domänen zusammensetzen.

B) Thioesterasen katalysieren die Beladung von ACPs wärend der Polyketidbiosynthese.

C) Die Typ-I-Polyketidsynthasen setzen sich aus mehreren Einzelproteinen mit je einer katalytischen Aktivität zusammen.

D) Das Polyketid der Erythromycine ist ein Produkt einer Polyketidsynthases des Typ III.

E) Das Polyketid des Doxorubicin ist ein Produkt einer Polyketidsynthase des Typ II.

Frage 7

Welche Aussage trifft zu?

A) Aminosäuren sind anorganische Moleküle, die eine Aminogruppe und eine Carboxylgruppe aufweisen.

B) Proteinogene Aminosäuren kommen nur in Proteinen, jedoch nicht in Naturstoffen vor.

C) Glutamat kann aus α-Ketoglutarat gebildet werden.

D) Serin und Cystein können von Bakterien nicht hergestellt werden.

E) Histidin ist ein Produkt des Shikimatstoffwechsels.

Zusammenfassung

- Alle Mikroorganismen besitzen ein Set an Proteinen und Enzymen für den **Primärstoffwechsel**, um Substrate aus ihrer Umwelt aufzunehmen und umzusetzen.

- Der Abbau von Kohlenhydraten, Lipiden und Aminosäuren ist essenziell, um Energie bereitstellen zu können. Zentrale Stoffwechselwege bzw. enzymatische Reaktionen beim Abbau von Kohlenhydraten sind die Glykolyse, der oxidative Pentosephosphatweg und der KDPG-Weg, beim Abbau von Lipiden der Glyoxylatzyklus und beim Abbau vonn Aminosäuren Transaminierungsreaktionen. Abbauprodukte dieser Wege gelangen in den Citratzyklus, der dem oxidativen Abbau des Acetyl-CoA zu CO_2 dient. Die eigentliche ATP-Gewinnung findet dann in der Atmungskette statt.

- Neben dem oxidativen Abbau von organischen Verbindungen spielen auch Gärungsprozesse und anaerobe Atmungsvorgänge bei Mikroorganismen eine große Rolle.

- Im **Sekundärstoffwechsel** werden aus kleinen Molekülen große Verbindungen synthetisiert, die häufig die Grundlage von Arzneistoffen sind.

3 Mikroorganismen und ihre weltweite Bedeutung

Inhaltsvorschau

Die Welt ist ohne Mikroorganismen nicht vorstellbar. Es wird geschätzt dass es alleine fünf Quintillionen (5 000 000 000 000 000 000 000 000 000 000, 5×10^{30}) Bakterien mit einem Gewicht von 550 000 Tonnen auf der Erde gibt. Höchstwahrscheinlich leben Mikroorganismen auf der Erde schon seit mehr als 3465 Millionen Jahren. Sie sind verantwortlich für zahlreiche Prozesse auf der Erde, fixieren CO_2, bauen organisches Material ab und helfen in biotechnologischen Prozessen Lebensmittel und Arzneimittel herzustellen. Mikroorganismen sind jedoch auch Auslöser für Krankheiten. Seitdem es Menschen gibt, mussten sie unendlich viel Leid ertragen, das durch Mikroorganismen hervorgerufen wurde.

3.1 Die Bedeutung von Mikroorganismen in der Geschichte der Menschheit

Yersinia pestis: Erreger der Lungen- und Beulenpest

Bakterien sind winzig klein, aber enorm einflussreich. Dies wird deutlich, wenn man sich überlegt, dass ein Bakterium, das 10^{20}-mal weniger wiegt als ein Wal, diesen töten kann. Besonders deutlich wird die Bedeutung von Mikroorganismen für den Menschen, wenn man sich mit *Yersinia pestis* beschäftigt. Vor etwa 650 Jahren wütete in Europa die Pest, die in mehreren Epidemien etwa 80 % der Bevölkerung Europas tötete. Immer wieder kehrte die Pest zurück, sie veränderte auch das gesellschaftliche Leben. Für die nunmehr geringere Zahl an Menschen war die Nahrungsbeschaffung nicht mehr mit so großen Schwierigkeiten verbunden, sodass sie Zeit fanden für die Entwicklung des Geistes und der Kunst. Das Ständewesen des Mittelalters wurde durch die Renaissance abgelöst, und dies hatte *Y. pestis* mitbewirkt.

Mycobacterium tuberculosis: Erreger der Tuberkulose

Von allen Mikroorganismen, die wir kennen, ist *Mycobacterium tuberculosis* dasjenige, das die meisten Menschen getötet hat. *M. tuberculosis* verursacht Tuberkulose und tötet bis heute mehrere Millionen Menschen. Überraschenderweise wurde die Tuberkulose zu keiner Zeit als so schwerwiegend angesehen wie die Pest. Im 18. und 19. Jahrhundert wurde sie als »die romantische Krankheit« bezeichnet, Ende des 19. Jahrhunderts als die »Krankheit des Proletariats« und zur Zeit des Nationalsozialismus als die »asoziale Krankheit«. In den 1970er Jahren wurde sie zur »besiegten Krankheit«, in den 1990er Jahren war sie »die Krankheit der Randgruppen« und in jüngster Zeit wird sie zur »Bedrohung vieler Menschen in der Dritten Welt«.

Vibrio cholerae: Erreger der Cholera

Salmonella typhi: Erreger des Typhus

Sicher nicht minder gefährlich sind *Vibrio cholerae* und *Salmonella typhi*. Beide Erreger verbreiten sich unter für sie günstigen Bedingungen sehr schnell und können in kurzer Zeit (*V. cholerae* in 1–2 Tagen, *S. typhi* in 1–2 Wochen) zum Tode führen. Im 19. Jahrhundert tobten beide Bakterien in Asien, Afrika und Europa, und auch heute noch ist die Angst vor Cholera und Typhus groß, wenn Kriege oder Naturkatastrophen die Infrastruktur eines Landes zerstören und hygienische Maßnahmen zur Vermeidung der Erkrankungen nicht aufrechtzuerhalten sind.

Clostridium tetani: Erreger des Wundstarrkrampfes

Clostridium tetani verursacht den Wundstarrkrampf. Der Keim ist dafür verantwortlich, dass jährlich etwa 1 Millionen Säuglinge an tödlichen Krämpfen sterben. Eindrucksvoll erzählt die Geschichte der schottischen Halbinsel St. Kilda von der Bedeutung von *C. tetani*. Es wird überliefert, dass Mitte des 19. Jahrhunderts fast alle

Neugeborenen der kleinen Gemeinde am Wundstarrkrampf starben, was letztendlich dazu führte, dass alle Bewohner den Ort verließen. Heute weiß man, dass die Behandlung der Nabelschnur der Babys mit einem mit dem Erreger kontaminierten Gemisch aus Öl und Fett, das von den Hebammen traditionell verwendet wurde, die Infektion der Kinder verursachte. Ähnliches wurde 1982 aus einem Dorf im Sudan beschrieben. Zur Behandlung der Nabelschnur wurden hier Wurzeln von *Boerhavia erecta* verwendet, die ebenfalls mit *Clostridium tetani* kontaminiert waren.

Auch der Einfluss von *Rickettsia prowazeki*, dem Erreger des Fleckfiebers, auf die Entwicklungsgeschichte in Europa ist erwähnenswert. *R. prowazeki* wird durch Läuse übertragen und führt zunächst zu Juckreiz, später zu Fieber, Durchfällen, Muskelschmerzen und letztendlich bei vielen Menschen zum Tode. Zwischen 1792 und 1815 führte Napoleon seine bekannten Feldzüge in Europa durch. In Geschichtsbüchern oft nicht berücksichtigt wird, dass mehr französische Soldaten durch Fleckfieber umkamen als durch gegnerische Einwirkung, und es wird vermutet, dass Napoleons gescheiterter Russlandfeldzug darauf zurückzuführen war, dass fast seine ganze Armee an Fleckfieber erkrankt war.

Rickettsia prowazeki: Erreger des Fleckfiebers

Auch andere Mikroorganismen haben die Geschichte der Menschheit geprägt. Als 1492 Kolumbus Amerika entdeckte, ahnte niemand, dass diese Entdeckung der Beginn des Untergangs für Millionen von Indianern war, die in zum Teil hochentwickelten Kulturen weite Teile Amerikas bevölkert hatten. Sicher waren Kriege und das Töten der Büffelherden ebenfalls Ursachen dieses Untergangs, doch starben die meisten Indianer an eingeschleppten viralen Infektionskrankheiten wie Pocken, Masern und Grippe.

Auch ein Oomycet, *Phytophthora infestans*, hatte einen Einfluss auf die Entwicklungsgeschichte der Menschheit. Zwischen 1845 und 1848 zerstörte *P. infestans* (nicht nur) in Irland jedes Jahr fast die gesamte Kartoffelernte, sodass mehr als 1,5 Millionen Menschen der Insel starben. Der mit den Kiesel- und Braunalgen verwandte Mikroorganismus veranlasste viele Iren, auch die Vorfahren von J. F. Kennedy, das Land zu verlassen. Ohne *P. infestans* hätte es also unter Umständen nie einen aus Irland abstammenden amerikanischen Präsidenten gegeben.

Phytophthora infestans: Erreger der Kraut- und Knollenfäule (bei Kartoffeln)

Die Bedeutung von Mikroorganismen in der heutigen Zeit 3.2

Wie bereits erwähnt, werden auch heute noch jährlich Millionen Menschen durch Mikroorganismen getötet (◻ Tab. 3.1). Nach Angaben der WHO gehen etwa 50 % aller Todesfälle bei Menschen im Alter zwischen 0 und 44 auf Infektionskrankheiten zurück, bei Kindern im Alter zwischen 0 und 4 Jahren sind es sogar 65 %. Die vier wichtigsten Erkrankungen weltweit sind:

- Malaria,
- AIDS (acquired immunodeficiency syndrome),
- Tuberkulose und
- Masern.

Als Seuche Afrikas ist die Malaria bekannt. Geschätzt wird von der WHO, dass jährlich eine Millionen Menschen an Malaria sterben, andere Schätzungen gehen von bis zu 2,7 Mio. Malaria-Toten pro Jahr aus. Viele Afrikaner sind infiziert und oft über Jahre hinweg krank und geschwächt. Die Folgen für die gesellschaftliche und ökonomische Entwicklung Afrikas sind sicherlich enorm.

Ähnlich bedrohlich ist die AIDS-Situation. Nach Schätzungen der WHO sterben jährlich ca. 3 Mio. Menschen an AIDS, über 50 Mio. Menschen sind infiziert, davon leben etwa 30 Mio. Menschen in Afrika. In manchen Gebieten im südlichen Afrika sind fast 50 % aller Frauen mit dem Virus infiziert. Es wird erwartet, dass die Anzahl der Todesfälle durch AIDS von derzeit drei Millionen bis auf 6,5 Mio. im Jahr 2030 ansteigen wird. Auch wenn Aufklärungsprogramme in manchen Gebieten zu Erfolgen führen, so ist die Bedrohung, die von AIDS vor allem in Afrika ausgeht, dramatisch.

Auch die Tuberkulose bereitet zunehmend Probleme, sie gilt in der heutigen Zeit wieder als eine sehr ernst zu nehmende gesundheitliche Bedrohung. 1,5 Mio. Todesfälle pro Jahr unterstreichen diese Entwicklung.

Die vierte wichtige Infektionskrankheit sind die Masern. Immer noch sterben ca. eine Million Menschen an Masern, obwohl eine Impfung möglich ist.

◻ **Tab. 3.1** Infektionskrankheiten in der Statistik

Erkrankung	**Todesfälle bzw. Erkrankungen pro Jahr[a]**	**Region**
Infektionen generell	Mehr als 12 Mio. Todesfälle	Weltweit
Durch Mikroorganismen verursachte Atemwegs-erkrankungen (ohne Tuberkulose)	4 Mio. Todesfälle	Weltweit
	25 000 Todesfälle	Deutschland
Tuberkulose	30–60 Mio. Erkrankte, 1,5 Mio. Todesfälle	Weltweit
Sexuell übertragbare Erkrankungen	75–100 Mio. Erkrankte, davon: 50–75 Mio. AIDS-Erkrankte, 3 Mio. Todesfälle durch AIDS, 1 Mio. Todesfälle durch HBV oder HCV, 200 000 Todesfälle durch Syphilis	Weltweit
Durch Mikroorganismen verursachte Durchfälle (Cholera, Typhus, Ruhr)	90 Mio. Erkrankte, 2 Mio. Todesfälle	Weltweit
Malaria	1–2,7 Mio. Todesfälle	Weltweit
Masern	1 Mio. Todesfälle	Weltweit
Schlafkrankheit	500 000 Todesfälle	Weltweit
Tetanus	300 000 Todesfälle	Weltweit
Keuchhusten	300 000 Todesfälle	Weltweit
Tollwut	50 000 Todesfälle	Weltweit
Durch Mikroorganismen verursachte Meningitis	160 000 Todesfälle	Weltweit
*Staphylococcus-aureus-*Infektion	40 000 Todesfälle	Deutschland
Nosokomiale Infektionen	150 00 Todesfälle	Deutschland

[a] Schätzungen

Es lassen sich weitere Mikroorganismen aufzählen, an deren Infektion täglich Menschen sterben. So sollen alleine in Deutschland 40000 Menschen jährlich an einer Infektion mit *Staphylococcus aureus* sterben und 25000 Menschen an einer Infektion der Atemwege. Und ca. 15000 Menschen sterben an einer Infektion, die sie sich im Krankenhaus zugezogen haben.

Staphylococcus aureus: Erreger des »goldgelben Eiters« (alte Bezeichnung)

Zunehmend ein Problem stellen die chronisch obstruktiven Lungenerkrankungen (COPD) dar. Allein in Deutschland leiden etwa 4 Mio. Menschen an einer COPD. Man geht davon aus, dass im Jahr 2010 die COPD die dritthäufigste Todesursache in der Welt sein wird. Im Verlauf einer COPD kommt es in den meisten Fällen zu einer bakteriellen Infektion. Hauptsächliche Erreger sind *Haemophilus influenzae*, *Streptococcus pneumoniae*, *Haemophilus parainfluenzae*, *Moraxella catarrhalis*, *Pseudomonas aeruginosa* und *Staphylococcus aureus*.

Mikroorganismen als biologische Waffen

3.3

Es sind mehr als 100 Erreger bekannt, die als biologische Waffen eingesetzt werden könnten. Neben Bakterien und Viren (◘ Tab. 3.2) kommen auch Toxine (z. B. Botulinum-Toxin) infrage.

Der Einsatz von biologischen Waffen wurde in der Geschichte der Menschheit immer wieder beschrieben. So findet man in der Literatur Hinweise darüber, dass die Bekämpfung der Indianer auch durch die bewusste Verbreitung von mit Pockenerregern infiziertem Material geschehen sein soll. Nur wenig bekannt ist, dass 1942 Japan in China biologische Waffen einsetzte. Sie infizierten die chinesischen Provinzen Zhejiang und Jiangxi mit verschiedenen Mikroorganismen und töteten damit etwa 250000 Menschen. 1943 sollen bei Kriegen zwischen Japan und China mit dem Pesterreger verseuchte Flöhe mittels Flugzeug verbreitet worden sein. Auch in Europa gab es im 2. Weltkrieg Pläne, Biowaffen einzusetzen, und nur glückliche Umstände verhinderten deren Umsetzung. Auch in der 2. Hälfte des letzten Jahrhunderts, im »Kalten Krieg«, gab es immer wieder Pläne für einen Einsatz von Bio-

Haemophilus influenzae, *Streptococcus pneumoniae*, *Haemophilus parainfluenzae*, *Moraxella catarrhalis*, *Pseudomonas aeruginosa*, *Staphylococcus aureus*: Infektionserreger, die während einer COPD auftreten können

◘ **Tab. 3.2** Erreger, die als biologische Waffen eingesetzt werden könnten

Erreger	Erkrankung	Gegenmittel
Bacillus anthracis	Anthrax (Milzbrand)	Antibiotika
Yersinia pestis	Pest	Antibiotika
Francisella tularensis	Tularämie (Hasenpest)	Antibiotika
Brucella-Arten	Brucellose (Mittelmeerfieber, Morbus Bang)	Antibiotika
Burkholderia mallei	Rotz (Mürde, Hautwurm)	Antibiotika
Coxiella biurneti	Q-Fieber (Query-Fieber)	Antibiotika
Pocken-Virus	Pocken	Schutzimpfung
Masern-Virus	Masern	Schutzimpfung
Viren aus den Familien der Filoviridae und Flaviviridae	Hämorrhagisches Fieber (blutbrechendes Fieber)	Kein Gegenmittel

waffen. Es ist nicht auszuschließen, dass derartige Waffen regional in Kriegen (z. B. im Vietnamkrieg) auch tatsächlich eingesetzt wurden.

3.4 Mikroorganismen als Helfer des Menschen

Viele der im vorliegenden Buch aufgeführten Mikroorganismen, können als »Helfer des Menschen« bezeichnet werden. In ◻ Tab. 3.3 sind Mikroorganismen aufgelistet, ohne die die Menschheitsgeschichte sicher eine andere Entwicklung gemacht hätte.

◻ **Tab. 3.3** »Berühmte« Mikroorganismen als »Helfer des Menschen«

Bakterium	Bedeutung
Ashbya gossypii u. a.	Vitaminproduzent
Aktinomyceten-Arten	Produzenten von Arzneistoffen
Escherichia coli	»Haustier« der Molekularbiologen, Produzent von Arzneistoffen
Lactobacillus-Arten	Nahrungsmittelproduzenten
Penicillium-Arten	
Saccharomyces cerevisiae	

3.5 Mikroorganismen mit besonderen Aufgaben

Bacteroides succinogenes, Ruminococcus albus, Butyrivibrio fibrisolvens, Fibrobacter succinogenes, Clostridium locheadii, Lachnospira multiparus: Cellulose und Hemicellulose abbauende Organismen; *Selenomonas ruminantium, Succinomonas amylolytica, Bacteroides ruminicola, Streptococcus bovis:* Stärke abbauende Organismen; *Methanobrevibacter ruminantium:* Methanbildner

Mikroorganismen haben zahlreiche Aufgaben. In der Pharmazie sind sie Produzenten von Arzneistoffen, in der Lebensmittelindustrie werden sie zur Herstellung von Lebensmitteln verwendet. An dieser Stelle soll jedoch auf andere Aufgaben von Mikroorganismen eingegangen werden.

Die Kuh als Vorbild eines Bioreaktors

Immer wieder wird geschrieben, dass Kühe zu der Zerstörung unserer Atmosphäre beitragen, indem sie »übelriechende« Gase produzieren und über den Darm in die Umwelt entlassen. Dies ist insofern nicht korrekt, als die Gase zwar produziert werden, aber über das Maul in die Umwelt entlassen werden. Methan macht etwa 15 % der Treibhausgase aus, etwa 50 % davon wird in Kühen produziert. Dort sind es eine Reihe von Bakterien, die im Zusammenspiel im Pansen Cellulose und Hemicellulose (*Bacteroides succinogenes, Ruminococcus albus, Butyrivibrio fibrisolvens, Fibrobacter succinogenes, Clostridium locheadii und Lachnospira multiparus*) bzw. Stärke (*Selenomonas ruminantium, Succinomonas amylolytica, Bacteroides ruminicola und Streptococcus bovis*) zu Glucose spalten, die dann in Gärungsprozessen weiter abgebaut wird. Aus Wasserstoff und Kohlenstoffdioxid produziert *Methanobrevibacter ruminantium* dann Methan. Für eine biotechnologische Nutzung der Methanbildung gibt es in Deutschland inzwischen Biogasanlagen, denn das von den Bakterien produzierte Methan kann in Kraftwerken verbrannt und somit zur Energiegewinnung eingesetzt werden.

Öl-Abbau im Golf von Mexiko

Bakterien mit besonderen Aufgaben sind Vertreter der Gattung *Oceanospirilla*. Sie sind in der Lage Kohlenwasserstoffe, z. B. als Komponenten von Erdöl, zu zersetzen. Die Geschwindigkeit, mit der sie die Kohlenwasserstoffe abbauen können, beschäftigt derzeit Wissenschaftler am Golf von Mexiko, wo im Jahr 2010 etwa 800 Millionen Liter Öl nach der Havarie einer Ölplattform in das Meerwasser flossen. Es scheint, als benötigten die Bakterien weniger Sauerstoff als erwartet, um das Öl abzubauen.

Oceanospirilla: Öl abbauender Organismus

Bakterien als Produzenten von Mineralien

Bakterien können auch Mineralien bilden. Erst kürzlich gelang der Nachweis, dass Bakterien der Gattung *Thiomargarita*, die zu den Schwefelbakterien gehören, dem Meer unter extremem Sauerstoffverbrauch Phosphate entziehen. Die Phosphate werden in langen Phosphatketten gespeichert. Benötigt das Bakterium Energie, werden die Phosphate von der Kette abgespalten und Energie freigesetzt. Die freien Phosphate bilden im Meeressediment zusammen mit Calcium Apatit. Andere Mineralien wie z. B. Eisenerze können ebenfalls von Bakterien gebildet werden. Im Prinzip oxidieren bestimmte Mikroorganismen F^{2+} zu Fe^{3+}, das als Eisenoxid ausfällt und die Eisenerze bildet.

Thiomargarita: Phosphatpolymere bildender Organismus

Magnetotaktische Bakterien als Produzenten idealer Nanopartikel

Magnetotaktische Bakterien sind seit vielen Jahren bekannt. Sie sind in der Lage sich am Magnetfeld der Erde zu orientieren. Für diese Zwecke beinhalten sie Magnetosomen, in denen sich kleine Magnetit-Nanopartikel befinden. Diese Nanopartikel sind sehr einheitlich, und das macht sie interessant. Denn die optimale medizinische Anwendung von Nanopartikeln, z. B. als Kontrastmittel oder als Transportvehikel für Arzneimittel, verlangt gleichförmige Partikel, die bisher chemisch nicht erzielt werden können. Derzeit wird versucht, diese Nanopartikel aus Bakterien biotechnologisch nachzubauen.

Steinmetze mit Nebenwirkungen

Mikroorganismen sind essenziell für die Zersetzung von organischem Material. Manche Bakterien (z. B. Bakterien der Gattung *Nitrobacter* und *Nitrosomas*) sind sogar in der Lage, Steine zu zerstören. Diese ungewöhnlichen Eigenschaften führen dazu, dass historische Bauwerke, vor allem die, die aus Sandstein aufgebaut sind, nicht nur durch Umwelteinflüsse von außen, sondern auch von innen zerstört werden. Durch die Bildung von Salpetersäure werden Nebenmineralkomponenten des Sandsteins aufgelöst, was zu einer Schwächung des Gesteinsverbands führt.

Nitrobacter, Nitrosomas: Nitrifizierer

Thiomargarita namibiensis, der Blauwal unter den Bakterien

Ein besonderes Bakterium ist *Thiomargarita namibiensis*, auch als »Schwefelperle von Namibia« oder Blauwal unter den Bakterien bezeichnet. Das Bakterium wurde erst 1999 entdeckt, obwohl es mit bei einer Größe vom 0,75 mm mit dem bloßen Auge sichtbar ist. Zusammen mit anderen Bakterien verhindert das im Meer lebende Bakterium durch Bindung von Schwefel, dass die H_2S-Konzentration im Wasser keine lebensbedrohlichen Dimensionen annimmt.

Thiomargarita namibiensis: größtes bekanntes Bakterium

Bakterien für den Leuchtbakterientest

Vibrio fischeri: zur Bioluminiszenz befähigtes Bakterium

Einige marine Bakterien (z. B. *Vibrio fischeri*) sind zur Biolumiziszenz in der Lage. Das Leuchten der Bakterien kann durch Schadstoffe gehemmt werden. *Vibrio fischeri* bildet Enzyme aus, die eine organische Verbindung mit Luftsauerstoff zu einem angeregten, energiereichen Produkt umwandeln, das unter Lichtemission zerfällt. Es entsteht eine Säure, die vom Bakterium zum Aldehyd reduziert werden kann. Ein bekanntes Beispiel ist die Luciferase, die Dekanal (ein langkettiges Aldehyd) als Substrat verwendet. *V. fischeri* wird verwendet, um die Abwässer der chemischen Industrie, Deponiesickerwasser und Kühlwasser von Industrieanlagen zu testen.

❙ Fragen

Wiederholungsfragen

Frage 1

Welche der folgenden Erkrankungen führt weltweit zu der geringsten Anzahl an Todesfällen?

A) Malaria

B) AIDS

C) Tuberkulose

D) Scharlach

E) Masern

Frage 2

Welche Aussage trifft **nicht** zu?

A) *Bacillus anthracis*, *Yersinia pestis*, *Francisella tularensis* und *Burkholderia mallei* sind gefährliche Keime, mit deren Verbreitung man zahlreiche Menschen töten kann.

B) *Ashbya gossypii* wird zur Produktion von Vitaminen eingesetzt.

C) Einige Aktinomyceten-Arten sind Produzenten von Arzneistoffen.

D) *Escherichia coli* kann zur Produktion von Arzneistoffen eingesetzt werden.

E) *Lactobacillus*-Arten sind als Produzenten von Nahrungsmitteln ungeeignet, da sie wie *Bacillus-anthracis*-Toxine produzieren.

❙ Synopse

Zusammenfassung

■ Mikroorganismen haben weltweite Bedeutung. Durch Mikroorganismen verursachte Seuchen waren im Mittelalter verantwortlich für den Tod vieler Menschen. Auch heute sind Infektionen die Todesursache Nummer 1 in der Welt.

■ Erfreulicherweise haben Mikroorganismen jedoch häufig auch nützliche Eigenschaften, sodass sie in zahlreichen biotechnologischen Verfahren eingesetzt werden können.

Viren

Viren sind Makromoleküle, die Zellen von Prokaryoten und Eukaryoten befallen. Viele Viren sind Krankheitserreger, die zum Teil lebensbedrohende Erkrankungen verursachen. 2008 erhielt Harald zur Hausen den Nobelpreis für Physiologie oder Medizin für seine Entdeckung, dass Papillomaviren Gebärmutterhalskrebs verursachen. Dies zeigt, wie aktuell die Erforschung von Zusammenhängen zwischen Viren und Krankheiten auch noch heute ist. In dem vorliegenden Kapitel sollen die Grundlagen der Entwicklung eines Virus vorgestellt werden. Anschließend werden bedeutende Viren, eingeteilt in unterschiedliche Klassen, und einige Arzneimittel gegen Viruserkrankungen vorgestellt.

Inhaltsvorschau

Definition und Entdeckung

4.1

Viren sind Makromoleküle, die aus Proteinen und, je nach Virus, einem RNA- oder DNA-Genom bestehen. Sie besitzen keine Zellstruktur und keinen eigenen vollständigen Stoffwechsel. Viren benötigen prokaryotische oder eukaryotische Zellen, um sich zu vermehren.

Die Entdeckung der Viren lässt sich auf eine Zeit um etwa 1000 Jahre vor Christus datieren. Es wird beschrieben, dass chinesische Ärzte getrockneten Pockenschorf zur Behandlung von Patienten einsetzten. Die wissenschaftliche Erforschung der Viren begann bereits 1796: E. Jenner überträgt Kuhpockenmaterial von einer Melkerin auf einen Knaben und führt den Nachweis einer erzeugten Immunität durch Nachimpfung mit virulentem Pockenmaterial. 1885 begründet Pasteur mit der Entwicklung eines Tollwut-Impfstoffs und der Durchführung der ersten Schutzimpfung bei einem gefährdeten Menschen die Tollwutforschung. 1892 stellt D. Iwanowski die Übertragbarkeit der Tabakmosaikkrankheit durch das bakterienfreie Filtrat von Presssäften befallener Blätter fest. 1949 wird dann durch J. Enders, C. Robbins und T. Weller die moderne Zellkulturtechnik eingeführt, die die Erforschung der Viren erleichtert. 1956 kommen Crick und Watson durch Auswertung röntgenstrukturanalytischer Untersuchungen und durch theoretische Überlegungen zu der Annahme, dass bei kleinen Viren die Nukleinsäure von regelmäßig angeordneten Proteinuntereinheiten umgeben ist. Damit begann die Erforschung der Feinstruktur der Viren. Eine besondere Bedeutung kommt den Bakteriophagen zu, die in den 1960er Jahren intensiv erforscht wurden. Forschungsergebnissen von M. Delbrück, S. Luria und A. Hershley, die 1969 den Nobelpreis erhielten, haben wir heute viel zu verdanken, denn Erkenntnisse über Bakteriophagen sind die Basis für das Verständnis von zahlreichen Viren, die eukaryotische Zellen befallen. Wie in ◻ Tab. 4.1 dargestellt, wurden viele Viren erst in der 2. Hälfte des letzten Jahrhunderts entdeckt.

Immunität: Unempfindlichkeit gegen Erreger bzw. Antigene; Virulenz: Fähigkeit, eine Erkrankung auszulösen

◻ **Tab. 4.1** Viren, die innerhalb der letzten 40 Jahre entdeckt wurden (Auswahl)

Jahr	Erreger	Krankheit
1973	Rotaviren	Diarrhö (weltweit)
1977	Ebolavirus	Hämorrhagisches Fieber
1980	Humanes T-Zell-Leukämie-Virus 1 (HTLV-1)	Adulte T-Zell Leukämie/ Lymphom
1982	Humane Immundefizienz-Viren (HIV-1, HIV-2)	Erworbenes Immundefizienz-Syndrom (AIDS)
1989	Hepatitis-C-Virus (HCV)	Hepatitis C
1990	Hepatitis-E-Virus (HEV)	Hepatitis E
1996	Prionprotein	Transmissible spongiforme Enzephalopathie (TSE)
1997	Influenza-A-Virus (H5N1)	Influenza (Hongkong)
1999	Influenza-A-Virus (H5N9)	Influenza (Hongkong)
2003	SARS associated Coronavirus	Schweres Akutes Respiratorisches Syndrom (SARS)

4.2 Aufbau eines Virus

Virus: infektiöse Partikel, die frei übertragbar sind und sich innerhalb einer Zelle vermehren; Viroid: Virus ohne Hülle oder Kapsid

Viren sind sehr klein (20–300 nm) und bestehen lediglich aus einem Genom, das von einer Proteinhülle (Kapsid) umgeben ist (Viren, die kein Kapsid enthalten, nennt man Viroide). Manche Viren enthalten zusätzlich eine Lipidmembran, die den Virus nach außen abgrenzt. Das Genom besteht entweder aus DNA oder aus RNA. Beide kommen sowohl in doppelsträngiger als auch in einzelsträngiger Form vor. Die Nukleinsäuren codieren für Proteine, die vor allem die Vermehrung der Nukleinsäuren und den späteren Zusammenbau neuer Viren garantieren. Das Kapsid besteht aus vielen Proteinmolekülschichten, die in einer für jedes Virus spezifischen Art miteinander verbunden sind und das elektronenmikroskopisch erkennbare Aussehen der Viren bestimmt. Man unterteilt Viren auch nach der Symmetrie des Kapsids.

4.3 Entwicklungsstadien eines Virus

CD 4-Rezeptoren: Glykoproteine, die an der Oberfläche von Zellen des Immunsystems vorkommen; Lymphozyten: weiße Blukörperchen; Hepatozyten: Leberzellen

Viren benötigen Zellen um sich zu vermehren. Zunächst dockt das Virus an eine Zelle an (Adsorption). Die Adsorption basiert auf Proteininteraktionen. Beobachtet wird, dass Viren an spezielle Zellen oder an Zellen eines bestimmten Wirtes andocken. Beispielsweise sind die bevorzugten Zellen, an die das HIV-Virus andockt, CD 4-Rezeptoren enthaltende Zellen und Lymphozyten, während das HBV-Virus Hepatozyten befällt. Einige Viren weisen eine begrenzte Wirtspezifität auf (Masern: Mensch), andere Viren können zahlreiche Wirte befallen (Tollwutvirus: Fuchs, Maus, Katze, Mensch). Das Eindringen in die Zelle erfolgt durch Injektion des genetischen Materials (z. B. bei Bakteriophagen) oder durch Verschmelzung von viralen und zellulären Membranen.

Nach Freisetzung des Genoms in der Zelle (uncoating) wird das genetische Material in den Zellkern transportiert. Für den Einbau und die Vermehrung der Nukleinsäuren haben Viren dann ganz verschiedene Mechanismen entwickelt. Die Freisetzung der Virusnachkommen erfolgt nach ihrem in der Zelle stattfindenden Zusammenbau. Somit durchlaufen Viren verschiedene Zyklen in einer Zelle. Im lysogenen Zyklus wird die Nukleinsäure des Virus vermehrt, die Zelle bleibt unbeschadet. Im lytischen Zyklus werden die Virusnachkommen zusammengebaut, zur Freisetzung der Viren wird die Zelle zerstört.

Klassifizierung der Viren 4.4

Für die Klassifizierung von Viren gab es lange Zeit keine einheitliche Regelung. Manche Einteilungen orientierten sich an der Krankheit, die ein Virus verursacht. In anderen Einteilungen wurden morphologische Merkmale oder der Verwandtschaftsgrad der Wirtszellen als Kriterium herangezogen. Es entstanden Familien, in die einzelne Viren eingeordnet wurden. Vor einigen Jahren schlug D. Baltimore die Einteilung der Viren nach ihrer Genomorganisation und ihrer Vermehrungsstrategie vor (◻ Tab. 4.2, ◉ Abb. 4.1). Er teilte Viren ein in:

- doppelsträngige DNA-Viren (Klasse I und Klasse VII),
- einzelsträngige DNA-Viren (Klasse II),
- doppelsträngige RNA-Viren (Klasse III),
- Plusstrang-RNA-Viren (Klasse IV und Klasse VI) und
- Minusstrang-RNA-Viren (Klasse V).

David Baltimore: Virologe, der 1975 zusammen mit R. Dulbecco und H. M. Temin den Nobelpreis für Physiologie oder Medizin für die Entdeckung der reversen Transkriptase erhielt

Dabei wird als Plusstrang der Strang mRNA bezeichnet, der in Protein übersetzt werden kann, und als Minusstrang der Strang, der nicht in Protein übersetzt werden kann. Es ist anzumerken, dass die Synthese neuer mRNA immer einen Minusstrang erfordert.

Bei der Unterteilung der doppelsträngigen DNA-Viren in die Klassen I und VII wurde berücksichtigt, dass das Hepatitis-B-Virus doppelsträngige und einzelsträngige DNA besitzt und somit in eine eigene Klasse (Klasse VII) eingeteilt wird.

Bei der Unterteilung der Plusstrang-RNA-Viren in die Klassen IV und VI wurde beachtet, dass die Retroviren zwar Plusstrang-RNA-Viren sind, sich jedoch von anderen Viren durch besondere Replikationsmechanismen unterscheiden und deshalb in eine eigene Klasse (Klasse VI) gehören.

In den folgenden Beschreibungen verschiedener Viren wird zur Einteilung die Klassifizierung nach D. Baltimore verwendet.

| Merke

Viren der Klassen III, IV, V und VI sind RNA-Viren. Zu den bekanntesten RNA-Viren gehören die Rotaviren (Klasse III), das Virus der Maul- und Klauenseuche, das Rhinovirus, Entero-Viren, das Hepatitis-A-Virus, das Hepatitis-C-Virus, das Hepatitis-E-Virus, das Rötelvirus, das FSME-Virus, das Dengue-Fieber-Virus, das Gelbfieber-Virus, das Norovirus, das Calcivirus, das Astrovirus (Klasse IV), das Influenza-Virus, das Masern-Virus, das Mumps-Virus, das Tollwut-Virus, das Ebola-Virus (Klasse V) und die Retroviren (Klasse VI).

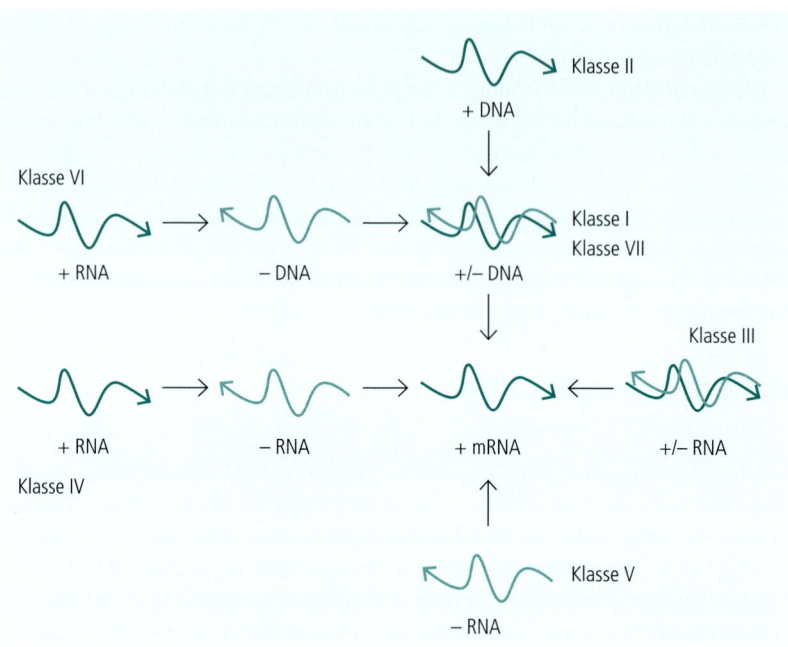

o Abb. 4.1 Klassifizierung der Viren nach Baltimore

◻ Tab. 4.2 Virusklassifikation

Virus	Erkrankung (Beispiele)	Klasse (nach Baltimore)	Familie	Größe des Genoms (kb)	Lipid-hülle	Durch-messer (nm)
Phage T4	Keine	I[1]	Myo-viridae	16,9	Nein	200
Phage Lambda	Keine	I	Sipho-viridae	48,5	Nein	250
Adenovirus	Grippale Infekte, Augeninfektionen, Durchfälle	I	Adeno-viridae	36,0	Nein	70–90
Herpesviren	Bläschenbildung, Windpocken, grippeähnliche Symptome, Zytomega-lie, Kaposi-Sarkom	I	Herpes-viridae	80–140	Ja	150–200
Humane Papilloma-viren	Warzen, Gebärmutter-halskrebs	I	Papillo-maviri-dae	6,8–8,4	Nein	55
SV40	Tumore	I	Polyo-maviri-dae	5,2	Nein	50

[1] Klasse-I-Viren: Viren mit doppelsträngiger DNA

◫ **Tab. 4.2** Virusklassifikation (Fortsetzung)

Virus	Erkrankung (Beispiele)	Klasse (nach Baltimore)	Familie	Größe des Genoms (kb)	Lipid-hülle	Durch-messer (nm)
Pockenvirus	Pocken	I	Poxviri-dae	130–375	Ja	200–400
Phagen f1, fd und M13	Keine	II[2]	Inoviri-dae	6,4	Nein	6 (Länge: 900 nm)
Parvoviren	Ringelröteln	II	Parvovi-ridae	5,4	Nein	18–26
Adenoassozi-ierte Viren	Nicht bekannt	II	Parvovi-ridae	5,0	Nein	20–25
Rotaviren	Erbrechen, Durchfall, Fieber	III[3]	Reoviri-dae	18, 55	Nein	76
Virus der Maul- und Klauenseuche	Schleimhautläsionen und Aphten bei Klauentieren	IV[4]	Picor-naviri-dae	7,5–8,7	Nein	22–30
Rhinovirus	Schnupfen	IV	Picor-naviri-dae	7,2–8,5	Nein	24–30
Enteroviren	Kinderlähmung	IV	Picor-naviri-dae	7,7	Nein	
Hepatitis-A-Virus	Akute Leberentzün-dung	IV	Picor-naviri-dae	7,5	Nein	27
Hepatitis-C-Virus	Chronische Leberent-zündung	IV	Flaviviri-dae	9,6	Ja	45
Hepatitis-E-Virus	Akute Leberentzün-dung	IV	Calcivi-ridae	7,2	Ja	32–34
Rötelnvirus	Röteln	IV	Togavi-ridae	10	Ja	50–70
FSME-Virus	Hirnhautentzündung	IV	Flaviviri-dae	11	Ja	40–60
Dengue-Fieber-Virus	Fieber	IV	Flaviviri-dae	11	Ja	40–60
Gelbfieber-Virus	Fieber	IV	Flaviviri-dae	11	Ja	40–50
Norovirus	Durchfall	IV	Calcivi-ridae	7,3–7,7	Nein	35–39

[2] Klasse-II-Viren: Viren mit einzelsträngiger DNA
[3] Klasse-III-Viren: Viren mit doppelsträngiger RNA
[4] Klasse-IV-Viren: Viren mit Plusstrang-RNA

◻ Tab. 4.2 Virusklassifikation (Fortsetzung)

Virus	Erkrankung (Beispiele)	Klasse (nach Baltimore)	Familie	Größe des Genoms (kb)	Lipidhülle	Durchmesser (nm)
Astrovirus	Durchfall	IV	Astroviridae	6,2	Nein	28–30
Influenza-Virus	Grippe	V[5]	Orthomyxoviridae	0,9–2,3	Ja	80–120
Masern-Virus	Masern	V	Paramyxoviridiae	7,3–7,7	Ja	120–140
Mumps-Virus	Mumps	V	Paramyxoviridiae	15,3	Ja	150
Tollwut-Virus	Tollwut	V	Rhabdoviridae	11,9	Ja	180
Ebola-Virus	Blutungen	V	Filoviridae	19	Ja	80 (Länge: 14000 nm)
Retroviren	AIDS	VI[6]	Retroviridae	7–12	Ja	100
Hepatitis B	Chronische Leberentzündung	VII[7]	Hepadnaviridae	3,4	Ja	42

[5] Klasse-V-Viren: Viren mit Minusstrang-RNA
[6] Klasse-VI-Viren: Viren mit Plusstrang-RNA und besonderen Replikationsmechanismen
[7] Klasse-VII-Viren: Viren mit doppelsträngiger und einzelsträngiger DNA

● ● **❙ Merke**

- Zu den Viren mit den größten Genomen gehören die Herpes-Viren (80–140 kb) und das Pockenvirus (130–375 kb).
- Zu den Viren, die Tumorwachstum auslösen können, gehören das humane Papillomavirus und das Siman Virus 40.
- Zu den typischen Durchfallviren gehören die Rotaviren, das Norovirus und das Astrovirus.

Viren der Klasse I   4.4.1

Vermehrung der Viren der Klasse I

Das Genom der DNA-Viren enthält einen Hauptreplikationsursprung, der eine extrachromosomale Replikation der DNA ermöglicht. Bei Phagen werden später sogar weitere Replikationsstartstellen geschaffen, die eine starke Vermehrung der viralen DNA ermöglichen. Die DNA kann aber auch in das Genom des Wirtes integriert und mit der DNA des Wirtes vermehrt werden. Viren der Klasse I nutzen in der Regel die zelluläre DNA-Polymerase, ihre Replikation findet im Zellkern statt. Nur bei den Poxviridae geschieht die Replikation der DNA im Cytoplasma mit viruseigenen Replikationsenzymen.

Die Vermehrungsstrategie der Klasse-I-Viren ist in ○ Abb. 4.2 am Beispiel des Adenovirus dargestellt. Wichtige Vertreter dieser Virusklasse werden im Folgenden vorgestellt.

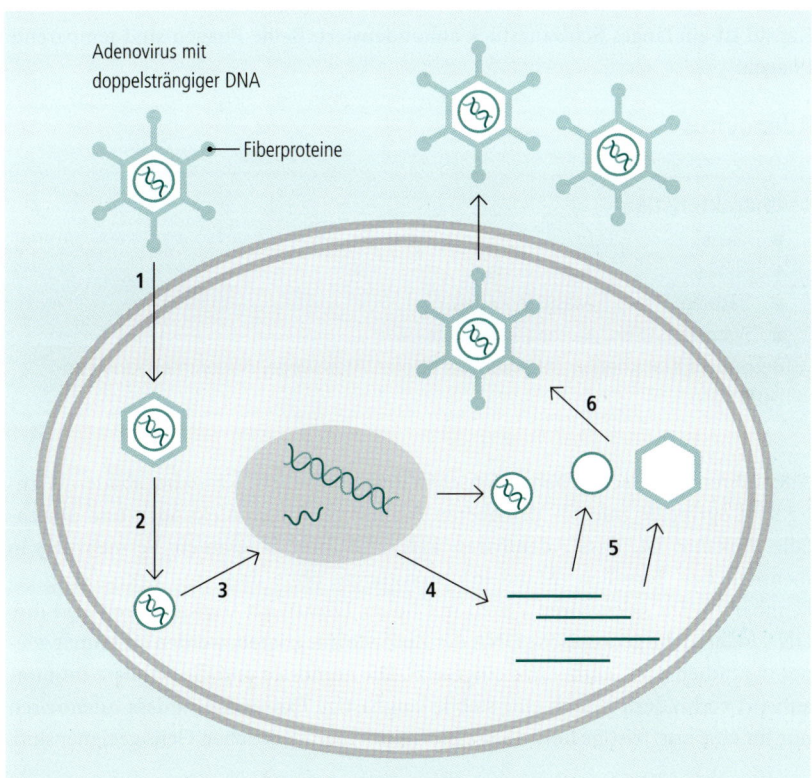

○ **Abb. 4.2** Vermehrungsstrategie der Viren der Klasse I am Beispiel des Adenovirus. Das Adenovirus besteht aus einem Kapsid, das aus Hexonen und Pentonen aufgebaut ist. Die Fiberproteine werden für die Anheftung an die Wirtszelle benötigt. Das Eindringen erfolgt mittels Endozytose (**1**). In der Zelle erfolgt eine Freisetzung der doppelsträngigen DNA (**2**), die bis zum Eindringen (**3**) in den Zellkern mit Proteinen verbunden bleibt. Im Zellkern erfolgt keine Integration der viralen DNA in die DNA des Wirtes. Über Transkription (**4**) und Translation (**5**) werden virale Proteine gebildet. Die Bildung und Freisetzung (**6**) intakter Viren erfolgt nach Apoptose der Zelle.

Phagen T4 und Lambda

Charakteristika
- Klasse: I
- Familie: Myoviridae (Phage T4), Siphoviridae (Phage Lambda)
- Gattung: Lambda-ähnliche Viren
- Symmetrie/Hülle: Ikosaedrisch, keine Hülle

Besonderheit: Beide Viren werden in der Molekularbiologie eingesetzt.

Phagen T4 und Lambda: molekularbiologische Werkzeuge

Temperente Phagen: Viren, die Bakterienzellen infizieren und ihre DNA ins Genom integrieren. Der Zeitpunkt der Exzision der DNA und damit der Lyse der Zelle ist nicht vorhersehbar.

Die Phagen T4 und Lambda spielen als Krankheitserreger keine Rolle. Sie gehören zu den Viren, die Bakterien als Wirt verwenden. Da der Infektionszyklus dieser Phagen in *Escherichia coli* nur sehr kurz ist und sie über äußerst schnelle DNA-Synthese-Apparate verfügen, hat man sie zur Konstruktion von Phagenvektoren verwendet. Mithilfe eines Phagenvektors können DNA-Fragmente von bis zu 40 kb kloniert werden. Typisch für beide Phagen ist der ungewöhnliche Aufbau. An das Kapsid ist ein langes Schwanzstück ankondensiert. Beide Phagen sind temperente Phagen.

Adenovirus

Charakteristika
- Klasse: I
- Familie: Adenoviridae
- Gattung: Mastadenovirus
- Symmetrie/Hülle: Ikosaedrisch, keine Hülle

Besondere Krankheiten: Infektion der oberen Atemwege, Augeninfektionen und Durchfälle.

Adenoviren verursachen beim Menschen unterschiedliche Krankheitsbilder. Wichtig sind »grippale Infekte« der oberen Atemwege, Augeninfektionen und Durchfälle. Bekannt ist, dass Adenoviren aufgrund ihrer langsamen Vermehrung in menschlichen Tonsillen (Mandeln) persistieren, ohne dass eine Erkrankung erkennbar ist. Da Adenoviren Zellen mit hoher Effektivität transmutieren und ihre DNA nicht in die genomische DNA der Zielzelle integrieren, werden sie immer wieder in Studien zur Gentherapie eingesetzt. Die humorale und die zelluläre Immunantwort verhindern jedoch eine stabile langfristige Expression, sodass Adenoviren nur für eine kurzfristige hohe Expression eines therapeutischen Gens geeignet sind.

Adenovirus: Werkzeug der Gentherapie

Herpes-Viren

Charakteristika
- Klasse: I
- Familie: Herpesviridae
- Gattung: ◘ Tab. 4.3
- Symmetrie/Hülle: Ikosaedrisch, mit Hülle

Besondere Krankheiten: ganz unterschiedliche Erkrankungen (◘ Tab. 4.3).

◻ **Tab. 4.3** Herpes-Viren

Namen	Gattung	Infizierte Zellen	Symptome
HHV 1 (HSV 1) Herpes simplex	Simplexvirus	Epithelzellen	Bläschenbildung an den Lippen (Herpes labiales), Infektion größerer Hautareale (Ekzema herpetikum)
HHV 2 (HSV 2) Herpes simplex	Simplexvirus	Epithelzellen	Bläschenbildung im Genitalbereich (Herpes genitales), Infektion der ganzen Haut und innerer Organe bei Neugeborenen (Herpes neonatorum)
HHV 3 *Varicella zoster*	Varicellovirus	Epithelzellen	Windpocken (Erstinfektion), Gürtelrose (Sekundärinfektion)
HHV 4 Epstein-Barr-Virus	Lymphocryptovirus	Epithelzellen und B-Zellen	Grippeähnliche Symptome (Pfeiffer-Drüsenfieber), Morbus Hodgkin, Lymphome
HHV 5 Cytomegalievirus	Cytomegalievirus	Epithelzellen, Monozyten, Lymphozyten	Zytomegalie (führt zu Fehlbildungen bei Ungeborenen)
HHV 6 Roseolovirus	Roseolovirus	T-Zellen	Drei-Tage-Fieber
HHV 7 Roseolovirus	Roseolovirus	T-Zellen	Drei-Tage-Fieber
HHV 8 Kaposi-Sarkom-assoziierter Virus	Rhadinovirus	Lymphozyten	Kaposi-Sarkom

Randnotiz: Morbus Hodgkin: bösartiger Tumor des Lymphsystems; Lymphom: Lymphknotenvergrößerung; Zytomegalie: Einschlusskörperchenkrankheit

Randnotiz: Kaposi-Sarkom: Krebserkrankung, ausgehend von Zellen der Haut

Viren der Familie der Herpesviridae gehören zu den größten bekannten Viren. Sie weisen ein Genom mit einer Größe von 80–140 kb auf, ein vergleichbar großes Genom findet man nur bei den Poxviridae.

Die humanen Herpes-Viren (HHV) sind persistierende Viren, sie verbleiben nach einer Infektion lebenslang im Wirt. Man geht davon aus, dass 90 % aller Menschen mit Herpes-Viren infiziert sind. Im Menschen müssen sie nicht unbedingt eine Infektion hervorrufen.

Randnotiz: Herpes-Virus: im Menschen persistierendes (verharrendes) Virus

Die mehr als 100 bekannten Herpes-Viren werden in acht verschiedene Typen eingeteilt. HHV 1 und HHV 2 werden auch als HSV 1 (Herpes simplex 1) und HSV 2 (Herpes simplex 2) bezeichnet.

Vertreter der Herpes-Viren sind morphologisch kaum zu unterscheiden, sie verursachen jedoch ganz unterschiedliche Erkrankungen. HSV 1 wird auch Herpes labiales genannt, verursacht Bläschenbildung an der Lippe, im Mundbereich und an anderen Hautstellen und kann zu einer Hornhauttrübung führen. HSV 2 verursacht

Bläschenbildung im Genitalbereich. Der Erreger der Windpocken bzw. der Gürtel- und Gesichtsrose (HHV 3 = *Varicella zoster*) gehört ebenfalls zu den Herpes-Viren, genau wie das Epstein-Barr-Virus (HHV 4), der das Pfeiffer'sche Drüsenfieber, aber auch Lymphome verursacht. Weitere seltenere Herpes-Viren sind das Zytomegalievirus (HHV 5) und die Viren HHV 6, HHV 7 und HHV 8.

Eine Impfung gegen Herpes-Viren galt lange Zeit als nicht möglich, weil das Virus in Nervenganglien persistiert. Seit Juli 2004 ist jedoch ein Impfstoff gegen den Windpockenerreger erhältlich. Es handelt sich dabei um abgeschwächte Varizella-Zoster-Viren, die sich im Geimpften vermehren.

Humanes Papillomavirus (HPV)

Charakteristika

- Klasse: I
- Familie: Papillomaviridae
- Gattung: Alphapapillomavirus
- Symmetrie/Hülle: Ikosaedrisch, keine Hülle

Besondere Krankheiten: Warzen und Gebärmutterhalskrebs.

Papillomavirus: Virus, das zu Warzen und Gebärmutterhalskrebs führen kann

Etwa 120 verschiedene Typen des humanen Papillomavirus sind bekannt. Sie infizieren Schleimhäute und können ein tumorartiges Wachstum der Zellen induzieren. Neben Warzenbildung können sie auch Gebärmutterhalskrebs (Zervixkarzinom) verursachen. Das Virus wird von Haut zu Haut übertragen und gilt als eines der am häufigsten durch Geschlechtsverkehr übertragenen Viren. Etwa 25 % aller Frauen um die 30 Jahre sind mit HPV infiziert. Ergebnisse epidemiologischer Untersuchungen besagen, dass sich 70 % der sexuell aktiven Frauen im Laufe ihres Lebens mit HPV infizieren. Bei 70–90 % dieser Frauen ist nach 1–2 Jahren keine HPV-DNA mehr nachweisbar, ohne dass es zu einer Erkrankung gekommen wäre.

Simian-Virus 40 (SV 40)

Charakteristika

- Klasse: I
- Familie: Polyomaviridae
- Gattung: Polyomavirus
- Symmetrie/Hülle: Ikosaedrisch, keine Hülle

Besondere Krankheiten: Tumorerkrankungen.

Siam-Virus 40: in der Krebsforschung eingesetztes Virus

Der SV 40 kann sowohl Affen als auch Menschen infizieren. Es konnte gezeigt werden, dass Onkogene des SV 40 bei der Entstehung von Tumoren eine Rolle spielen können, doch ist ein direkter Zusammenhang zwischen SV 40 und der Entstehung von Krebs im Menschen nie nachgewiesen worden. In Nierenzellen von Rhesusaffen, die zur Herstellung von Polioimpfstoffen verwendet wurden, wurde um 1960 SV 40 nachgewiesen. So muss vermutet werden, dass die zwischen 1955 und 1963 mit oralen und injizierbaren Polioimpfstoffen behandelten Menschen sich mit

SV 40 infiziert haben könnten. Weitere eng mit SV 40 verwandte Viren sind die Papillomaviren, die ebenfalls Tumore auslösen können.

Pockenvirus

Charakteristika
- Klasse: I
- Familie: Poxviridae
- Gattung: Orthopoxvirus
- Symmetrie/Hülle: Rechteckig bis oval, mit Hülle

Besondere Krankheiten: Pocken.

Zu den Pockenviren gehören zahlreiche Viren. Einige Viren aus der Familie der Poxviridae können einen Durchmesser von 900 nm aufweisen. Damit gehören sie zu den größten weltweit bekannten Viren. Für Menschen besonders gefährlich sind Viren der Gattung Orthopoxvirus. Im medizinischen Sprachgebrauch unterscheidet man:

- die echten Pocken (Variola vera und V. major), hervorgerufen durch *Orthopoxvirus variola*, und
- die weißen Pocken (V. minor), hervorgerufen durch *Orthopoxvirus variola* var. *alastrim*.

Pockenviren der Gattung Orthopoxvirus: Erreger der Pocken

Erwähnenswert ist auch noch *Orthopoxvirus vaccinia*, der Erreger der Kuhpocken. Da beim Menschen eine Infektion mit *Orthopoxvirus vaccinia* nur leichte Symptome auslöst und ungefährlich ist, war dieses Virus Ausgangsvirus für die Herstellung von Impfstoffen gegen die Pocken.

Symptome einer Infektion mit *Orthopoxvirus variola* sind Fieber und das Auftreten von Pocken, die große Narben hinterlassen. Die Erkrankung verläuft in 30 % aller Fälle tödlich. Es ist ein Verdienst der WHO, dass die Krankheit heute als ausgerottet gilt. 1958 startete die Weltgesundheitsorganisation ein Programm zur Bekämpfung des Pockenvirus. 1967 waren noch 31 Länder bekannt, in denen Pockenerkrankungen vorkamen. Schon 1977 war es nur noch Kenia, und auch hier wurde der Kampf gegen das Virus gewonnen. Eine immer wiederkehrende Frage beschäftigt sich damit, ob die in Atlanta und Moskau noch gelagerten Pockenviren vernichtet werden sollten.

Merke

Bei den Poxviridae findet die Replikation der DNA im Cytoplasma der menschlichen Zelle statt.

Viren der Klasse II

4.4.2

Vermehrung der Viren der Klasse II

Einzelsträngige Viren können Plusstrang-DNA oder Minusstrang-DNA aufweisen.

Ein berühmtes Virus der Klasse II ist der Bakteriophage M13, dessen Vermehrungsstrategie gut untersucht ist. Bei der Replikation der ringförmigen einzelsträn-

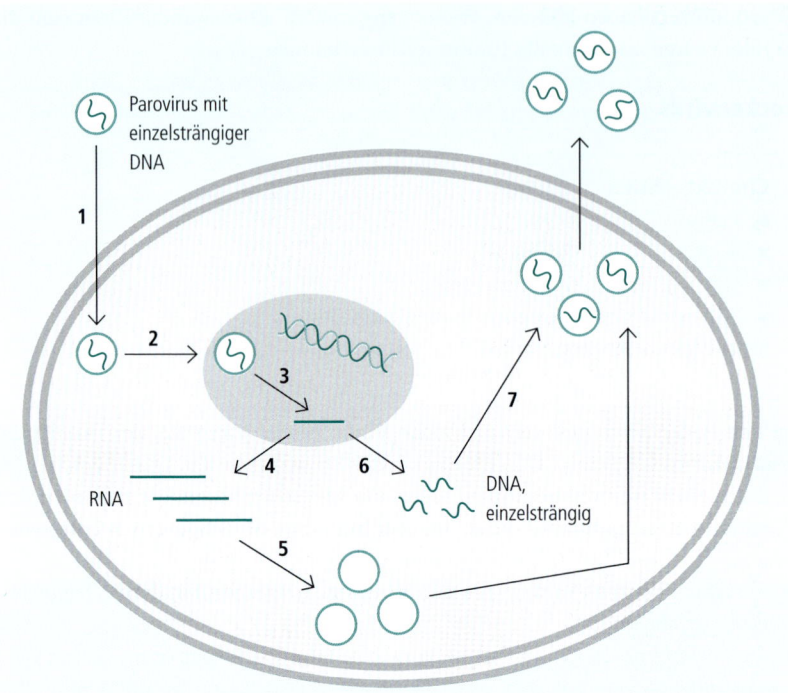

○ Abb. 4.3 Vermehrungsstrategie der Viren der Klasse II am Beispiel des Parvovirus. Die sehr kleinen Parvoviren enthalten einzelsträngige DNA. Über sialylsäurehaltige Rezeptoren (**1**) gelangen die Viren in das Cytoplasma der Zelle und von dort aus in den Zellkern (**2**). Dort wird die freigesetzte DNA (**3**), die an den Enden invertierende Sequenzwiederholungen aufweist, ohne die Mithilfe von RNA-Primern repliziert und /oder transkribiert (**4**) und im Cytoplasma in Protein übersetzt (**5**). Die DNA kann den Zellkern verlassen (**6**). Nach Zusammensetzung intakter Viren (**7**) verlassen diese die Zelle.

gigen Plusstrang-DNA des Bakteriophagen wird mithilfe zellulärer Enzyme zunächst durch Synthese der Minusstrang-DNA Doppelstrang-DNA gebildet. Diese wird dann durch Replikationsvorgänge vermehrt. Nach dem »Rolling circle«-Modus werden dann zahlreiche einzelsträngige Plusstrang-Ringmoleküle synthetisiert, die mithilfe von Proteinen die Zelle verlassen.

Bei den Parvoviren, die ebenfalls in die Klasse II gehören, ermöglichen Haarnadelstrukturen der DNA die Synthese des neuen Stranges, da sie von der DNA-Polymerase als Replikationsstart benutzt werden (○ Abb. 4.3).

Bekannteste Vertreter der Klasse-II-Viren sind neben den Prokaryoten als Wirt verwendenden Phagen (f1, fd und M13) die Parvoviren und die adenoassoziierten Viren; die beiden Letzteren verwenden Eukaryoten als Wirte.

Phagen f1, fd und M13

Charakteristika

- Klasse: II
- Familie: Inoviridae
- Gattung: Inovirus
- Symmetrie/Hülle: Ikosaedrisch, mit Hülle

Besonderheit: Viren werden in der Molekularbiologie eingesetzt.

Grundlegende Kenntnisse über die Funktionsweise der Phagen f1, fd und M13 führten zur Entwicklung von Vektoren für die Molekularbiologie. Viele Plasmide enthalten den Replikationsursprung des Phagen f1.

Phagen f1, fd, M13: Wegbereiter der Molekularbiologie

Parvoviren

Charakteristika

- Klasse: II
- Familie: Parvoviridae
- Gattung: Erythrovirus
- Symmetrie/Hülle: Ikosaedrisch, keine Hülle

Besondere Krankheiten: Ringelröteln.

Die Parvoviren gehören zu den kleinsten bekannten Viren. Es sind nur wenige Krankheiten bekannt die auf Parvoviren zurückzuführen sind. Einige Parvoviren sind Erreger der Ringelröteln (Parvovirus B19), die beim Menschen (oft bei Kindern) auftreten. Symptome der Krankheit sind ein Hautausschlag, der dem Hautausschlag bei Röteln, Masern oder Scharlach ähnelt. Außerdem verursachen einige Arten die Katzenseuche.

Ringelröteln: Erythema infectiosum (nicht zu verwechseln mit den Röteln)

Adenoassoziierte Viren

Charakteristika

- Klasse: II
- Familie: Parvoviridae
- Gattung: Dependovirus
- Symmetrie/Hülle: Ikosaedrisch, keine Hülle

Besonderheit: möglicher Einsatz in der Gentherapie.

Der Name adenoassoziiert beruht darauf, dass die Viren bei ihrer Replikation auf die Hilfe von Adenoviren (oder Herpesviren) angewiesen sind. Auf adenoassoziierten Viren basierende Vektorsysteme besitzen ein großes Potenzial für die Gentherapie am Menschen, da eine Humanpathogenität der Viren bisher nicht nachgewiesen werden konnte.

Adenoassoziierte Viren: Werkzeuge der Gentherapie

4.4.3 Viren der Klasse III

Vermehrung der Viren der Klasse III

Die bekanntesten doppelsträngigen RNA-Viren, die Rotaviren, transportieren neben ihrer RNA eine RNA-abhängige RNA-Polymerase in die infizierte Zelle, welche aus Minusstrang-RNA eine Plusstrang-RNA macht. Diese ist dann entweder Matrize für die Synthese weiterer Minussstrang-RNA-Moleküle oder sie wird als mRNA translatiert (**o** Abb. 4.4).

Rotaviren

Charakteristika

- Klasse: III
- Familie: Reoviridae
- Gattung: Rotavirus
- Symmetrie/Hülle: Ikosaedrisch, doppelter/sekundärer Hüllverlust

Besondere Krankheiten: Erbrechen, Diarrhö und Fieber.

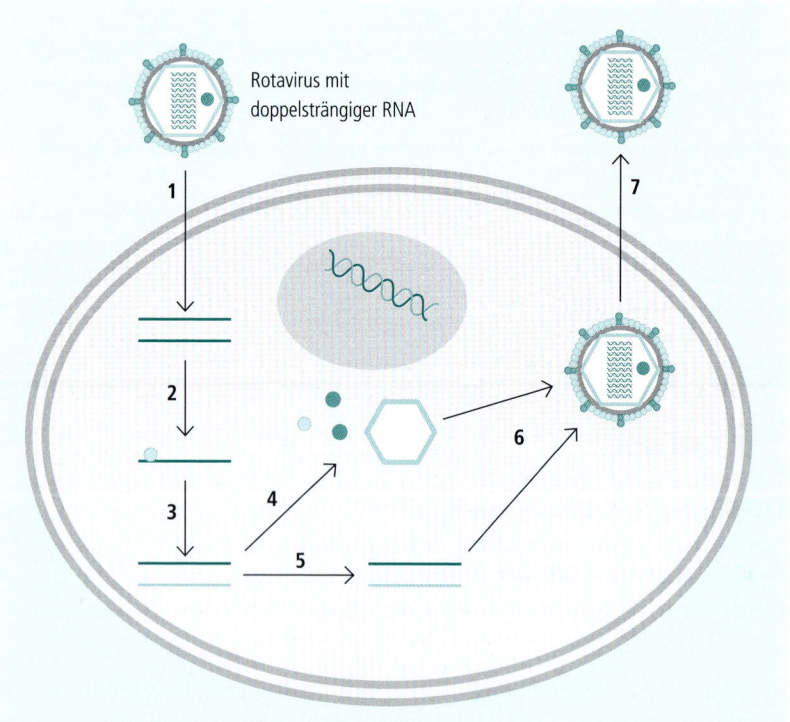

o Abb. 4.4 Vermehrungsstrategie der Rotaviren. Die Rotaviren gelangen über eine rezeptorvermittelte Endozytose in die Zelle und bilden dort eine als Endosom bekannte Blase. Sie transportieren neben ihrer RNA eine RNA-abhängige RNA-Polymerase in die infizierte Zelle. Nach Austritt aus dem Endosom wird Minusstrang-RNA freigesetzt (**1**), die dann in Plusstrang-RNA übersetzt wird (**2**). Diese ist dann entweder Matrize für die Synthese weiterer Minusstrang-RNA-Moleküle (**5**) oder sie wird als mRNA translatiert (**4**). Nach Zusammenbau der Viren (**6**) verlassen diese die Zelle (**7**).

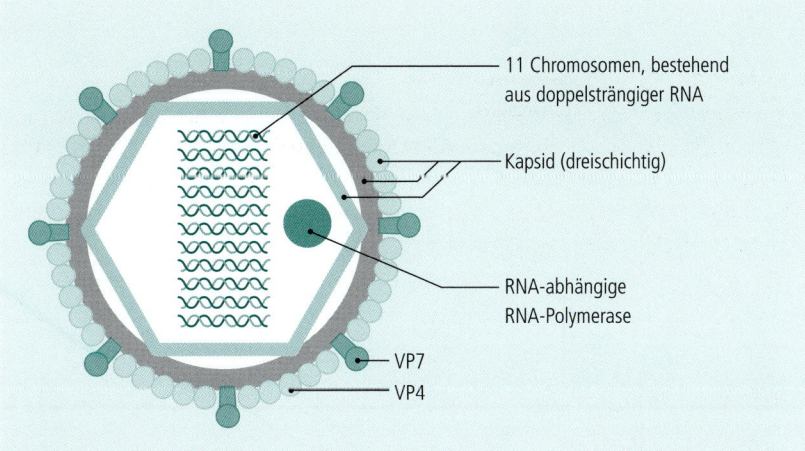

○ **Abb. 4.5** Aufbau des Rotavirus. Das Rotavirus gehört zu den Viren der Klasse III. Es enthält 11 Chromosomen, die aus doppelsträngiger RNA aufgebaut sind und eine viruseigene RNA-Polymerase.

Rotaviren sind die häufigste Ursache für Magen-Darm-Erkrankungen im Kindesalter. Nahezu jeder Mensch erleidet bis zu seinem 5. Lebensjahr eine Rotavireninfektion. Die Infektion erfolgt meist klassisch fäkal-oral. Ihre Vermehrung findet in den apikalen Enterozyten der Dünndarmzotten statt. Nach einer Inkubationszeit von ein bis drei Tagen treten Erbrechen und Diarrhö mit hohem Fieber auf. In Deutschland sind Rotaviren die häufigste Ursache für die stationäre Aufnahme eines Kindes in ein Krankenhaus. Weltweit sterben jährlich bis zu eine Million Kinder an dieser Viruserkrankung.

> Rotaviren: Durchfall erzeugende Viren mit gefährlichen Auswirkungen

Bei den Rotaviren (○ Abb. 4.5) werden 7 Serogruppen (A–G) unterschieden. Dabei sind Rotaviren der Gruppe A am häufigsten. Die Antigenität der Gruppe-A-Rotaviren beruht vor allem auf zwei Oberflächenproteinen (VP4 und VP7), die auch die Zugehörigkeit zu den Serogruppen bestimmen. Es sind 14 VP7-Typen (= Typ G) und 20 VP4-Typen (= Typ P) bekannt. Sehr häufig ist in Deutschland das Rotavirus G1P8 anzutreffen.

Viren der Klasse IV 4.4.4

Vermehrung der Viren der Klasse IV

Viren der Klasse IV sind Plusstrang-RNA-Viren. Sobald die Erbinformation in die Zelle gelangt, wird die Plusstrang-RNA als mRNA an den Ribosomen in Proteine übersetzt. Das erste gebildete Protein ist eine Replikase, die aus der Plusstrang-RNA Minusstrang-RNA generiert. Diese dient der Synthese weiterer Plusstrang-RNA-Moleküle (○ Abb. 4.6). In die Klasse IV gehören zahlreiche sehr bekannte Viren.

❙ Merke

Die Polioviren gehören zur Gattung Enterovirus, die zur Familie Picornaviridae gehört. Sie gehören zur Klasse IV der Einteilung nach D. Baltimore.

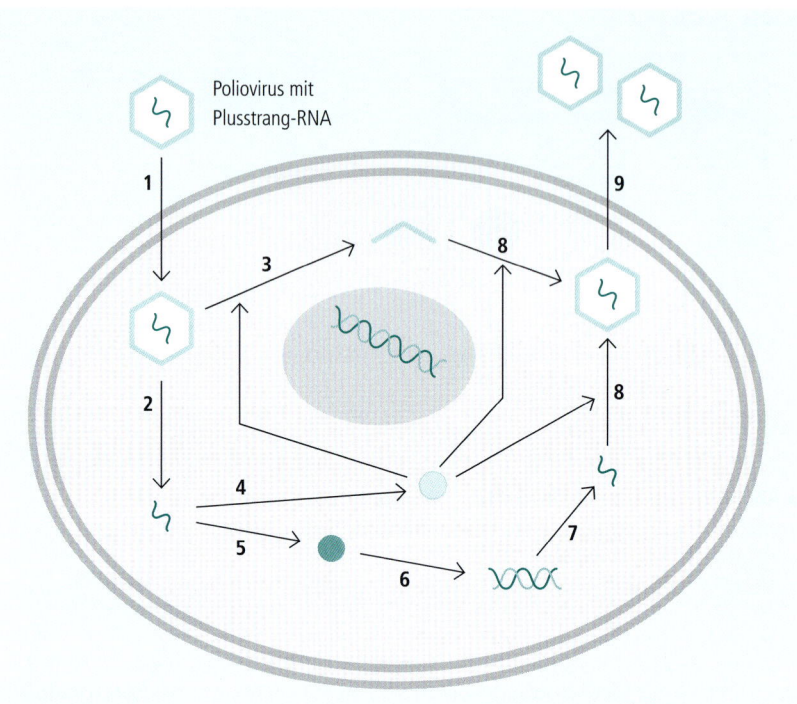

○ **Abb. 4.6** Vermehrungsstrategie der Viren der Klasse IV am Beispiel des Poliovirus. Die sehr kleinen Polioviren enthalten einzelsträngige Plusstrang-RNA. Über CD-155-Rezeptoren (**1**) gelangen die Viren in das Cytoplasma der Zelle. Dort wird die RNA freigesetzt (**2**). Durch Translation entstehen virale Proteine (**4**), die einerseits für den Abbau des Kapsids (**3**) und andererseits für den Zusammenbau neuer Viren (**8**) verantwortlich sind. Außerdem entsteht durch Translation eine RNA-abhängige RNA-Polymerase (**5**), die die Plusstrang-RNA als Template verwendet, um Minusstrang-RNA (**6**) herzustellen. Diese dient dann als Template für die Synthese von Plusstrang-RNA-Molekülen (**7**), die für den Zusammenbau neuer Viren (**8**) benötigt werden. Nach Absterben der Zellen werden die Viren freigesetzt (**9**).

Virus der Maul- und Klauenseuche

Charakteristika

- Klasse: IV
- Familie: Picornaviridae
- Gattung: Aphthovirus
- Symmetrie/Hülle: Ikosaedrisch, keine Hülle

Besondere Krankheiten: Maul- und Klauenseuche.

Maul- und Klauenseuche: meldepflichtige Tierseuche

Maul- und Klauenseuche ist eine fieberhafte Viruserkrankung der Klauentiere. Nach Eindringen des Erregers in den Wirt kommt es zuerst zu einer Virämie mit Fieber sowie zu einer Virusausscheidung über Speichel, Aphtenflüssigkeit und Milch schon während der Inkubationszeit. Die Tiere zeigen typische Schleimhautläsionen und Aphten (Blasen), die ohne Narbenbildung abheilen.

Rhinovirus

> ### Charakteristika
> - Klasse: IV
> - Familie: Picornaviridae
> - Gattung: Rhinovirus
> - Symmetrie/Hülle: Ikosaedrisch, keine Hülle
>
> Besondere Krankheiten: harmloser Schnupfen.

Die Rhinoviren verursachen den Schnupfen. Dabei werden sie vor allem durch kontaminierte Hände und durch Tröpfcheninfektion übertragen. Rhinoviren sind bei einer Temperatur über 33 °C in ihrem Wachstum gehemmt. Dies scheint der Grund zu sein, warum eine Infektion mit Rhinoviren vor allem im Winter erfolgt.

Rhinoviren: weltweit vorkommende »Schnupfenviren«

Enterovirus (u. a. Poliovirus)

> ### Charakteristika
> - Klasse: IV
> - Familie: Picornaviridae
> - Gattung: Enterovirus
> - Symmetrie/Hülle: Ikosaedrisch, keine Hülle
>
> Besondere Krankheiten: Kinderlähmung.

Die humanen Enteroviren lassen sich in mehr als 64 Serotypen unterteilen, die in vier Arten aufgeteilt werden. Bekannt sind:
- die Coxsackieviren mit den Unterarten A (CAV 1–22, 24) und B (CBV 1–6),
- die Echoviren (ECV 1–7, 9, 11–27, 29–33),
- die Enteroviren (ENV 68–71, 73) und
- die Polioviren (Typ 1–3).

Enteroviren: heterogene Gruppe verschiedener Viren; Serotypen: durch Antikörperreaktionen unterscheidbare Variationen

Die meisten Enteroviren können schwerwiegende Krankheiten verursachen. So sind Coxsackieviren und Echoviren u. a. für Meningitis, Hepatitis, Myokarditis und Pneumonien verantwortlich. Aber auch eine oft harmlos verlaufende Konjunktivitis kann durch einen Enterovirus (Enterovirus 71) verursacht werden. Die wohl bekanntesten Viren aus der Gattung Enterovirus sind die Polioviren. Eine Virusinfektion durch das Poliovirus verläuft zwar oft harmlos, doch wenn die Viren Nervenzellen befallen, führt dies zum Krankheitsbild der Kinderlähmung. Die Kinderlähmung ist eine schon sehr lange Zeit bekannte Krankheit, deren genaue Erforschung in die Mitte des letzten Jahrhunderts reicht. J. Enders, F. Robbins und T. Weller konnten 1949 das Virus in Zellkulturen vermehren. Für diese Arbeiten erhielten sie 1954 gemeinsam den Nobelpreis für Physiologie oder Medizin. 1955 wurde ein von J. Salk entwickelter, inaktivierter Polioimpfstoff zugelassen, gefolgt von einem oralen Polioimpfstoff von A. Sabin wenige Jahre später.

Kinderlähmung: Erkrankung, die symptomlos verlaufen kann oder zu schweren Lähmungen führt

Beim Totimpfstoff, der intramuskulär injiziert werden kann, handelt es sich um ein mit Formaldehyd inaktiviertes Virus. Er ist heute in Deutschland das Mittel der Wahl. Der oral einzunehmende Impfstoff nach A. Sabin (Schluckimpfung) ist ein

Lebendimpfstoff, der vermehrungsfähig ist, aber keine Krankheit verursacht. Letzteres kann jedoch nicht absolut garantiert werden, sodass der Lebendimpfstoff heute nicht mehr eingesetzt wird.

Hepatitis-A-Virus

Charakteristika
- Klasse: IV
- Familie: Picornaviridae
- Gattung: Hepatovirus
- Symmetrie/Hülle: Ikosaedrisch, keine Hülle

Besondere Krankheiten: Hepatitis A.

Hepatitis-A-Virus: Verursacher einer Leberentzündung, die nicht chronisch verläuft

Das Hepatitis-A-Virus verursacht eine akute Entzündung der Leber, die nicht chronisch und ohne ernsthafte Komplikationen verläuft. Sie wird vor allem durch verunreinigtes Wasser oder durch Lebensmittel (z. B. Muscheln) übertragen. In Deutschland werden jährlich etwa 1000 Fälle registriert, weltweit erkranken jährlich etwa 1,5 Millionen Menschen.

Hepatitis-C-Virus

Charakteristika
- Klasse: IV
- Familie: Flaviviridae
- Gattung: Hepacivirus
- Symmetrie/Hülle: Unbekannt, mit Hülle

Besondere Krankheiten: Hepatitis C.

Hepatitis-C-Virus: Verursacher einer Leberentzündung, die meist chronisch verläuft

Im Unterschied zum Hepatitis-A-Virus verursacht das Hepatitis-C-Virus sehr häufig eine chronische Leberinfektion. Nur in 20 % aller Fälle verläuft eine Hepatitis C unerkannt und verheilt unbemerkt. Bei 20 % der Patienten werden genügend Antikörper gebildet, um das Virus zu beseitigen. Treten sechs Monate nach der Infektion keine Antikörper auf, spricht man von einer chronischen Infektion. In den ersten sechs Monaten zeigen nur 10 % aller Infizierten Symptome (Abgeschlagenheit, Gliederschmerzen, Übelkeit), sodass die Krankheit oft lange unerkannt bleibt. Mehr als 170 Millionen Menschen sollen weltweit mit Hepatitis C infiziert sein. Bei all diesen Patienten besteht ein erhöhtes Risiko, an einem Leberkarzinom zu erkranken. Erst kürzlich konnte man zeigen, dass die Infektion der Leberzellen durch das Virus deshalb möglich ist, weil Leberzellen die Micro-RNA-122 herstellen, die für das Virus essenziell ist.

Hepatitis-E-Virus

Charakteristika

- Klasse: IV
- Familie: Hepeviridae
- Gattung: Hepevirus
- Symmetrie/Hülle: Ikosaedrisch, keine Hülle

Besondere Krankheiten: Hepatitis E.

Hepatitis E unterscheidet sich von den Symptomen der Hepatitis A nur darin, dass häufiger schwere Verläufe zu beobachten sind. Bis zu 4 % aller Infektionen verlaufen tödlich. Besonders gefährdet sind Schwangere. Endemiegebiete sind vor allem der Sudan und der Irak. In Deutschland werden jährlich ca. 100 Patienten mit einer Hepatitis-E-Infektion registriert.

Hepatitis-E-Virus: Verursacher einer Leberentzündung, die nicht chronisch verläuft, die jedoch häufiger als bei einer Infektion durch das Hepatitis-A-Virus zum Tode führt

Röteln-Virus

Charakteristika

- Klasse: IV
- Familie: Togaviridae
- Gattung: Rubivirus
- Symmetrie/Hülle: Ikosaedrisch, mit Hülle

Besondere Krankheiten: Röteln.

Die Röteln gehören zu den Kinderkrankheiten. Da fast jedes Kind gegen Röteln geimpft wird, infizieren sich in Deutschland nur noch wenige Menschen mit dem Virus. Symptome der Erkrankung sind Exantheme und Fieber. Gefürchtet ist eine Rötelninfektion in der Schwangerschaft, da diese zu schweren Fehlbildungen des Kindes führen kann.

Röteln-Virus: einziger Vertreter der Gattung Rubivirus

FSME-Virus

Charakteristika

- Klasse: IV
- Familie: Flaviviridae
- Gattung: Flavivirus
- Symmetrie/Hülle: Unbekannt, mit Hülle

Besondere Krankheiten: Frühsommer-Meningoenzephalitis.

Die Frühsommer-Meningoenzephalitis wird durch das FSME-Virus ausgelöst. Symptome einer Erkrankung sind Fieber und Abgeschlagenheit, bei einigen Patienten tritt eine Entzündung von Gehirn und Hirnhäuten auf. Bei Kindern verläuft eine Erkrankung sehr viel leichter, fast nie kommt es zu neurologischen Störungen.

Überträger des Virus ist die Zecke *Ixodes ricinus*. In Risikogebieten liegt der Anteil der FSME-infizierten Zecken bei etwa 0,1–5 %. Als Impfstoff werden nicht ver-

FSME-Virus: Erreger der Frühsommer-Meningoenzephalitis

mehrungsfähige FSME-Viren eingesetzt. Nach einer Impfung sinkt das Erkrankungsrisiko erheblich. Impfkomplikationen können auftreten, weshalb die Impfung nur für Menschen, die in Risikogebieten leben oder sich dort aufhalten, empfohlen wird.

Dengue-Virus

Charakteristika
- Klasse: IV
- Familie: Flaviviridae
- Gattung: Flavivirus
- Symmetrie/Hülle: Sphärisch, mit Hülle
Besondere Krankheiten: Dengue-Fieber.

Das Dengue-Fieber, das u. a. auch durch mit dem Dengue-Virus infizierte asiatische Tigermücken (*Aedes albopictus*)übertragen wird, breitet sich seit einigen Jahren auch in Europa aus. Hauptsymptom einer Erkrankung ist hohes Fieber, das bei schwerem Verlauf in ein hämorrhagisches Fieber übergeht, das zum Tode führen kann. Bis zu 100 Mio. Menschen erkranken jährlich am Dengue-Fieber, etwa 20 000 davon, meist Kinder, sterben.

Gelbfieber-Virus

Charakteristika
- Klasse: IV
- Familie: Flaviviridae
- Gattung: Flavivirus
- Symmetrie/Hülle: Sphärisch, mit Hülle
Besondere Krankheiten: Gelbfieber.

Das Gelbfieber-Virus wird hauptsächlich durch den Stich der Gelbfiebermücke (*Aedes aegypti*) übertragen. Symptome einer Erkrankung sind hohes Fieber, Übelkeit und Schmerzen. Nur bei wenigen Patienten kommt es zu Leberschäden mit tödlichem Ausgang.

Die Bedeutung des Gelbfiebervirus lässt sich beispielsweise daran aufzeigen, dass 1869 ein Versuch, einen Panamakanal zu bauen, daran scheiterte, dass fast alle Arbeiter am Gelbfieber erkrankt waren und starben.

Eine eng mit dem Gelbfieber verbundene, kuriose Geschichte ist die von M. Theiler und H. Noguchi. Beide Wissenschaftler versuchten, den Erreger des Gelbfiebers zu finden. Noguchi, ein sehr berühmter japanischer Wissenschaftler, glaubte, dass der Erreger ein Bakterium sei, während Theiler einen Virus für den Erreger hielt. Letztendlich behielt Theiler Recht und wurde 1951 mit dem Nobelpreis ausgezeichnet. Noguchi hingegen, der sich von seiner Theorie nie hatte abbringen lassen, starb 1928 am Gelbfieber, nachdem er in Ghana ein Forschungslabor eingerichtet hatte, in dem er das »Gelbfieber-Bakterium« finden wollte.

Norovirus

Charakteristika

- Klasse: IV
- Familie: Calciviridae
- Gattung: Norovirus
- Symmetrie/Hülle: Ikosaedrisch, keine Hülle

Besondere Krankheiten: Brechdurchfall.

Noroviren wurden 1968 zum ersten Mal in Norwalk, Ohio, beschrieben. Sie führen zu starken Brechdurchfällen, die, besonders bei Kleinkindern und bei älteren Patienten, im Krankenhaus behandelt werden müssen, da sie zu erheblichen Flüssigkeitsverlusten führen. Es existieren zahlreiche Varianten des Virus, die durch Mutationen und Rekombinationen auseinander hervorgehen. Ähnlich wie beim Influenzavirus führen Antigendrift und Antigenshift zu der großen Variabilität.

Noroviren: Erreger etwa der Hälfte aller Brechdurchfallerkrankungen

Astrovirus

Charakteristika

- Klasse: IV
- Familie: Astroviridae
- Gattung: Astrovirus
- Symmetrie/Hülle: Ikosaedrisch, keine Hülle

Besondere Krankheiten: harmloser Brechdurchfall.

Auch die Astroviren verursachen Brechdurchfälle, die jedoch nicht so schwerwiegend verlaufen wie Durchfälle, die durch Rotaviren oder Noroviren verursacht werden. Die Replikationsvorgänge der Astroviren ähneln denen der Picornaviren.

Astroviren: Erreger von Durchfallerkrankungen, besonders bei Kindern

Viren der Klasse V   4.4.5

Vermehrung der Viren der Klasse V

Zu den Viren der Klasse V gehören Minusstrang-RNA-Viren. Diese Minus-RNA muss durch eine zelluläre RNA-abhängige RNA-Polymerase in eine Plusstrang-RNA übersetzt werden, die dann als mRNA eingesetzt werden kann oder als Matrize für die Bildung neuer Minusstrang-RNA-Moleküle dient. Die Bildung der Minusstrang-RNA-Moleküle wird durch die zelluläre RNA-Polymerase katalysiert (**o** Abb. 4.7). Neben den Influenzaviren gehören auch das Masern-Virus, das Mumps-Virus, das Tollwut-Virus und die Ebola-Viren in die Klasse V.

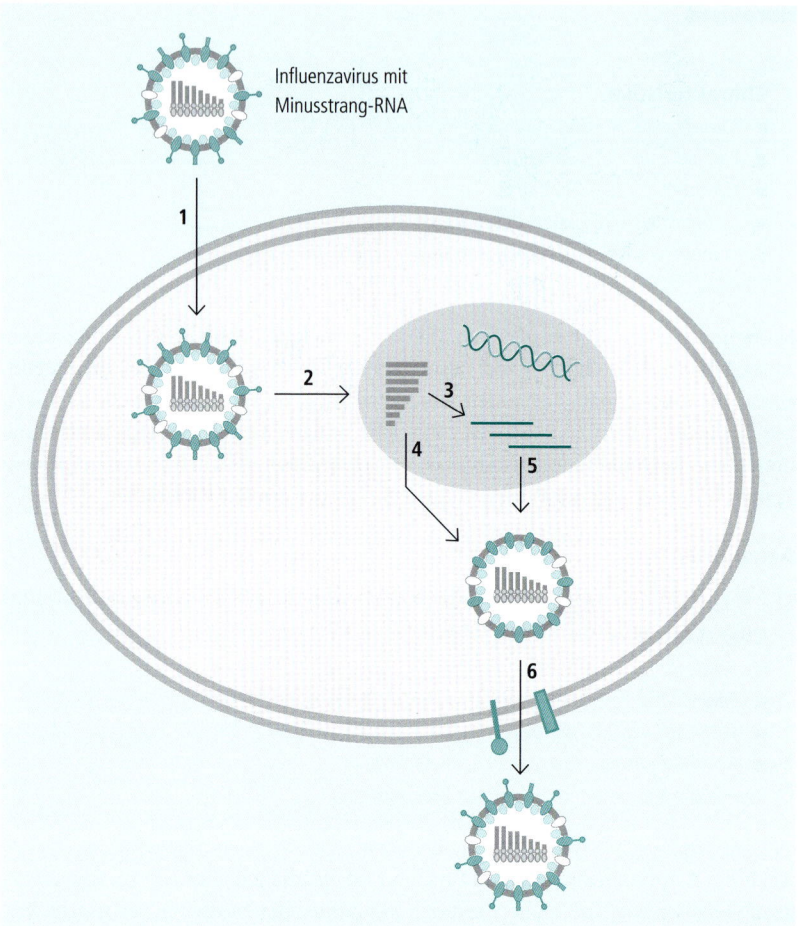

Influenzavirus mit Minusstrang-RNA

○ **Abb. 4.7** Vermehrungsstrategie des Influenzavirus. Das Virus dringt mittels Endozytose in die Zelle ein (**1**). Die virale RNA gelangt in den Zellkern (**2**). Im Kern wird die RNA mithilfe viraler Proteine einerseits repliziert, andererseits transkribiert und gespleißt (**4**). mRNA wird dann im Zytoplsama in Protein übersetzt, das für die Bildung neuer Viren benötigt wird (**5**). Aus viraler RNA (**3**) und Proteinen werden an der Membran neue Viren generiert und freigesetzt.

Influenzavirus

Charakteristika
■ Klasse: V
■ Familie: Orthomyxoviridae
■ Gattung: Influenzavirus
■ Symmetrie/Hülle: Helikal, mit Hülle
Besondere Krankheiten: Influenza.

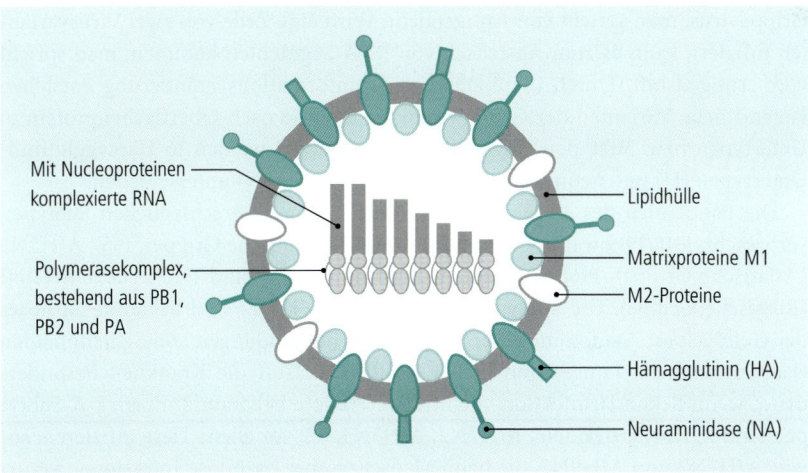

Mit Nucleoproteinen komplexierte RNA

Polymerasekomplex, bestehend aus PB1, PB2 und PA

Lipidhülle

Matrixproteine M1

M2-Proteine

Hämagglutinin (HA)

Neuraminidase (NA)

o Abb. 4.8 Aufbau des Influenza-A-Virus

Das Influenzvirus ist eines der wichtigsten Viren, da jedes Jahr genetisch veränderte Varianten weltweit zu Epidemien führen. Aus diesem Grund soll auf seine Genetik hier besonders eingegangen werden.

Influenzavirus: Erreger der »echten Grippe«

Es werden drei verschiedene Gattungen der Influenzaviren unterschieden:
- Influenza A,
- Influenza B,
- Influenza C.

Von besonderer Bedeutung sind die Influenza-A-Viren. Das Genom des Influenza-A-Virus besteht aus acht RNA-Abschnitten (**o** Abb. 4.8). Diese Segmentierung bedingt die Fähigkeit des Virus, seine Erbinformation im hohen Maße neu zusammenzubauen bzw. Mutationen zuzulassen. Jedes Segment codiert für bis zu elf virale Proteine, ein Hämagglutinin (HA), eine Neuraminidase (NA, Oberflächenproteine), ein Nukleoprotein (NP), die Matrixproteine M1 und M2, die Polymerase-Proteine PB1, PB2 und PA und die Nichtstrukturproteine NS 1, NS 2 und NS 3. Die Sequenzen der Proteine NS 1, NS 2 und NS 3 (alle drei Proteine werden erst nach Infektion gebildet) scheinen für die Heftigkeit eines Infektionsverlaufs von großer Bedeutung zu sein, da sie mit PDZ-Domänen der Wirtszellen interagieren (PDZ-Domänen sind Proteininteraktionsdomänen, die man als Bestandteile vieler Proteine findet; beim Menschen sind etwa 240 Proteine bekannt, die eine PDZ-Domäne tragen). Hämagglutinine interagieren ebenfalls mit Protein an der Wirtszelle. Dabei beobachtet man, dass unterschiedliche Hämagglutinine unterschiedlich stark mit Rezeptoren interagieren, wobei Sequenzvarianten des Rezeptors diese Interaktion ebenfalls beeinflussen. Dies spiegelt sich letztendlich darin wider, dass ein Mensch durch bestimmte Virusvarianten leichter infizierbar ist als ein anderer. Die Neuraminidase scheint u. a. die Freisetzung von Viren aus einer bereits infizierten Zelle zu beeinflussen und hat somit einen Einfluss auf den Krankheitsverlauf.

Unterschiedliche Subtypen des Influenzavirus entstehen durch Mutationen in der Erbinformation. Betreffen solche Veränderungen die RNA, die für Hämagglutinin und Neuraminidase codiert, so verändern sich die Oberflächenantigene des

Grippevirus, man spricht von Antigendrift. Wird eine Zelle von zwei Virusvarianten infiziert, kann es zum Austausch von RNA-Segmenten kommen, man spricht vom Antigenshift. Durch diese ständige Erbinformationsveränderung entstehen laufend neue Varianten der Grippeviren, die dann je nach Oberflächenprotein in Untertypen bzw. Subtypen eingeteilt werden. Derzeit werden 16 Hämagglutinin-Untertypen (H) und neun Neuraminidase-Untertypen (N) unterschieden.

Die Pandemien des 20. Jahrhunderts wurden von unterschiedlichen Subtypen verursacht, 1918/1919 war es der Subtyp A/H1N1 (Spanische Grippe), 1957 A/H2N2 (Asiatische Grippe), 1968 A/H3N2 (Hongkong-Grippe) und 1977 erneut A/H1N1 (Russische Grippe). Die Subtypen A/H5N1 und A/H5N2 sind bekannte Auslöser der Geflügelpest. Symptome einer Grippe sind Entzündungen von Schleimhäuten (Hals, Bronchien, Lunge) und Fieber. Tödlich verläuft die Krankheit besonders dann, wenn Sekundärinfektionen eintreten. Weitere bekannte Influenza-A-Subtypen sind A/H3N8, A/H5N3, A/H7N2, A/H7N3, die vor allem Tiere infizieren, sowie A/H7N7 und A/H9N2, die beim Menschen eher harmlose Infektionen verursachen.

Jedes Jahr wird ein neuer Grippeimpfstoff hergestellt, der gegen die meist in Asien entstandenen Subtypen schützt.

Merke

Unterschiedliche Subtypen des Influenzavirus entstehen durch Mutation in der Erbinformation. Diese Mutationen können durch Antigendrift und Antigenshift hervorgerufen werden.

Immer wieder H1N1

Wie bereits erwähnt unterscheidet man drei Gattungen der Influenzaviren:

- Die Influenza-A-Viren werden nach ihren unterschiedlichen Oberflächeneigenschaften in Subtypen eingeteilt. Bisher wurden insgesamt 16 H-Untertypen und 9 N-Untertypen erfasst.
- Die Influenza-B-Viren werden in zwei Stammlinien eingeteilt, die Victoria-Linie und die Yamagata-Linie.
- Die lineare, einzelsträngige RNA des Genoms der Influenza-C-Viren hat im Gegensatz zu den Influenza-A- und -B-Viren nur sieben Segmente und besitzt keine Neuraminidase. Außerdem liegt bei diesen Viren ein Glykoprotein (Oberflächen-Hämagglutinin-Esterase-Fusions-Protein, HEF) vor, das sowohl die Aufgaben der Rezeptorbindung des Virus an die Wirtszelle, des anschließenden Eindringens (Fusion) wie auch der späteren Freisetzung der neu gebildeten Viren aus der Zelle übernimmt. Dieser Virus-Typ C befällt Mensch und Schwein. Es führt beim Menschen aber nur zu milden Erkrankungen. Die Unterschiede zwischen einzelnen Virusstämmen sind derart gering, dass hier bislang keine weitere Unterteilung vorgenommen wurde.

Das Grippe-Virus ist rundlich, manchmal länglich und misst ca. 100 nm im Durchmesser. Die äußerste Hülle des Virus wird von einer Lipiddoppelschicht gebildet, die ursprünglich aus der Zellmembran der Wirtszelle hervorgegangen ist. Darunter liegt eine Proteinschicht (Protein-Kapsid). Die Doppelschichtmembran wird von ca. 500 Molekülen des trimeren Proteins Hämagglutinin und von ca. 100 Molekülen des tetrameren Proteins Neuraminidase durchzogen. Es handelt sich dabei um transmembranäre Glykoproteine, die auf der einen Seite bis in das M1-Protein-Kapsid hinein- und auf der anderen Seite aus der Oberfläche des Virus wie Spikes herausragen. Im Inneren befinden sich acht einzelsträngige RNA-Moleküle, die jeweils von Proteinen umhüllt sind. Die RNA-Stränge beinhalten den genetischen Code für elf Proteine (HA, NA, M1, M2, PB1, PB2, PA, NP, NS 1, NS 2 und NS 3). Das Virus selbst enthält allerdings nur die ersten acht Proteine. Die Proteine NS 1, NS 2 und NS 3 werden erst in der infizierten Zelle synthetisiert und nicht in die neu entstehenden Virus-Partikel eingebaut. Hämagglutinin vermittelt bei der Infektion einer Wirtszelle die Adsorption und Penetration des Virus. Als Rezeptor spielen Sialinsäuremoleküle eine große Rolle. Neuraminidasen sind wichtig für die Freisetzung der Viren aus einer infizierten Zelle. Sie verhindert außerdem, dass die Viren sich an bereits infizierte Zellen anlagern, und reprimieren Teile des Immunsystems. Über Endozytose gelangt ein Virus in eine Zelle, Transkriptions- und Translationsprozesse werden gestartet. Kurz bevor die Viren eine Zelle wieder verlassen, werden sie zusammengebaut. Beim Verlassen wird die Wirtszelle meist zerstört.

Immer wieder wird im Zusammenhang mit der Influenza von einer Pandemiegefahr gesprochen. Influenzapandemien hat es 1918, 1957 und 1968 gegeben. Alle drei wurden durch verschiedene Viren ausgelöst und alle drei scheinen sich in Vögeln entwickelt zu haben. Das Schweinegrippe-Virus A/H1N1 wurde 1930 zum ersten Mal isoliert. Dabei wurde festgestellt, dass es dem humanen A/H1N1-Virus von 1918 sehr ähnlich war. Es wird vermutet, dass beide Viren einen gemeinsamen Ursprung haben. Bis 1990 hat das A/H1N1 keine wesentlichen Epidemien mehr ausgelöst. 1998 entdeckte man ein neues Virus A/H3N2, das aus drei verschiedenen Viren entstanden war, dem klassischen Schweinegrippe-Virus A/H1N1, einem unbekannten Vogelgrippe-Virus und dem menschlichen Influenza-Virus A/H3N2. Das Auftreten dieses Virus zeigt, dass das über die Jahre entstandene Schweinegrippevirus A/H1N1 zunehmend eine Gefahr für die Entstehung humanpathogener Influenzaviren darstellt. 2009 wurde dann wieder ein A/H1N1-Virus gefunden, das zwar ein Schweinegrippe-Virus ist, aber auch eine effiziente Verbreitung durch den Menschen aufweist. Alle Gensegmente, die in dem Genom des 2009-A/H1N1-Virus vorhanden sind, sind schon bekannt, die Kombination wurde aber noch nie beobachtet. Überraschenderweise fehlen dem Virus Gene, von denen man auf seine Virulenz und Humanpathogenität schließen könnte.

> **Pandemie:** Ausbreitung einer Krankheit über ganze Landstriche, Länder und Kontinente

Masern-Virus

> **Charakteristika**
> - Klasse: V
> - Familie: Paramyxoviridae
> - Gattung: Morbillivirus
> - Symmetrie/Hülle: Helikal, mit Hülle
> Besondere Krankheiten: Masern.

Symptome einer Infektion mit dem Masern-Virus sind rote Hautflecken, Fieber und ein erheblich geschwächter Allgemeinzustand. Weltweit gehören die Masern zu den Infektionskrankheiten, an denen die meisten Menschen erkranken und auch sterben. In Deutschland kommt es immer wieder zu Masernausbrüchen mit 100–200 Erkrankten. Selten werden auch Todesfälle gemeldet.

> **Masern-Virus:** Erreger, der weltweit viele Menschen tötet

Mumps-Virus

Charakteristika

- Klasse: V
- Familie: Paramyxoviridae
- Gattung: Rubulavirus
- Symmetrie/Hülle: Helikal, mit Hülle

Besondere Krankheiten: Mumps.

Mumps-Virus: Erreger einer Krankheit, die für Kinder weniger gefährlich ist als für Erwachsene

Folge einer Infektion mit dem Mumps-Virus ist eine Erkrankung, die als Mumps oder auch als Ziegenpeter, Tölpel oder Rubula bezeichnet wird. Das Virus befällt Speicheldrüsen (besonders die Ohrspeicheldrüsen), kann aber auch zur Meningitis führen. Trotz der Möglichkeit einer Impfung kommt es in Europa, besonders in England, immer wieder zu Erkrankungen. So sollen 2005 über 50 000 Menschen eine Mumps-Virus-Infektion gehabt haben. In Deutschland werden jährlich etwa 100 Fälle registriert.

Tollwut-Virus

Charakteristika

- Klasse: V
- Familie: Rhabdoviridae
- Gattung: Lyssavirus
- Symmetrie/Hülle: Helikal, mit Hülle

Besondere Krankheiten: Tollwut (Hirnhautentzündung).

Tollwut: tödliche verlaufende Viruserkrankung

Die Tollwut ist eine fast immer tödlich verlaufende Erkrankung, bei der es zu Hirnhautentzündungen und Entzündungen des zentralen Nervensystems kommt. Jährlich sterben etwa 50 000 Menschen an der Tollwut, die meisten in Indien. Die Symptome einer Tollwuterkrankung sind vielfältig. Grippeartige Symptome, Lähmungen, Verwirrtheit, Halluzinationen, Schaum vor dem Mund und Krämpfe des Rachens und des Kehlkopfs werden beschrieben. Das Tollwut-Virus ist einer der verantwortlichen Erreger, die L. Pasteur dazu bewegten, Impfstoffe zu entwickeln.

Ebola-Virus

Charakteristika

- Klasse: V
- Familie: Filoviridae
- Gattung: Ebolavirus
- Symmetrie/Hülle: Helikal, mit Hülle

Besondere Krankheiten: Ebolafieber.

Ebola-Virus: Virus, der nach dem im Kongo vorkommenden Fluss Ebola benannt ist

Eine in mehr als 50 % tödlich verlaufende Erkrankung wird durch das Ebola-Virus hervorgerufen. Erkrankungen werden immer wieder aus Zaire, dem Sudan oder der

Elfenbeinküste gemeldet. Das 1967 auftauchende Marburg-Virus, das bei einem Laborangestellten in Marburg, später auch in Frankfurt und Belgrad gefunden wurde, gehörte zu den Ebola-Viren. Symptome einer Infektion sind Fieber und innere Blutungen, die dadurch hervorgerufen werden, dass Kapillaren der inneren Organe zerstört werden.

Viren der Klasse VI   4.4.6

Vermehrung der Viren der Klasse VI

Auch wenn Retroviren genau wie alle Klasse-IV-Viren Plusstrang-RNA-Viren sind, so unterscheiden sie sich doch von Viren der Klasse IV durch besondere Replikationsmechanismen. Retroviren sind diploid, sie enthalten 2 Kopien ihres Erbguts. Die Plusstrang-RNA wird nach Eindringen des Virus in die Zelle von einer reversen Transkriptase, die das Virus mitbringt, in einen DNA-Strang übersetzt. Eine an die virale RNA gebundene tRNA dient als Primer. Das RNA-DNA-Hybrid wird dann ebenfalls durch die reverse Transkriptase in doppelsträngige DNA umgeschrieben. Die DNA wird mithilfe einer Integrase, die das Virus ebenfalls mitbringt, in das Genom der Wirtszelle eingebaut. Neue Viren entstehen dadurch, dass die eingebaute DNA transkribiert wird. Neue Hüllproteine, Kapsidproteine, und andere virusspezifische Proteine werden gebildet. An der Membran werden neue Viren zusammengebaut, die dann die Zelle verlassen (o Abb. 4.9).

Retroviren

Charakteristika
- Klasse: VI
- Familie: Retroviridae
- Gattung: (mehrere)
- Symmetrie/Hülle: Komplex, mit Hülle
Besondere Krankheiten: AIDS.

Die Familie der Retroviridae wird in zwei Unterfamilien unterteilt:
- Orthoretroviridae: hierzu gehören die Gattungen Alpharetroviren, Betaretroviren, Gammaretroviren, Deltaretroviren, Epsilonretroviren und Lentiviren;
- Spumaretroviridae: hierzu gehört die Gattung Foamyviren.

Beispiele für Retroviren sind das HTLV-1-Virus, das 1980 beschrieben wurde und zu den Deltaretroviren gehört, und die Viren HIV-1 und HIV-2, die 1986 bekannt wurden und zu den Lentiviren gehören. Folge einer Infektion mit HTLV-1, HIV-1 und HIV-2 ist die Krankheit AIDS, andere Retroviren verursachen Tumore oder auch überhaupt keine Erkrankung. AIDS ist eine Erkrankung, dessen Symptome Folgen einer Zerstörung des Immunsystems sind. Patienten erleiden Infektionskrankheiten (z. B. Tuberkulose, Candidosen, Pneumonien) oder erkranken an verschiedenen Tumoren (z. B. Lymphome, Karzinome).

Das HI-Virus ist von einer Lipidhülle umgeben. Eingebettet in die Hülle sind Spikes, die aus Glykoproteinen aufgebaut sind. Hauptkomponenten sind das in der

AIDS: Erkrankung des Immunsystems, die noch immer nicht geheilt werden kann. Die Lebensqualität für AIDS-Patienten hat sich in den letzten Jahren jedoch erheblich verbessert, die Lebenserwartung verlängert.

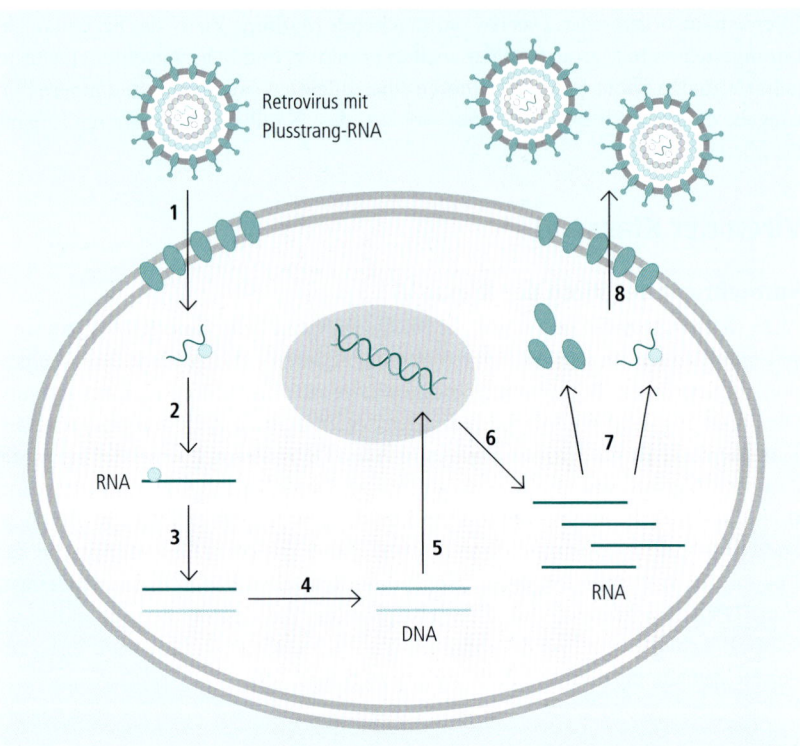

⊙ Abb. 4.9 Vermehrungsstrategie von Retroviren. Das Virus gelangt in die Zelle (**1**). Dabei verschmelzen Hüllproteine und Cytoplasmamembran. Nach Freisetzung von RNA und reverser Transkriptase (**2**) wird die RNA mittels reverser Transkriptase in DNA übersetzt (**3**) und dann in doppelsträngige DNA (dDNA) überführt (**4**). dDNA wird in das Genom des Wirtes mithilfe einer vom Virus mit in die Zelle gebrachten Integrase eingebaut (**5**). Durch Transkription entstehen neue RNA-Moleküle des Virus (**6**). Aus diesen entstehen durch Translation Hüllproteine, Kapsidproteine und andere virusspezifische Proteine (z. B. Reverse Transkriptase) (**7**). Das Virus wird zusammengebaut und kann mithilfe der Hüllproteine die Zelle verlassen (**8**). Aufgabe der HIV-Protease ist es, neu synthetisierte Virus-Proteine an definierten Stellen hydrolytisch zu spalten, um funktionelle Formen der Proteine zu generieren.

Membran verankerte Gp41 und das Oberflächenglykoprotein Gp120 (⊙ Abb. 4.10). Eine besondere Eigenschaft der HI-Viren ist, dass sie CD 4-Rezeptoren tragende Zellen, also vor allem T-Lymphozyten, befallen. T-Lymphozyten sind wichtige Komponenten der zellulären und humoralen Immunantwort. Die Zerstörung von T-Lymphozyten hat für das Immunsystem der Menschen dramatische Folgen.

Die Verbreitung von HIV hat sich in den letzten 25 Jahren zu einer Pandemie entwickelt, die bisher etwa 25 Mio. Menschenleben gefordert hat. Mehr als 50 Mio. Menschen sind weltweit mit dem Virus infiziert, jährlich kommen etwa 3 Mio. Neu-infizierte dazu.

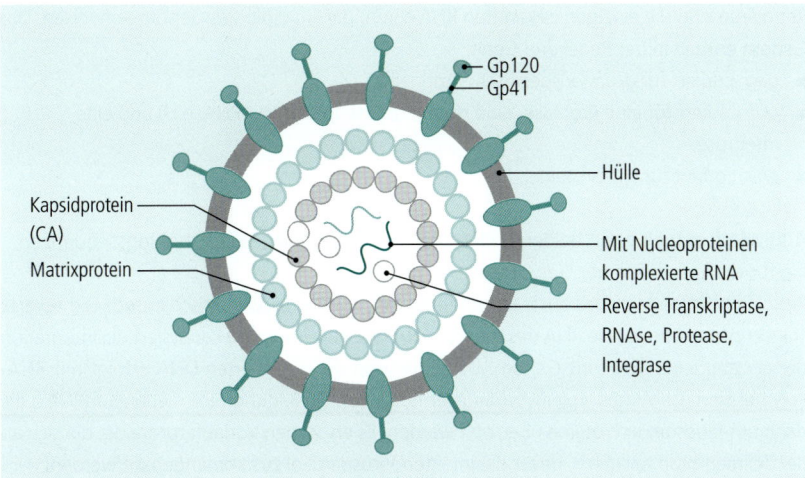

o Abb. 4.10 Aufbau des HI-Virus. Die Erbinformation des HI-Virus besteht im Allgemeinen aus drei Genen (*gag, pol, env*) und zwei Long Terminal Repeats (LTRs). *gag* codiert für gruppenspezifische Antigene, *pol* für eine Protease, eine reverse Transkriptase (mit RNAse H) und eine Integrase und *env* für Hüllproteine. Die LTRs sind für den Ablauf der gesamten Virusinfektion essenziell. Komplexe Viren enthalten noch weitere Gene, deren exakte Funktion zum Teil nicht verstanden ist. Zusätzlich enthalten die Viren Enzyme (reverse Transkriptase, Integrase) und einige Proteine. Dabei ist Gp41 ein transmembranes Glykoprotein, das mit dem Oberflächenglykoprotein Gp120 verbunden ist. Gp120 ist für die Bindung des Virus an CD 4-Rezeptoren essenziell.

Merke

Retroviren besitzen Plusstrang-RNA als Erbinformation. Mittels reverser Transkriptase gelingt ihnen die Herstellung von DNA.

Retroviren, AIDS – eine versteckte Pandemie

Erste wissenschaftliche Arbeiten zu Retroviren wurden bereits vor mehr als 100 Jahren durchgeführt. Es wurde beobachtet, dass bei Hühnern Hühnerleukämie über zellfreie Extrakte übertragen werden konnte. Für Arbeiten auf diesem Gebiet erhielt 1966 P. Rous den Nobelpreis für Physiologie oder Medizin. Ein Meilenstein in der Retroviren-Forschung war Ende der 1960er Jahre zu verzeichnen. Es wurde festgestellt, dass Retroviren ihre Genome durch ihre Wirte weitervererben können. In den 1980er Jahren entdeckte man dann den HTLV-1-Virus und die Viren HIV-1 und HIV-2, die alle drei für die Immunschwächekrankheit AIDS verantwortlich gemacht werden konnten. In den folgenden Jahren wurde die Erforschung der Retroviren weltweit intensiv betrieben, heute sind bereits viele Details über die Retroviren bekannt.

Retroviren sind die einzigen bekannten RNA-Viren, die ein diploides Genom aufweisen. Das Genom enthält in der Regel drei Gene:

- *gag*: codiert für gruppenspezifische Antigene,
- *pol:* codiert für eine Protease, eine reverse Transkriptase (mit RNAse H) und eine Integrase,
- *env:* codiert für Hüllproteine.

Außerdem enthält es an beiden Enden zwei lange terminale Wiederholungssequenzen, die für die Expression der Gene essenziell sind.

Retroviren enthalten aber auch Enzyme, die sie mit in die Zelle einschleusen. Die reverse Transkriptase schreibt die RNA des Virus in DNA um. Eine Integrase katalysiert die Integration der entstandenen DNA ins Genom. Die Expression der integrierten DNA erfolgt mit RNA-Polymerasen des Wirtes. Spleißvorgänge ermöglichen die Bildung verschiedener mRNAs, die dann am Ribosom in Proteine übersetzt werden. Es entstehen Vorläuferproteine, die sich an der Zellmembran anlagern, bevor die intakten Viruspartikel zusammengebaut werden.

Die Integration in das Genom ist ein herausstechendes Merkmal der Retroviren und scheint in der Entwicklungsgeschichte der Menschen eine große Rolle zu spielen. Etwa 8 % des menschlichen Genoms besteht aus retroviraler Sequenz.

Retroviren verursachen verschiedene Erkrankungen – eine davon, AIDS, hat sich zu einer weltweit vorkommenden Pandemie entwickelt. Nach der Ansteckung mit dem HI-Virus können Symptome auftreten, die zunächst an eine Grippe erinnern (Fieber, evtl. Hautausschlag, Lymphknotenschwellungen). Nach Abklingen der Symptome kann eine symptomfreie Phase eintreten, die über Jahre anhalten kann. Nach Ablauf dieser Zeit treten Lymphknotenschwellungen, Fieber und Durchfälle auf, der Patient verliert an Gewicht und leidet eventuell an Persönlichkeitsveränderungen. Im Endstadium der Krankheit bricht das Immunsystem zusammen, es treten das Kaposi-Sarkom, ein sonst sehr seltener Hautkrebs, bestimmte Formen von Blutkrebs (Lymphome) und Gebärmutterhalskrebs auf. Außerdem leiden die Patienten an schwerwiegenden Infektionskrankheiten.

4.4.7 Viren der Klasse VII

Vermehrung der Viren der Klasse VII

Hepatitis-B-Virus: 30 % der Weltbefölkerung weisen als Zeichen einer überstandenen HBV-Infektion Antikörper im Blut auf

Eine Besonderheit bezüglich seines Replikationsverhaltens stellt neben einigen wenigen anderen Viren das Hepatitis-B-Virus dar. Es enthält doppelsträngige und einzelsträngige DNA, die eng mit einer DNA-Polymerase assoziiert ist. Kurz nach der Infektion wird durch eine virale DNA-Polymerase die einzelsträngige DNA zum Doppelstrang synthetisiert. Anschließend wird der Minusstrang im Zellkern in mRNA-Moleküle transkribiert. Aus der mRNA kann eine reverse Transkriptase gebildet werden, die dann aus anderen mRNA-Molekülen Minusstrang-DNA und, nach Abbau der RNA, doppelsträngige DNA synthetisiert (○ Abb. 4.11).

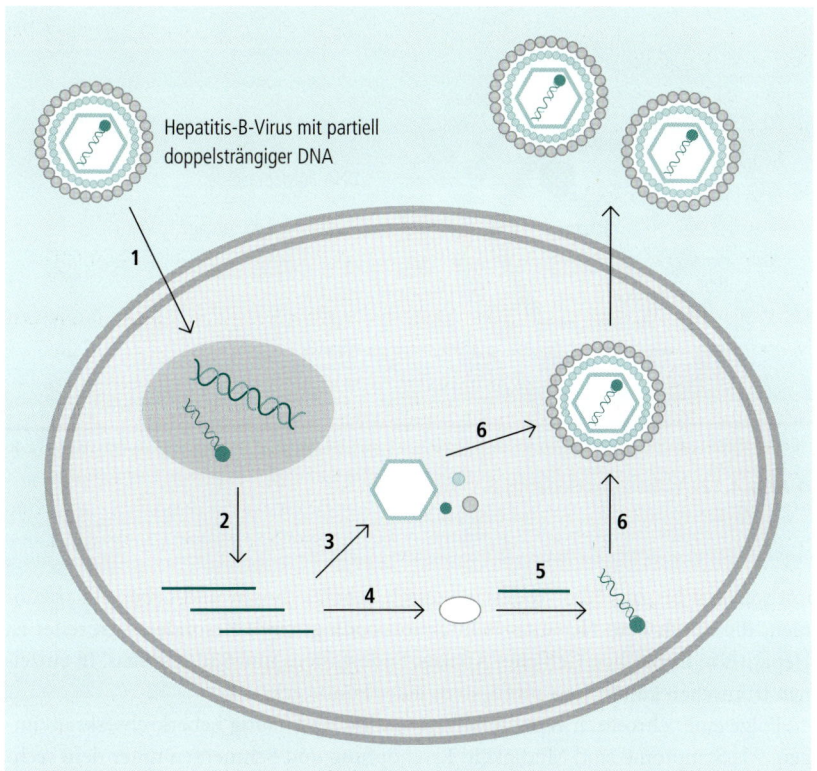

o Abb. 4.11 Vermehrungsstrategie des Hepatitis-B-Virus. Die Membran des Virus fusioniert mit der Membran der Zelle, dabei wird die DNA des Virus (inkl. DNA-Polymerase) freigesetzt und gelangt in den Zellkern. Im Zellkern werden die Stränge der DNA aufgefüllt, es entsteht doppelsträngige DNA (**1**). Nach Transkription (**2**) und Translation (**3, 4**) entstehen viruseigene Proteine. Eine reverse Transkriptase ist für die Bildung der viralen DNA verantwortlich (**5**). Nach Zusammenbau der Viren (**6**) verlassen diese die Zelle.

Hepatitis-B-Virus

Charakteristika
- Klasse: VII
- Familie: Hepadnaviridae
- Gattung: Orthohepadnavirus
- Symmetrie/Hülle: Ikosaedrisch, mit Hülle
Besondere Krankheiten: Hepatitis B.

Die Hepatitis B ist eine Infektionskrankheit der Leber, die durch das Hepatitis-B-Virus (HBV) verursacht wird. Die Erkrankung verläuft in 90 % aller Fälle akut, sie kann jedoch auch chronisch verlaufen. In Deutschland erkranken jährlich bis zu 50 000 Menschen an Hepatitis. Weltweit leben ca. 350 Mio. chronische HBV-Träger, die das Virus übertragen können. Hierzulande sind zwischen 300 000 und 600 000 Menschen chronisch erkrankt. Pro Jahr rechnet das Robert-Koch-Institut in Berlin

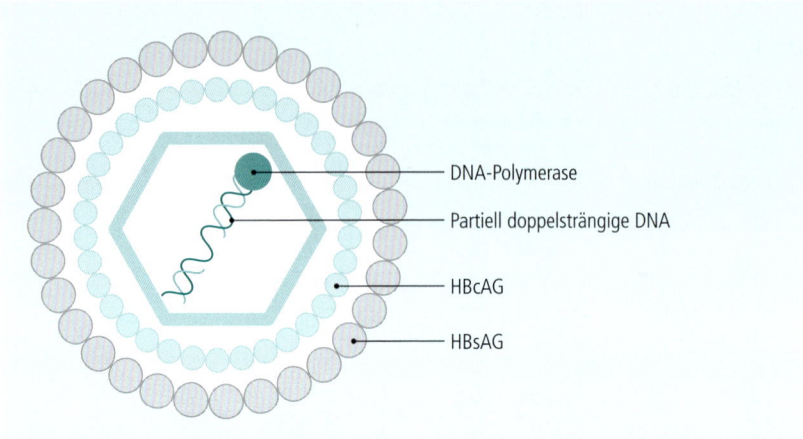

DNA-Polymerase

Partiell doppelsträngige DNA

HBcAG

HBsAG

◦ Abb. 4.12 Aufbau des Hepatitis-B-Virus

Leberzirrhose:
Endstadium einer
chronischen
Lebererkrankung

Skleren: weißer Teil des
Auges

mit weltweit bis zu 1 Mio. Todesfälle durch Leberzirrhosen und Leberzellkarzino-
men, die durch eine Hepatitis-B-Infektion bedingt sind. Besonders verbreitet ist
Hepatitis in tropischen Gebieten Afrikas, Südostasiens und Südamerikas. In einzelnen tropischen Ländern ist mindestens jeder Fünfte erkrankt.

Folge einer chronisch verlaufenden Infektion sind häufig Leberkrebserkrankun-
gen. Als Symptome sind Müdigkeit, Erschöpfung und Schmerzen unter dem rech-
ten Rippenbogen aufgrund der vergrößerten Leber zu nennen. Die bei der akuten
Hepatitis relativ schnell eintretende Gelbsucht (Verfärbung der Skleren, Haut und
Schleimhäute), deutet beim chronischen Verlauf bereits auf eine schon weit fortge-
schrittene Krankheit hin. Die Übertragung des Virus erfolgt durch Blut oder andere
Körperflüssigkeiten.

Das Hepatitis-B-Virus ist von einer Lipidhülle umgeben, die aus einer Membran
und eingelagerten Oberflächenproteinen besteht. Eines dieser Proteine wird als
HBsAg (hepatitis B surface antigen) bezeichnet. Das Kapsid des Virus ist aus dem
HBcAg (hepatitis B core protein antigen) aufgebaut (◦ Abb. 4.12).

Merke

Hepatitis-B-Viren enthalten doppelsträngige und einzelsträngige DNA.

Der besondere Vorgang der Replikation der DNA von Hepatitis-B-Viren

Die Vermehrung der Hepatitis-B-Viren ist ein sehr ungewöhnlicher Prozess. Das Genom des Hepatitis-B-Virus besteht aus 3200 Nukleotiden, die zum Teil doppelsträngig vorliegen. Nur die Minus-DNA, die an das Protein TP gebunden vorliegt, umfasst die gesamte Erbinformation. Teil der Minus-DNA sind zwei Wiederholungssequenzen, DR1 und DR2. Der Plus-Strang umfasst 1700–2800 Basen und enthält eine 17–19 Basen lange RNA-Sequenz. Das Genom ist zirkulär angeordnet, doch sind die Enden der Minus-DNA nicht kovalent miteinander verbunden.

Die DNA codiert für ein Protein X, ein Core-Protein, ein multifunktionales Protein (Protein P) und das Oberflächenprotein HBsAg. An die Minus-DNA ist kovalent das Protein P gebunden. Das multifunktionale Protein P hat drei Funktionen, eine Reverse-Transkriptase-Aktvität, eine RNAse-Aktivität und eine »Terminale Protein-Aktivität«.

Nach Eindringen des Virus in eine Zelle entsteht mithilfe des Protein P (Polymeraseaktivität) eine kovalent geschlossene zirkuläre DNA (cccDNA). Durch Transkription der cccDNA entstehen zahlreiche RNA-Varianten, u. a. auch die prägenomische RNA, die als Matrize für die Replikation der viralen Erbinformation dient. Die prägenomische RNA enthält eine am 5′-Ende gelegene Haarnadelstruktur, an die das Protein P binden kann. Der Komplex aus Protein P und RNA wird im Cytoplasma der Zelle in ein Nucleocapsid verpackt. Hier findet die Replikation statt. Ausgehend vom Protein P (terminales Protein P) wird mittels Protein P (reverse Transkriptase) an einer Haarnadelstruktur der RNA ein Primer (5′-TGAA-3′) gebildet. Anschließend wandert das Protein P inklusive Primer an die DR1-Region (template switch), in deren Nähe sich ebenfalls eine Haarnadelstruktur befindet. Der Primer bindet an die DR1-Region und die Synthese der Minus-DNA mittels Reverse-Transkriptase-Aktivität wird katalysiert. Die RNAse-Aktivität des Protein P ermöglicht dann das Entfernen der RNA, wobei etwa 15 Basen am 5′-Ende (Cap-DR1-RNA) nicht entfernt werden. Es folgt dann ein zweiter »template switch«, die Cap-DR1-RNA wird an die DR2-Region der neu synthetisierten DNA gebracht und dient dort als Primer für die Synthese der Plus-DNA. Bei einem dritten »template switch« wechselt die Polymerase auf den Minus-Strang und vervollständigt die Synthese der DNA.

Virale Diagnostik

4.5

Zum Nachweis einer Virusinfektion stehen in der viralen Diagnostik verschiedene Methoden zu Verfügung. Beim Antigentest werden bestimmte Proteine auf der Oberfläche der Viren, mittels PCR wird die virale Erbinformation nachgewiesen. Je nach Infektion können auch virusspezifische Antikörper des Patienten einen Hinweis auf das Virus geben. Diese Antikörperdiagnostik wird in Routineuntersuchungen meist als erstes durchgeführt. Bestätigt sich ein Infektionsverdacht, setzt man anschließend die PCR ein, auch um eine Typisierung des Virus durchzuführen. In einigen Fällen (z. B. Herpesviren, Windpockenviren, Influenzaviren, humane Adenoviren, Picornaviren, Enteroviren, Masernviren, Mumpsviren und Rötelnviren) kann das Virus mittels Zellkultur vermehrt und das angereicherte Virus-Material für weitere Test verwendet werden. Für den Nachweis einer Reihe von Viren wurden spezielle Methoden entwickelt, die nachfolgend näher beschrieben werden.

Virale Diagnostik: fast jedes Virus kann heute mit einem geeigneten Verfahren nachgewiesen werden

AG-ELISA: Adenoviren oder Rotaviren werden mit dem AG-ELISA (Antigen-ELISA) nachgewiesen. Da sich beide Viren in großer Zahl im Stuhl befinden, kann man sie dort mit einem virusspezifischen Antikörper nachweisen.

In-situ-Hybridisierung: Das humane Papilloma-Virus wird mittels In-situ-Hybridisierung nachgewiesen (→ Kap. 1.2.11)

Hämagglutinations-Hemmtest (HHT): Viren (z. B. Röteln-Virus, Influenza-Virus), die Proteine besitzen, die an der Oberfläche von Erythrozyten binden können, werden mit dem HHT nachgewiesen. Die Bindung der Proteine an die Erythrozyten bewirkt, dass diese ein Netzwerk ausbilden, das ein anderes, messbares Sedimentationsverhalten aufweist. Wird einem Standardansatz aus Virus-Oberflächenprotein und Erythrozyten Serum des Patienten zugegeben, so werden die Antikörper im Serum an die Oberflächenproteine binden und die Netzwerkbildung (Hämagglutination) unterdrücken.

Neutralisationstest (NT): Cytomegalieviren und Picornaviren können mit dem NT nachgewiesen werden. Dabei werden gegen das Virus schützende Antikörper des Patienten erfasst.

Immunfluoreszenztest (IFT): Influenzaviren und das Epstein-Barr-Virus lassen sich mit dem IFT nachweisen. Es handelt sich um einen Antikörper-Verdrängungstest. Zunächst fixiert man virusinfizierte Zellen auf einem Trägermaterial. Dann trägt man Serum des Patienten auf. Gegen das Virus gerichtete Antikörper binden an die Viren. Über einen zweiten markierten Antikörper kann man dann bestimmen, wie viele Antikörper des Patienten an das Virus gebunden haben.

ELISA: Fast alle Viren lassen sich mit dem »enzyme-linked immunosorbent assay« (ELISA) nachweisen (→ Kap. 1.2.12)

Western-Blot: Der Western-Blot (→ Kap. 1.2.10) wird hauptsächlich bei der Diagnostik von Röteln, CMV, EBV, HIV-1, HIV-2, HTLV und HCV eingesetzt.

Elektronenmikroskopische Untersuchungen: Elektronenmikroskopische Untersuchungen sind gut geeignet, einen Virus zu bestimmen. Man benötigt jedoch sehr viel Erfahrung, um einen solchen Test sicher durchführen zu können.

4.6 Antivirale Arzneistoffe und deren Zielstrukturen

Die Behandlung von Viruserkrankungen ist schwierig, da Viren keinen eigenen Stoffwechsel aufweisen. Gezielt versucht man deshalb, in die verschiedenen »Lebensstadien« der Viren (Andocken des Virus an die Zelle, Eindringen in die Zelle, Replikation, Transkription und Translation der viralen Erbinformation, Zusammenbau der Viren in der Zelle, Freisetzung der Viren) einzugreifen (◻ Tab. 4.4). Im Jahr 1988 erhielten G. B. Elion und G. H. Hitchings den Nobelpreis für Medizin für die Entwicklun des Aciclovir. Dies zeigt, welchen Stellenwert die Entwicklung eines antiviralen Arzneistoffs schon vor 30–40 Jahren hatte.

◘ **Tab. 4.4** Antivirale Arzneistoffe

Lebensstadium des Virus	Enzym/Angriffspunkt	Beispiele für Wirkstoffe (Virusart)
Andocken an die Zelle	Fusion von Virus- und Cytoplasma-membran wird verhindert	Enfuvirtid, Maraviroc (humane Immun-defizienzviren)
Eindringen in die Zelle	M_2-Protein	Amantadin, Rimantadin (Influenza)
Nukleinsäuresynthese	DNA-Polymerase	Idoxuridin, Aciclovir, Valciclovir, Brivudin, Penciclovir, Famciclovir (Herpes-simplex-Virus, *Varicella zoster*)
Nukleinsäuresynthese	DNA-Polymerase	Foscarnet (Herpes-simplex-Virus, Cytomegalievirus)
Nukleinsäuresynthese	DNA-Polymerase	Cidofovir, Ganciclovir (Herpesviren)
Nukleinsäuresynthese	DNA- und RNA-Polymerase	Ribavirin (Hepatitis C)
Nukleinsäuresynthese	Reverse Transkriptase	Zidovudin (HI-Virus), Lamivudin (HI-Virus, Hepatitis B), Deltaviridin, Efavirenz, Neviparin (HI)
Nukleinsäuresynthese	Inosinmonophosphat-Dehydroge-nase (essenziell für die Synthese von Guanosin-Nukleotiden)	Merimepodib (Hepatitis C)
Nukleinsäuresynthese	HIV-Protease (essenziell für die Bildung von Proteinen des HI-Virus)	Saquinavir, Ritonavir, Fosamprenavir, Tipranavir (HI-Virus)
Nukleinsäuresynthese	Integrase	Raltegravir
Nukleinsäuresynthese	DNA der essenziellen Proteine der IE2-Region	Fomivirsen (Antisense-Oligonukleotid), Cytomegalievirus
Zusammenbau der Viren in der Zelle		Bevirimat (noch nicht zugelassen)
Freisetzung der Viren		Interferone (HBV, HCV)
Freisetzung der Viren	Neuraminidase	Zanamivir, Oseltamivir (Influenza)

4

Wiederholungsfragen

Frage 1

In welcher Reihenfolge werden die Enzyme reverse Transkriptase, HIV-Protease und Integrase aktiv, nachdem eine Zelle von einem Humanen Immundefizienz-Virus (HIV) infiziert wurde?

A) Reverse Transkriptase → HIV-Protease → Integrase

B) Reverse Transkriptase → Integrase → HIV-Protease

C) HIV-Protease → Integrase → Reverse Transkriptase

D) HIV-Protease → Reverse Transkriptase → Integrase

E) Integrase → HIV-Protease → Reverse Transkriptase

Frage 2

Welche Aussage trifft **nicht** zu?

A) Bei DNA-Viren findet die Translation im Zellkern statt.

B) Bei RNA-Viren findet die Translation im Cytoplasma statt.

C) Retroviren benötigen stets eine Reverse Transkriptase.

D) Viren mit einzelsträngiger RNA werden als (+)ssRNA-Viren bezeichnet, wenn die Bildung der Virusproteine in 5´-3´-Richtung an der Virus-RNA erfolgt.

E) (–)ssRNA-Viren benötigen stets eine viruseigene RNA-Polymerase.

Frage 3

Welche Aussage trifft **nicht** zu?

A) Kubische Viren können eine Hülle besitzen.

B) Die Hülle leitet sich von zellulären Membranen ab.

C) Hüllentragende Viren adsorbieren mit der Hülle an der Wirtszelle, nackte Viren mit dem Kapsid.

D) Organische Lösungsmittel reduzieren die Infektiosität hüllentragender Viren nicht.

E) Hüllentragende Viren sind pathogener als nackte Viren.

Frage 4

Welche Aussage trifft **nicht** zu?

A) Polioviren haben eine Größe von etwa 3 nm.

B) Pockenviren haben eine Größe von etwa 300 nm.

C) Prionen sind ein besonderer Virustyp.

D) Noroviren können Durchfallerkrankungen verursachen.

E) Gelbfieberviren gehören zur Gattung Flavivirus.

Frage 5

Welcher Virus hat keine Hülle?

A) Röteln-Virus

B) Masern-Virus

C) Ebola-Virus

D) Gelbfieber-Virus

E) Hepatitis-A-Virus

Frage 6

Welche Aussage trifft zu?

A) Retroviren benötigen eine reverse Transkriptase, um sich vermehren zu können.

B) Bei Masern kommt es zu einer Entzündung der Speicheldrüsen.

C) Rezeptoren für Influenzaviren bestehen u. a. aus Salicylsäure.

D) Pockenviren enthalten keine Hülle.

E) Herpesviren enthalten keine Hülle.

Frage 7

Welche Aussage trifft zu?

A) Bei RNA-Viren findet die Replikation im Zellkern statt.

B) Bei DNA-Viren findet die Replikation im Cytoplasma statt.

C) Retroviren benötigen keine Reverse Transkriptase, da sie zu den DNA-Viren gehören.

D) Das Dengue-Fieber wird mittels Zecken übertragen.

E) Bei DNA-Viren findet die Replikation im Zellkern statt.

Frage 8

Welche Aussage trifft zu?

A) Als Antigenshift bezeichnet man die Veränderung der viralen Erbinformation durch Mutationen.

B) Als Antigendrift bezeichnet man die Veränderung der viralen Erbinformation durch Austausch von Gensegmenten.

C) Aciclovir kann man nicht zur Behandlung von Viruserkrankungen einsetzen.

D) Hämagglutinine sind wichtig für die Freisetzung von Grippeviren.

E) Die spanische Grippe von 1928 war auf das Auftreten des Grippevirus H1N1 zurückzuführen.

Zusammenfassung

- Viren bestehen aus Proteinen und Nukleinsäuren.

- Die Einteilung der Viren erfolgt nach ihrer Genomorganisation und Vermehrungsstrategie. Alle bekannten Viren lassen sich in 7 Klassen unterteilen.

- Auch wenn viele Viruserkrankungen heute durch Impfungen verhindert werden können, gelten einige durch Viren verursachte Erkrankungen noch immer als äußerst bedrohlich.

- Intensive Bemühungen haben in den letzten Jahren zur Entwicklung neuer viraler Arzneistoffe geführt, die die Lebenserwartung auch von AIDS-Patienten drastisch verbessert haben.

Bakterien

Auf die Bedeutung von Bakterien wurde bereits in → Kap. 3 hingewiesen. Die ersten Gedanken über das Vorkommen des »contagium« (Krankheiten auslösende kleine Körperchen) machte sich um 1500 der Arzt und Gelehrte G. Fracastoro, der einen Zusammenhang zwischen Krankheiten und Mikroorganismen herstellte. Später folgten die Arbeiten von Antoni van Leeuwenhoek, Louis Pasteur und Robert Koch.

Fast jeden Tag lesen wir in der Zeitung, dass Menschen an bakteriellen Infektionen sterben. Längst reichen unsere Antibiotika nicht mehr aus, um alle Infektionskrankheiten wirkungsvoll zu bekämpfen.

In dem vorliegenden Kapitel wird der Aufbau einer prokaryotischen Zelle besprochen sowie bekannte Bakterien näher beschrieben. Am Ende des Kapitels werden die derzeit wirksamen Antibiotika vorgestellt.

Inhaltsvorschau

A. van Leeuwenhoek, L. Pasteur, R. Koch: Wissenschaftler, deren Lebenswerk eng mit der Erforschung von Mikroorganismen verbunden ist

Definition und Entdeckung

5.1

Im Laufe der Evolution haben sich drei Gruppen von Organismen entwickelt:
- Eubakterien (Bacteria),
- Archebakterien (Archaea) und
- Eukaryoten (Eukarya).

Eubakterien und Archebakterien werden zu den Prokaryoten zusammengefasst. Prokaryoten und Eukaryoten unterscheiden sich in der Größe ihrer Genome, der Größe und Struktur ihrer Zellen (Prokaryoten weisen keine Organellen wie Mitochondrien, Chloroplasten, Endoplasmatisches Retikulum, Golgi-Apparat und Zellkern auf) und häufig auch durch ihr unterschiedliches Wachstumsverhalten.

Prokaryoten: Eubakterien + Archebakterien

Die Entdeckung der Prokaryoten geht zurück auf die Arbeiten von A. van Leeuwenhoek, der um 1700 ein erstes Mikroskop baute, mit dem er »kleine Tierchen« entdeckte. Um 1900 waren es L. Pasteur und R. Koch, die die Mikrobiologie ins Leben riefen. Während Pasteur mehr die positive (Gärungsprozesse) und praktische Seite (Sterilisation) der Mikrobiologie durchleuchtete, widmete Koch seine Arbeiten der Identifizierung, Behandlung und Vorbeugung von Krankheitserregern.

Heute hat die moderne Mikrobiologie eine Bedeutung in allen Bereichen des menschlichen Lebens. Sie versorgt uns einerseits mit Nahrungsmitteln, stellt Arzneistoffe her, reinigt unser Abwasser und baut tote tierische und pflanzliche Zellen ab. Andererseits erzeugt sie auch tödlich endende Krankheiten, ja sie verbreitet nicht selten grauenhafte Epidemien.

Aufbau einer prokaryotischen Zelle

5.2

Prokaryotische Zellen sind im Vergleich zu eukaryotischen Zellen einfacher strukturiert (◻ Tab. 5.1, ○ Abb. 5.1). Fast alle Stoffwechselvorgänge finden im Cytoplasma statt; es ist umgeben von einer Cytoplasmamembran. Nach außen wird die Zelle von einer Zellwand abgegrenzt. Prokaryotische Zellen enthalten im Cytoplasma die genetische Information als chromosomale DNA. Sie können neben der chromosomalen DNA auch Plasmide enthalten. Außerdem enthalten sie Ribosomen. Im Unterschied zur DNA eukaryotischer Zellen enthält die chromosomale DNA der Prokaryoten meist keine Introns.

▫ **Tab. 5.1** Unterschiede zwischen Prokaryoten und Eukaryoten

Parameter	Prokaryoten	Eukaryoten
Baustein	Procyte	Eucyte
Zellgröße	0,05–0,0001 mm	0,03–0,001 mm (in Ausnahmefällen mehrere cm)
Zellkern	Nein	Ja
Organellen	Keine	Mitochondrien, Plastiden, Endoplasmatisches Retikulum, Golgi-Apparat, Lyosomen
DNA	Oft ringförmig geschlossen, Kernäquivalent = Nucleosid, extrachromosomale DNA (Plasmide)	In Chromosomen vorliegend, mit Histonen assoziiert, von Kernmembran umgeben
Ribosomengröße	70S → 50S + 30S	80S → 60S + 40S
Vermehrung	Zweiteilung	Mitose, Meiose
Aufbau des Organismus	Meist einzellig	Mehrzellig

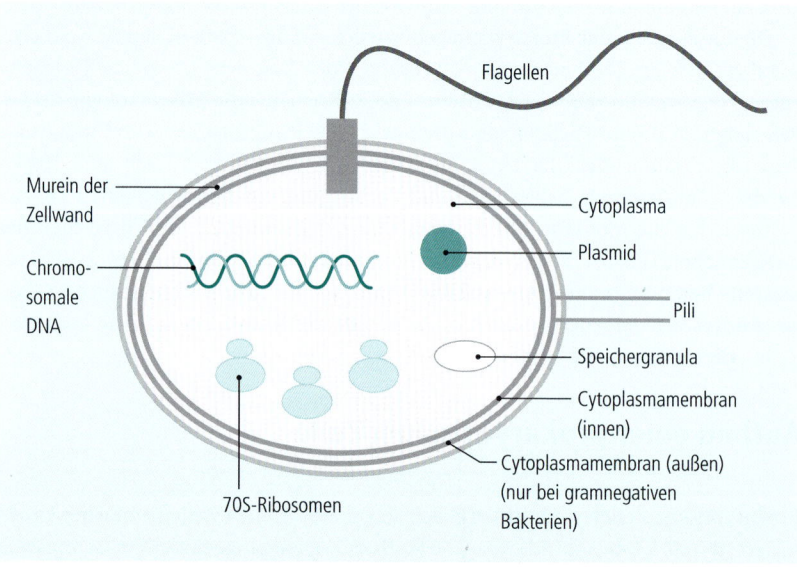

○ **Abb. 5.1** Aufbau einer prokaryotischen Zelle

> **⁅ Merke** ● ●
>
> Prokaryoten enthalten keinen Zellkern, keine Mitochondrien, keine Plastiden, kein Endoplasmatisches Retikulum, keinen Golgi-Apparat und keine Lyosomen. Wie eukaryotische Zellen besitzen sie Ribosomen.

Morphologische Merkmale 5.2.1

Die Größe »normaler« Bakterien liegt zwischen 0,01 und 0,001 mm. Einige Bakterien (z. B. *Achromatium oxaliferum, Thiospirillum jenense*) erreichen eine Größe von 0,05 mm, Mykoplasmen sind nur 0,0008–0,0001 mm groß.

Bakterien weisen unterschiedliche Wuchsformen auf. Häufig wachsen sie als Kokken (Streptokokken, Staphylokokken, Diplokokken, Neisserien) oder als Stäbchen (Enterobacteriaceae, Vibrionen, Spirillen), doch finden sich auch zahlreiche andere Wuchsformen. So weisen Aktinomyceten filamentöse Zellen und Corynebakterien und Mykobakterien keulenförmige Zellen auf. Prokaryotische Zellen können einen Pilus, Fimbrien, Flagellen oder eine Kapsel aufweisen. In vielen Fällen werden Sporen zur ungeschlechtlichen Vermehrung bzw. Endosporen zur Überdauerung ausgebildet.

Pilus, Fimbrien, Flagellen, Kapsel: aus Proteinen aufgebaute Elemente; beeinflussen die Virulenz und Pathogenität von Bakterien

> **⁅ Merke** ● ●
>
> ■ Der Pilus und die Fimbrien spielen eine Rolle bei der Haftung von Bakterien an Feststoffen bzw. Schleimhäuten.
> ■ Flagellen dienen bei Bakterien der Fortbewegung.
> ■ Die Kapsel der Bakterien bietet einen Schutz vor Austrocknung und schützt vor Phagozytose.

Die Zellwand gramnegativer und grampositiver Keime 5.2.2

Die Zellwände grampositiver und gramnegativer Keime unterscheiden sich nicht unerheblich voneinander.

Gramnegative Keime: Bei gramnegativen Keimen findet man nach außen eine Membran, in der sehr viele Proteine und Lipopolysaccharide vorkommen. Eingebettet in die Membran sind Porine und andere Membranproteine, die den Transport von niedermolekularen Substanzen garantieren. Die Lipopolysaccharidschicht besteht aus dem Lipid A, dem Core-Polysaccharid und der O-spezifischen Polysaccharidkette. Während das Lipid A nach Zerfall der Bakterien für die toxische Wirkung der Bakterien verantwortlich ist (Exotoxin), ist die Polysaccharidkette verantwortlich für die Antigeneigenschaften (O-Antigen). Die an diese Membran angrenzende Mureinschicht ist nur 2 nm dick. Sie besteht aus Ketten von *N*-Acetyl-Glucosamin- und *N*-Acetyl-Muraminsäuremolekülen, die durch Aminosäureketten quervernetzt sind. Nach innen schließt die innere Membran die Zellwand ab (**○** Abb. 5.2).

Dicke der Mureinschicht gramnegativer Bakterien: ca. 2 nm

Grampositive Keime: Die Zellwand grampositiver Keime enthält keine äußere Membran und die Mureinschicht ist 15–80 nm groß. Lipoteichonsäuremoleküle, die aus Ribitol-Phosphat-Polymeren oder aus Glycerol-Phosphat-Polymeren bestehen,

Dicke der Mureinschicht gramposiver Bakterien: 15–80 nm

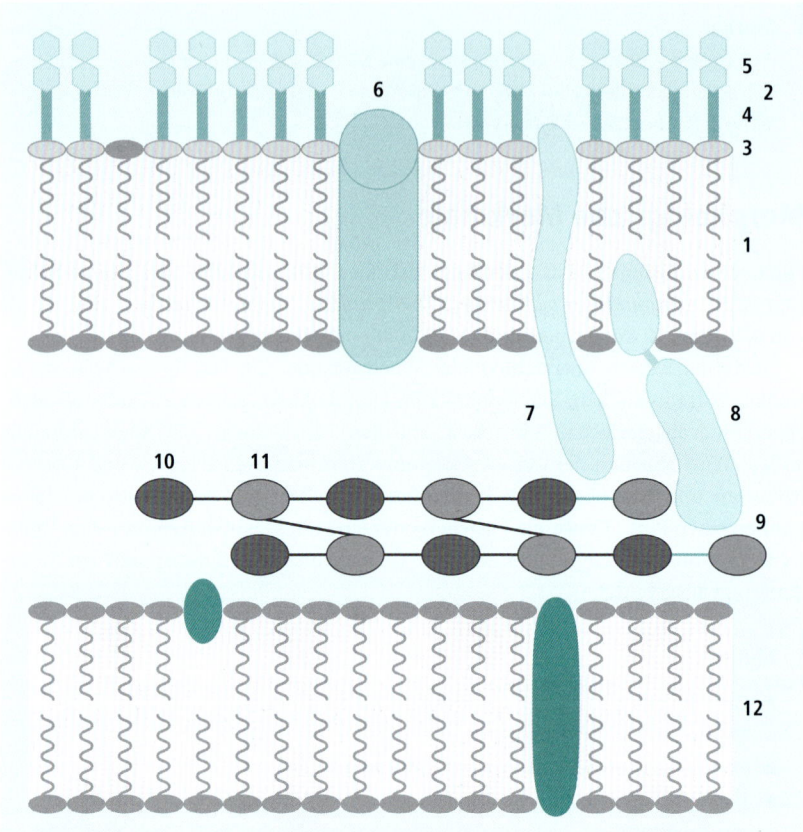

o **Abb. 5.2** Schematische Darstellung der Zellwand gramnegativer Bakterien.
1 äußere Membran, **2** Lipopolysaccharidschicht, bestehend aus Lipid A (**3**), dem Kernpoly-
saccharid (**4**) und der O-spezifischen Polysacchardkette (**5**), **6** Porin, **7** Membranprotein
(outer membrane protein), **8** Membranprotein (Murein-Lipoprotein), **9** Murein, **10** *N*-Ace-
tyl-*D*-Glucosamin, **11** *N*-Acetyl-Muraminsäure, **12** innere Membran mit Membranproteinen

sind kovalent an die Mureinschicht gebunden (o Abb. 5.3). Sie rufen nach Zerfall
der Bakterien Fieber hervor.

Gramfärbung: Um Bakterien im Mikroskop besser sehen zu können, hat man Anfär-
bemethoden entwickelt. Die bekannteste Färbung ist die Gramfärbung (benannt
nach dem dänischen Wissenschaftler H. Gram), bei der grampositive Keime blau
erscheinen, gramnegative rot. Zunächst werden die Keime auf ein Deckglas aufgetragen, anschließend erfolgt eine Behandlung mit Gentianviolett oder Kristallviolett. Nach Behandlung des Präparats mit Lugol'scher Lösung wird mit Aceton-Etha-
nol entfärbt und mit Wasser gewaschen. Bei grampositiven Keimen verhindert die
Mureinschicht die Elution des blauen Farbstoff-Iod-Komplexes. Gramnegative
Keime werden anschließend mit Carbolfuchsin rot gefärbt.

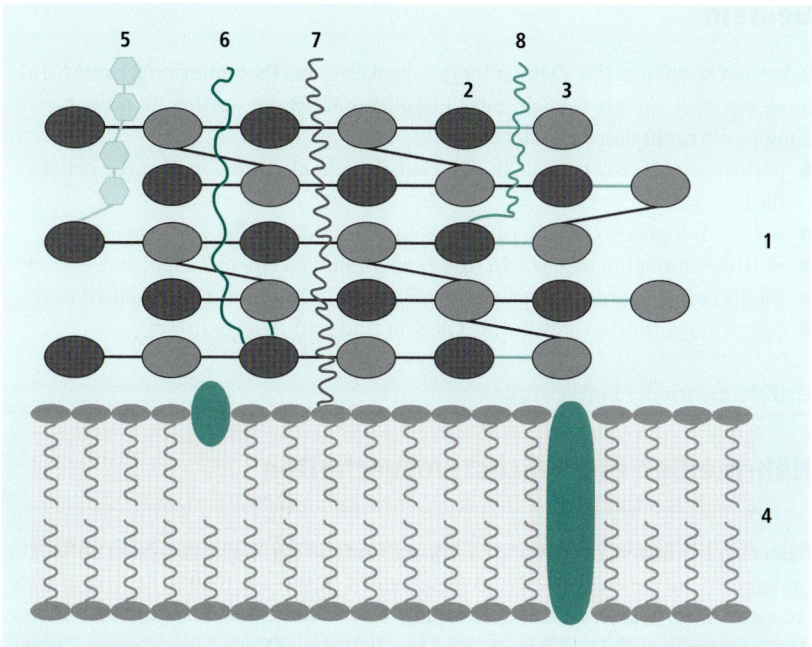

Abb. 5.3 Schematische Darstellung der Zellwand grampositiver Bakterien. **1** Murein, **2** N-Acetyl-ᴅ-Glucosamin, **3** N-Acetyl-Muraminsäure, **4** innere Membran mit Membranproteinen, **5** zellwandspezifische Polysaccharide, **6** zellwandassoziierte Proteine, **7** membrangebundene Lipoteichonsäure, **8** mureingebundene Lipoteichonsäure

Die Zellwand der Mykobakterien

5.2.3

Der Zellwandaufbau der Mykobakterien entspricht weitgehend dem Wandaufbau grampositiver Bakterien, d. h. die Zellwand besitzt keine äußere Membran und besteht aus einem mehrschichtigen Peptidoglycan (Murein). Charakteristisch für Mykobakterien ist, dass die Zellwand einen sehr hohen Lipidgehalt aufweist. Auf der Peptidoglycanschicht liegt eine aus Arabinogalactanen aufgebaute Polysaccharidschicht, die mit langkettigen, nach außen ragenden Mykolsäuremolekülen verknüpft ist. Aufgelagert auf diesen Mykolsäuren ist eine Lipidschicht, die aus Phenyl-Phthiocerol/Phthiodiolon-Dimycocerosat/Diphthioceranat-Molekülen besteht.

Mykobakterien: Bakterien mit besonderer Lipidschicht

Die Säurefestigkeit und Widerstandsfähigkeit der Mykobakterien ist auf die besondere Struktur der Zellwand zurückzuführen.

Merke
- Gramnegative Keime besitzen eine äußere und eine innere Membran, grampositive Keime nur eine innere Membran. Die Mureinschicht ist bei grampositiven Keimen viel dicker als bei gramnegativen Keimen.
- Der Zellwandaufbau der Mykobakterien entspricht weitgehend dem Wandaufbau grampositiver Bakterien. Charakteristisch für Mykobakterien ist, dass die Zellwand einen sehr hohen Lipidgehalt aufweist.

5.2.4 Geißeln

Geißeln: Proteinstrukturen, die der Fortbewegung dienen

Bakterien können in der Zellmembran verankerte, aus Proteinen aufgebaute Strukturen besitzen, die als Geißeln oder Flagellen bezeichnet werden. Je nach Anordnung und Anzahl unterscheidet man:

- peritrich angeordnete Geißeln (die Geißeln sind gleichmäßig über die Zelloberfläche verteilt),
- polytrich-bipolare Geißeln (die Geißeln sind an den Zellpolen angeordnet),
- polytrich monopolare Geißeln (die Geißeln sind an einem Zellpol angeordnet),
- monotrich angeordnete Geißeln (das Bakterium besitzt nur eine Geißel) und
- lateral angeordnete Geißeln (die Geißeln sind seitlich angeordnet).

Geißeln dienen der Fortbewegung.

5.3 Nährmedien und Wachstumsverhalten

Bakterien benötigen zum Wachsen Wasser und die darin gelösten Nährstoffe. Die prokaryotische Zelle ist aus elf Makroelementen (Kohlenstoff 50 %, Sauerstoff 20 %, Stickstoff 14 %, Wasserstoff 8 %, Phosphor 3 %, Schwefel 1 %, Kalium 1 %, Calcium 0,5 %, Magnesium 0,5 %, Chlor 0,5 %, Eisen 0,2 %) und zahlreichen Spurenelementen (Mangan, Kobalt, Nickel, Kupfer, Zink, Molybdän, Vanadium, Wolfram, Selen, Silicium, Bor) aufgebaut. Diese Elemente werden für das Wachstum benötigt.

Als Suppline (wachstumsfördernde Stoffe) werden Aminosäuren, Purine, Pyrimidine und Vitamine bezeichnet. Supplinabhängige Organismen werden als auxotroph bezeichnet, nicht abhängige als prototroph.

Phototrophe Organismen (z. B. Cyanobakterien) benötigen elektromagnetische Strahlung, um ATP zu generieren, chemotrophe Organismen nützen die Energieänderung chemischer Reaktionen. Hier unterscheidet man organotrophe Organismen (organische Verbindungen sind Elektronendonatoren) und lithotrophe Organismen (anorganische Verbindungen sind Elektronendonatoren). Autotrophe Organismen fixieren CO_2, um Kohlenstoff zu gewinnen, heterotrophe Organismen benötigen organische Verbindungen (◻ Tab. 5.2).

Als Nährmedien verwendet man nicht selten komplexe Medien. Diese enthalten preiswerte Bestandteile wie Hefeextrakte, Fleischextrakte, Pepton oder Trypton. Die Wachstumstemperatur ist ein wesentlicher Faktor bei der Anzucht von Mikroorganismen. Wie in ◻ Tab. 5.3 angegeben haben sich Bakterien im Laufe der Evolution sowohl sehr tiefen als auch sehr hohen Temperaturen angepasst.

Auch der pH-Wert ist ein ganz wesentlicher Wachstumsfaktor. Meist wird ein pH-Wert von 7,0 benötigt, doch gibt es auch acidophile und alkaliphile Organismen. Bei der Anzucht werden nicht selten Puffer eingesetzt, die einen konstanten pH-Wert garantieren.

Bei der Anzucht selbst ist auch die Art der Belüftung von großer Bedeutung. Man unterscheidet aerobe, mikroaerobe (benötigen nur geringe Sauerstoffmengen) und anaerobe Bakterien.

◘ **Tab. 5.2** Begriffsdefinitionen

Begriff	Definition
Auxotroph	Das Bakterium ist bzgl. eines bestimmten Stoffs, z. B. Stickstoff, auxotroph. Es benötigt diese Substanz für sein Wachstum.
Prototroph	Alle organischen Verbindungen können aus einer einzigen Kohlenstoffquelle, z. B. aus Glucose, aufgebaut werden. Prototrophe Bakterien können somit in anorganischen Nährlösungen wachsen.
Phototroph	Die Energiegewinnung aus der Kohlenstoffquelle erfolgt über die Energie des Sonnenlichts.
Chemotroph	Die Energiegewinnung aus der Kohlenstoffquelle erfolgt über chemische, lichtunabhängige Reaktionen.
Autotroph	Kohlendioxid ist die einzig benötigte Kohlenstoff-Quelle.
Heterotroph	Kohlenstoff muss in Form von organischen Nährstoffen, wie Glucose, aufgenommen werden. Heterotrophe Bakterien sind im Gegensatz zu autotrophen Bakterien keine Selbstversorger.
Obligat aerob	Eine Vermehrung kann nur in Anwesenheit von Sauerstoff erfolgen.
Obligat anaerob	Absterben bei Anwesenheit von Sauerstoff. Lebenswichtige Enzyme werden durch Sauerstoff gehemmt, des Weiteren ist der Stoffwechsel an ein niedriges Redoxpotenzial angepasst.
Fakultativ anaerob	Eine Vermehrung kann sowohl bei Anwesenheit als auch bei Abwesenheit von Sauerstoff erfolgen (Atmung und Gärung zur Energiegewinnung möglich).
Aerotolerant anaerob	Nährsubstrate werden ohne Sauerstoff oxidiert; sterben aber bei Anwesenheit von Sauerstoff nicht ab.
Mixotroph	Photosynthesebefähigt, benötigen aber aus ihrer Umgebung zusätzliche organische Stoffe.
Lithotroph	Die Nährstoffe des Bakteriums sind anorganischer Natur.
Organotroph	Die Nährstoffe des Bakteriums sind organischer Natur.

◘ **Tab. 5.3** Anpasssung von Mikroorganismen an unterschiedliche Temperaturbereiche

Temperaturbereich (°C)	Bakterien-Bezeichnung	Beispiele (Gattungen)
0–28	Psychrophile Organismen	*Bacillus, Flavobacterium*
18–45	Mesophile Organismen	*Escherichia, Pseudomonas, Streptomyces*
42–70	Thermophile Organismen	*Thermoactinomyces*
65–90	Extrem thermophile Organismen	*Thermococcus*
85–110	Hyperthermophile Organismen	*Pyrodictium*

5.4 Kultivierung

Die Lagerung von Mikroorganismen (Stocklösungen) geschieht bei niedrigen Temperaturen. Je nach Bakterium werden unterschiedliche Lagerungslösungen (Saccharoselösungen, Glycerollösungen) verwendet, die die Zerstörung der Zellen verhindern.

Häufig ist das Anlegen einer Reinkultur eines Stammes ein erster wichtiger Arbeitsschritt. Dies gelingt dadurch, dass man auf einer festen Agarplatte einen Verdünnungsausstrich mit einer Platinöse anfertigt. Um Bakterien reproduzierbar auch im großen Maßstab anzuziehen, werden sie ausgehend von einer Reinkultur zunächst in kleinen Kolben vermehrt, die dann zum Beimpfen größerer Behälter verwendet werden.

Bei der Großanzucht ist das Wissen über das Wachstumsverhalten eines Bakteriums essenziell. In einer statischen Kultur (einem geschlossenen System) unterscheiden wir die Anlaufphase (lag-Phase), die exponentielle Phase (log-Phase), die stationäre Phase und die Absterbephase. Die stationäre Phase ist bei Sekundärmetabolite produzierenden Organismen sehr häufig die Produktionsphase. Kenntnisse über die Zellzahl einer Population, deren Zellmasse und die Kinetik des Wachstums der Population sind in der Industrie von großer Bedeutung, um z. B. einen Produktionsprozess zu lenken und zu optimieren.

5.5 Sterilisation und Desinfektion

Bei der Herstellung von Arzneimitteln ist häufig die Abtötung von Mikroorganismen essenziell. Die Befreiung eines Materials von lebenden Mikroorganismen wird als Sterilisation bezeichnet. Dabei werden alle enthaltenen oder anhaftenden Mikroorganismen, einschließlich deren Dauerformen (Sporen), abgetötet. Zusätzlich sollen Viren, Prionen, Plasmide und andere DNA-Fragmente zerstört werden.

Nach dem Europäischen Arzneibuch ist Sterilität die Abwesenheit aller lebensfähigen Organismen. Da eine 100 % Sterilisation nicht garantiert bzw. nicht überprüft werden kann, wird in der Praxis eine Reduktion der Anzahl von vermehrungsfähigen Mikroorganismen auf einen bestimmten Wert gefordert. Dieser Wert muss mit einem bestimmten Prüfverfahren überprüfbar sein.

Die Sterilisation erfolgt durch physikalische (thermisch, Bestrahlung) oder chemische Verfahren. Dabei ist die Sterilisation durch Erhitzen und unter Einsatz von Feuchtigkeit (Dampfsterilisation) die am häufigsten eingesetzte Methode. Zur Abtötung von Mikroorganismen wird das Sterilisiergut 20 Minuten auf 121 °C bei 2 bar Druck (alternativ: 5 Minuten, 134 °C, 3 bar) erhitzt. Zur Zerstörung von Prionen wird 18 Minuten lang auf 134 °C bei 3 bar erhitzt. Die Konservierung von Lösungen erfolgt nicht selten unter Zusatz von Säuren.

Weitere Konservierungsmethoden sind das Räuchern, Salzen, Kandieren und der Zusatz von Konservierungsmitteln, wie Kresol, Biphenyl, Benzoesäure und Sorbinsäure.

> **Merke**
>
> Zur Abtötung von Mikroorganismen wird bei der Dampfsterilisation das Sterilisiergut 20 Minuten lang auf 121 °C bei 2 bar Druck erhitzt.

Klassifizierung pharmazeutisch relevanter Bakterien 5.6

Noch vor einigen Jahrzehnten wurden Bakterien anhand morphologischer und stoffwechselphysiologischer Merkmale klassifiziert. Heute erfolgt die Klassifizierung anhand der DNA-Sequenz der 16S-Untereinheit der ribosomalen RNA. Eine Zusammenstellung fast aller beschriebenen Mikroorganismen findet man in der Auflistung »Taxonomic outline of the bacteria and archaea«, die unter http://www.taxonomicoutline.org erhältlich ist. Grundlage dieser Auflistung ist die Unterteilung in Abteilungen, auch Phylum bzw. Stamm genannt, Klasse, Ordnung, Familie, Gattung und Art.

Bakterien werden in 25 Abteilungen unterteilt. Die Abteilung, denen die meisten pharmazeutisch relevanten Bakterien zuzuteilen sind, sind die Proteobacteria und die Firmicutes (◘ Tab. 5.4). Doch auch zu den Actinobacteria, den Chlamydiae, den Spirochaetes und den Cyanobacteria gehören eine Reihe sehr wichtiger Organismen.

Die Proteobacteria lassen sich in fünf Klassen (Alphaproteobacteria, Betaproteobacteria, Gammaproteobacteria, Deltaproteobacteria und Epsilonproteobacteria) unterteilen. Pathogene Mikroorganismen finden sich in all diesen Klassen.

Bei den Firmicutes unterscheidet man die Clostridia, Mollicutes und Bacilli, auch hier lassen sich pathogene Organismen jeder dieser drei Klassen zuordnen.

Einige Bakterien lassen sich in unterschiedliche Serovare bzw. Biovare unterteilen. Dabei versteht man unter Serovaren immunologisch unterscheidbare Variationen innerhalb einer Art. Biovare sind zwar nicht immunologisch unterscheidbar, dafür aber biochemisch oder physiologisch.

Einteilung der Bakterien in 5 Klassen: Alpha-, Beta-, Gamma-, Delta- und Epsilonproteobacteria

> **Merke**
>
> - Viele pharmazeutisch relevante Bakterien gehören in die Abteilungen Cyanobacteria, Proteobacteria, Firmicutes, Actinobacteria, Chlamydiae und Spirochaetes.
> - Die Proteobacteria lassen sich in fünf Klassen unterteilen: Alphaproteobacteria, Betaproteobacteria, Gammaproteobacteria, Deltaproteobacteria und Epsilonproteobacteria.
> - Die Firmicutes lassen sich in drei Klassen unterteilen: Clostridia, Mollicutes und Bacilli.
> - Die Cyanobacteria, Actinobacteria, Chlamydia und Spirochaetes weisen jeweils nur eine Klasse auf.

◼ **Tab. 5.4** Bakterienklassifikation

Bakterium (Gattungen)	Erkrankung	Klasse	Ordnung	Größe des Genoms (kb)	Form und Größe[a]
Cyanobacteria					
Spirulina	Unbekannt	Cyanobacteria	k. A.	Unbekannt	Zylindrisch, in Filamenten angeordnet (1,0–5,0)
Proteobacteria (gramnegativ)					
Acetobacter	Unbekannt	Alphaproteobacteria	Rhodospirillales	3,3	Stäbchen und Kokken, mit Geißeln (0,6–0,8)
Rickettsia	Fleckfieber	Alphaproteobacteria	Rickettsiales	1,1–1,5	Intrazellulär lebend, Stäbchen und Kokken, keine Geißeln (0,1–0,2; 1–4)
Ehrlichia	Sennetsu-Fieber, humane Monozyten-Ehrlichiose	Alphaproteobacteria	Rickettsiales	1,1–1,5	Stäbchen und Kokken, keine Geißeln (0,5–1,7)
Bartonella	Oroyafieber, Katzen-Kratz-Fieber	Alphaproteobacteria	Rickettsiales	1,4–2,6	Stäbchen und Kokken, mit Geißeln (0,3–0,5; 1,0-2,0)
Brucella	Brucellose	Alphaproteobacteria	Rhizobiales	3,2–3,3	Stäbchen und Kokken, keine Geißeln (0,5–0,7; 0,6–1,5)
Agrobacterium	Nicht bekannt	Alphaproteobacteria	Rhizobiales	5,5–6,3	Stäbchen und Kokken, mit Geißeln, (k. A.)
Rhizobium	Nicht bekannt	Alphaproteobacteria	Rhizobiales	6,5–7,7	Stäbchen und Kokken, mit Geißeln (0,5–0,9; 1,2–3,0)
Nitrobacter		Alphaproteobacteria	Rhizobiales	3,4-5,1	Stäbchen und Kokken, mit Geißen (0,6–0,8; 1,0–2,0)
Bordetella	Keuchhusten	Betaproteobacteria	Burkholderiales	3,7–5,3	Kokken, mit Geißeln (0,2–0,8)
Burkholderia		Betaproteobacteria	Burkholderiales	3,6–9,8	Stäbchen, mit oder ohne Geißeln (0,2–0,5; 1,5–5)
Neisseria	Gonorrhö, Meningitis, Sepsis	Betaproteobacteria	Neisseriales	2,1–2,3	Diplokokken, keine Geißeln (0,8–1,1)
Nitrosomas	Nicht bekannt	Betaproteobacteria	Nitrosomonadales	2,7–3,3	Stäbchen und Kokken, mit Geißeln (0,2–0,5; 1,1–1,8)

Tab. 5.4 Bakterienklassifikation (Fortsetzung)

Bakterium (Gattungen)	Erkrankung	Klasse	Ordnung	Größe des Genoms (kb)	Form und Größe[a]
Francisella	Tularämie	Gammaproteobacteria	Thiotrichales	1,9–2,0	Kokkoides Kurzstäbchen, keine Geißeln (0,2–0,7)
Legionella	Legionärskrankheit	Gammaproteobacteria	Legionellales	3,4–4,1	Kokkoides Kurzstäbchen, mit Geißeln (2–20)
Pseudomonas	Pneumonien, Wundinfektion	Gammaproteobacteria	Pseudomonadales	4,5–6,1	Stäbchen, mit Geißeln (0,5–1,0 1,5–5,0)
Acinetobacter	Wundinfektion, Lungenentzündung, Meningitis	Gammaproteobacteria	Pseudomonadales	3,4–4,1	Kokkoidale Stäbchen, keine Geißeln (1,0–1,5; 1,5–2,0)
Moraxella	Atemwegserkrankung	Gammaproteobacteria	Pseudomonadales	1,9	Kokken oder kokkoides Stäbchen, keine Geißeln (0,3–2,0)
Shewanella	Nicht bekannt	Gammaproteobacteria	Alteromonadales	4,3–5,9	Stäbchen, mit Geißeln (0,4–0,7; 2,0–3,0)
Vibrio	Cholera	Gammaproteobacteria	Vibrionales	3,9–6,1	Stäbchen, mit Geißeln (0,5–0,8; 1,4–2,6)
Escherichia	Harnwegsinfektion, Kolitis	Gammaproteobacteria	Enterobacteriales	4,5–5,8	Stäbchen, mit Geißeln (1,1–1,5; 2,0–6,0)
Salmonella	Durchfallerkrankung, Typhus	Gammaproteobacteria	Enterobacteriales	4,8–5,1	Stäbchen, mit Geißeln (0,7–1,5; 2,2–2,7)
Shigella	Ruhr, Durchfallerkrankung	Gammaproteobacteria	Enterobacteriales	4,5–5,1	Stäbchen, keine Geißeln (0,4–1,0; 2,0–3,0)
Yersinia	Pest, Enteritiden, Pseudoappendizitis	Gammaproteobacteria	Enterobacteriales	4,6–5,0	Stäbchen, keine Geißeln (0,5–0,8; 1,0–1,3)
Klebsiella	Harnwegsinfektion, Atemwegsinfektion	Gammaproteobacteria	Enterobacteriales	5,4–6,0	Stäbchen, keine Geißeln (0,4–0,6; 2,0–3,0)

5

◻ **Tab. 5.4** Bakterienklassifikation (Fortsetzung)

Bakterium (Gattungen)	Erkrankung	Klasse	Ordnung	Größe des Genoms (kb)	Form und Größe[a)]
Citrobacter	Harnwegsinfektion, Atemwegsinfektion, Hautinfektion	Gammaproteobacteria	Enterobacteriales	4,7–5,4	Stäbchen, mit Geißeln (0,8–1,2; 2,0–6,0)
Enterobacter	Harnwegsinfektion, Atemwegsinfektion, Hautinfektion	Gammaproteobacteria	Enterobacteriales	4,8–5,6	Stäbchen, mit Geißeln (0,3–0,8; 2,5–3,5)
Serratia	Atemwegsinfektion, Hautinfektion	Gammaproteobacteria	Enterobacteriales	5,5	Stäbchen, mit Geißeln (0,5–1,0; 1,0–5,0)
Morganella	Harnwegsinfektion, Atemwegsinfektion, Hautinfektion	Gammaproteobacteria	Enterobacteriales	k. A.	Stäbchen, mit Geißeln (0,5–1,0; 1,0–5,0)
Providencia	Durchfall, Harnwegsinfektion, Hautinfektion	Gammaproteobacteria	Enterobacteriales	k. A.	Stäbchen, mit Geißeln (0,6–0,7; 1,5–2,5)
Proteus	Harnwegsinfektion, Atemwegsinfektion, Hautinfektion	Gammaproteobacteria	Enterobacteriales	4,2	Stäbchen, mit Geißeln (0,4–0,6; 1,2–2,5)
Haemophilus	Infektion des Respirationstrakts	Gammaproteobacteria	Pasteurellales	1,8–2,3	Stäbchen, keine Geißeln (0,5–1,0; 1,0–3,0)
Pasteurella	Selten u. a.: Meningitis, Sepsis, Endokarditis	Gammaproteobacteria	Pasteurellales	2,3	Stäbchen, keine Geißeln (0,3–1,0; 1,0–2,0)
Actinobacillus	Wundinfektion	Gammaproteobacteria	Pasteurellales	2,2–2,4	Kokken und Stäbchen, keine Geißeln (k. A.)
Myxobacteria	Nicht bekannt	Deltaproteobacteria	Myxococcales	z. B. *Myxococcus xanthus*: 9,1	Biegsame, dünnwandige Zellen, keine Geißeln (unterschiedliche Größen)
Campylobacter	Durchfallerkrankungen	Epsilonproteobacteria	Campylobacterales	1,5–2,1	Stäbchen mit spiraliger Form, mit Geißeln (0,2–0,8; 0,5–5,0)

◻ **Tab. 5.4** Bakterienklassifikation (Fortsetzung)

Bakterium (Gattungen)	Erkrankung	Klasse	Ordnung	Größe des Genoms (kb)	Form und Größe[a]
Helicobacter	Magenerkrankungen	Epsilonproteobacteria	Campylobacterales	1,5–1,8	Stäbchen mit spiraliger Form, mit Geißeln (0,5–0,65; 3,5–7,5)
Firmicutes (grampositiv)					
Clostridium	Botulismus, Tetanus, Gasbrand, Durchfall	Clostridia	Clostridiales	3,6–5,4	Stäbchen, keine Geißeln (0,5–1,0; 3,0–8,0)
Mycoplasma	Lungenentzündung u. a.	Mollicutes	Mycoplasmatales	0,8–1,5	Keine Zellwand, Stäbchen, keine Geißeln (0,01–0,03; 0,1–0,3)
Staphylococcus	Eitrige Infektion	Bacilli	Bacillales	2,5–3,0 (5,7)	Haufenförmig angelagerte Kokken, keine Geißeln (0,5–1,5)
Bacillus	Milzbrand	Bacilli	Bacillales	3,4–6,2	Stäbchen, mit Geißeln (0,4–0,8; 2,0–3,0)
Listeria	Listeriose	Bacilli	Bacillales	2,8–3,1	Stäbchen, mit Geißeln (0,4–0,5; 0,5–2,0)
Streptococcus	Scharlach, Endokarditis, Meningitis	Bacilli	Lactobacillales	1,8–2,4	Kettenförmig angelagerte Kokken und Diplokokken, keine Geißeln (0,5–1,0)
Enterococcus	Endokarditis	Bacilli	Lactobacillales	3,1–3,4	Kettenförmig angelagerte Kokken, Diplokokken, keine Geißeln (0,6–2,0)
Lactobacillus	Keine	Bacilli	Lactobacillales	2,0–3,4 (6,7)	Einzelne oder kettenförmig angeordnete Stäbchen (0,5–0,9; 2,0–9,0)
Actinobacteria (grampositiv)					
Corynebacterium	Diphtherie	Actinobacteria	Actinomycetales	2,3–3,4	Keulenförmige Zellen, mycelartiges Wachstum, mit Geißeln (0,1–0,3; 1,0–3,0)
Mycobacterium	Tuberkulose	Actinobacteria	Actinomycetales	3,2–7,0	Stäbchen, keine Geißeln (0,1–0,3; 0,8–1,2)

◻ **Tab. 5.4** Bakterienklassifikation (Fortsetzung)

Bakterium (Gattungen)	Erkrankung	Klasse	Ordnung	Größe des Genoms (kb)	Form und Größe[a]
Actinomyces	Entzündungen im Mund und im Darm	Actinobacteria	Actinomycetales	k. A.	Stäbchen, mycelartiges Wachstum, keine Geißeln (0,2–3,0; 3,0–50,0)
Streptomyces	Hautinfektion	Actinobacteria	Actinomycetales	7,2–10,1	Stäbchen, mycelartiges Wachstum, keine Geißeln (0,2–3,0; 3,0–50,0)
Amycolatopsis	Nicht bekannt	Actinobacteria	Actinomycetales	10,0	Stäbchen, keine Geißeln (k. A.)
Micrococcus	Infektion im Zusammenhang mit Implantaten	Actinobacteria	Actinomycetales	2,5	Kugel- oder kegelförmig, keine Geißeln (0,5–3,5)
Bifidobacterium	Nicht bekannt	Actinobacteria	Bifidobacteriales	1,9–2,5	Stäbchen, keine Geißeln (k. A.)
Chlamydiae					
Chlamydia	Infektion der Atemwege und des Genitalbereichs	Chlamydiae	Chlamydiales	1,0–1,3	Intrazellulär lebend, kugelförmig, keine Geißeln (0,2–0,5)
Spirochaetes					
Treponema	Syphilis	Spirochaetes	Spirochaetales	1,1–1,2	Biegsame, dünnwandige Zellen, schraubenförmig gedreht, keine Geißeln (0,1–0,4; 5,0–20,0)
Borrelia	Rückfallfieber, Arthritis	Spirochaetes	Spirochaetales	0,9–2,6	Biegsame, dünnwandige Zellen, schraubenförmig gedreht, keine Geißeln (0,2–0,4; 4,0–30,0)
Leptospira	Morbus Weil	Spirochaetes	Spirochaetales	2,4–5,0	Biegsame, dünnwandige Zellen, schraubenförmig gedreht, keine Geißeln (0,05–0,15; 3,0–30,0)

[a] Durchmesser in µm; bei Stäbchen: Breite und Länge
k. A.: keine Angabe

Cyanobacteria

Die Cyanobacteria wurden nicht immer zu den Bakterien gezählt, da sie ein den Algen ähnliches Wachstumsverhalten aufweisen. Sie unterscheiden sich von allen anderen Bakterien dadurch, dass sie Photosynthese betreiben können. Eine weitere Eigenschaft ist, dass sie N_2 fixieren und in NH_4^+ umbauen können. Cyanobakterien produzieren nicht selten Toxine, die bei der sogenannten »Algenblüte« zum Fischsterben führen können.

Die Einteilung der Cyanobacteria in Ordnungen und Familien ist umstritten. Stattdessen werden die Begriffe Untersektion und Untergruppe verwendet. So wird beispielsweise die Gattung *Spirulina* in der Untersektion 3, Untergruppe 1 geführt. Im Folgenden soll nur auf die Gattung Spirulina eingegangen werden.

Spirulina-Arten

Charakteristika
- Abteilung: Cyanobacteria
- Klasse: Cyanobacteria
- Ordnung: 3
- Familie: 1

Besondere Merkmale: gramnegativ, oxygen photosynthetisch.
Besonderheit: Nahrungsergänzungsmittel.

Ein hoher Einweißgehalt und ein hoher Vitamin-B_{12}-Gehalt zeichnen *Spirulina*-Arten aus. Ähnlich wie die Gattung *Chlorella* wird *Spirulina* als Nahrungsergänzungsmittel verkauft.

Spirulina: Cyanobacterium mit sehr hohem Eiweißgehalt

Proteobacteria

Sehr viele Bakterien gehören in die Abteilung der Proteobacteria. Der Begriff »Proteo« leitet sich aus dem Griechischen ab und kann mit »wandlungsfähig« übersetzt werden. Bakterien der Proteobacteria weisen eine große Formenvielfalt auf, sie können als Stäbchen oder Kokken auftreten. Sehr eindrucksvoll ist die Formenvielfalt der Fruchtkörper der Myxobacteria.

Acetobacter-Arten

Charakteristika
- Abteilung: Proteobacteria
- Klasse: Alphaproteobacteria
- Ordnung: Rhodospirillales
- Familie: Acetobacteracae

Besondere Merkmale: gramnegativ, obligat aerob.
Besonderheit: wandelt Ethanol in Essigsäure um.

Acetobacter:
Essigsäureproduzent

Arten der Gattung *Acetobacter* können unter aeroben Bedingungen Ethanol in Essigsäure umwandeln. Sie sind nützlich in der Essigherstellung, jedoch schädlich für die Herstellung anderer Nahrungsmittel, wie z. B. Wein. Als Schädlinge kommen sie auch im Obst- und Gemüseanbau vor. Gelegentlich sind sie Bestandteil des Kefirs.

Rickettsia-Arten

Charakteristika
- Abteilung: Proteobacteria
- Klasse: Alphaproteobacteria
- Ordnung: Rickettsiales
- Familie: Rickettsiaceae

Besondere Merkmale: gramnegativ, obligat intrazellulär lebend.
Häufig auftretende Krankheiten: Fleckfieber (*Rickettsia prowazekii, R. typhi*).

Rickettsien: in Zellen
lebende Mikroorganismen

Rickettsien sind Parasiten, die sich oft in Zecken, Flöhen oder Läusen vermehren. Beim Menschen befallen sie Endothelzellen, in denen sie sich ebenfalls vermehren können. Erst im Jahr 2005 konnte gezeigt werden, dass für das Eindringen in die Wirtszelle das Protein OmpB verantwortlich ist. Durch Abschnürung an der Zellmembran verlassen sie die Zellen, die dabei häufig lysiert werden.

Rickettsia prowazekii verursacht das epidemische Fleckfieber. Überträger der Bakterien ist die Kleiderlaus. Nach einer Inkubationszeit von 14 Tagen verursacht der Keim hohes Fieber und Exantheme. Ohne Therapie kann die Infektion zum Tode führen. Es wird vermutet, dass Napoleon seine Kriege nicht verloren hat, weil die Generäle taktische Fehler gemacht haben. Eher wahrscheinlich ist, dass die Mehrzahl der Soldaten mit *R. prowazekii* infiziert war, wodurch sie körperlich geschwächt waren.

Durch den Rattenfloh wird *R. typhi* übertragen. Patienten erkranken an murinem Fleckfieber, einer Erkrankung, die milder verläuft als das epidemische Fleckfieber.

Mehrere *Rickettsia*-Arten (*R. ricketsii, R. conori, R. sibirica*) verursachen das Zeckenbissfieber. Meist sind Milbenlarven Wirte der Bakterien, die beim Patienten vor allem Exantheme an den Extremitäten hervorrufen. Ähnliche Symptome zeigen sich beim Tsutsugamushi-Fieber, das durch *Orienta*-Arten hervorgerufen wird. 2011 trat das Fieber in Japan auf, nachdem der Tsunami in vielen Gebieten verwüstete und feuchte Gebiete hinterlassen hatte.

Die Symptome des durch *Coxiella*-Arten hervorgerufenen Q-Fiebers ähneln denen einer Pneumonie.

Ehrlichia-Arten

Charakteristika

- Abteilung: Proteobacteria
- Klasse: Alphaproteobacteria
- Ordnung: Rickettsiales
- Familie: Rickettsiaceae

Besondere Merkmale: gramnegativ, obligat intrazellulär lebend.
Häufig auftretende Krankheiten: Sennetsu-Fieber (*Ehrlichia sennetsu*), humane
Monozyten-Ehrlichiose (*E. chaffeensis*). Beide Erkrankungen sind selten.

Mononukleare Zellen und Granulozyten werden von *Ehrlichia*-Arten zur Vermehrung benötigt. Dort liegen sie im Cytoplasma in membranumschlossenen phagozytischenVesikeln vor, in denen sie sich vermehren. Die Bakterien verhindern, dass die Phagosomen mit Lysosomen verschmelzen. Letztendlich bewirken sie eine Lyse der Phagosomen und der Zelle (o Abb. 5.4).

Ehrlichia-Arten: intrazellulär lebende Mikroorganismen, benannt nach P. Ehrlich

Mehrere *Ehrlichia*-Arten verursachen bei Tieren Infektionskrankheiten. Beim Menschen auftretende Krankheiten sind auf *Ehrlichia sennetsu* zurückzuführen (Verursacher des Sennetsu-Fiebers) und auf *E. chaffeensis* (Verursacher der humanen Monozyten-Ehrlichiose). Während das Sennetsu-Fieber vor allem in Asien vor-

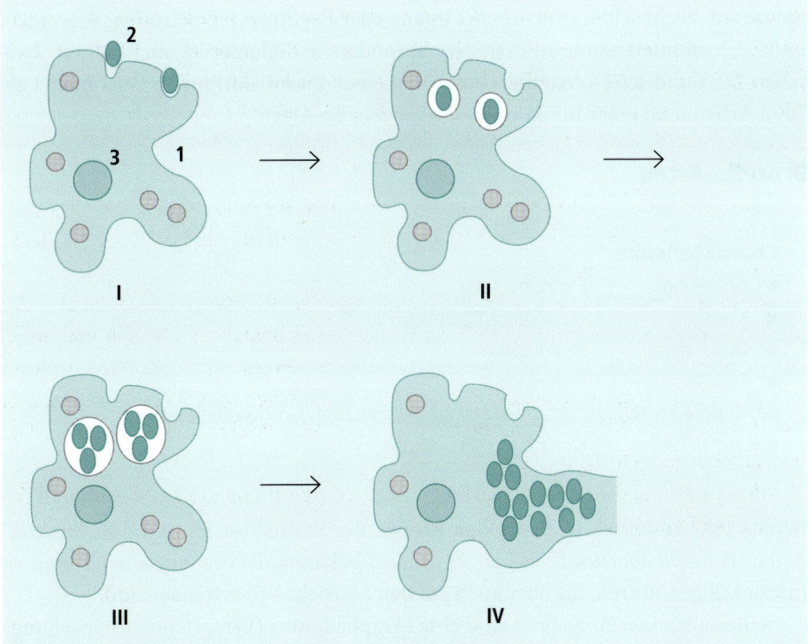

o **Abb. 5.4** Infektion von Granulozyten durch *Ehrlichia*-Arten. Bakterien der Gattung *Ehrlichia* (**2**) infizieren Granulozyten (**1, I**). In den Granulozyten vermehren sich die Bakterien in membranumgebenen Vesikeln und verhindern das Verschmelzen von Phagosomen mit Lysosomen (**II** und **III**). Die Zelle wird zerstört und die Bakterien werden freigesetzt (**3**: Zellkern, **IV**)

kommt, wurden die meisten Fälle der humanen Monozyten-Ehrlichiose aus den USA gemeldet (beide Erkrankungen sind selten).

Bartonella-Arten

Charakteristika
- Abteilung: Proteobacteria
- Klasse: Alphaproteobacteria
- Ordnung: Rickettsiales
- Familie: Bartonellaceae

Besondere Merkmale: gramnegativ, aerob.

Häufig auftretende Krankheiten: Oroyafieber (*Bartonella bacilliformis*), Katzen-Kratz-Fieber (*B. henselae*).

Bartonella henselae: erstes Bakterium, das mit molekularbiologischen Methoden entdeckt wurde (1990)

Die Bartonellose bezeichnet eine durch *Bartonella*-Arten hervorgerufene Erkrankung. Symptom ist im Allgemeinen hohes Fieber. Zu unterscheiden sind:
- das Oroyafieber, hervorgerufen durch *Bartonella bacilliformis*,
- das Fünftagefieber, hervorgerufen durch *Bartonella quintana* und
- die Katzen-Kratz-Krankheit, hervorgerufen durch *Bartonella henselae*.

Dabei treten je nach Erkrankung neben dem Fieber ganz unterschiedliche Symptome auf. Nicht selten sind innere Organe oder Erythrozyten betroffen. Besonders im 19. Jahrhundert waren Infektionen, besonders in Südamerika, nicht selten. Zwischen 1869 und 1873 verstarben beim Bau einer Eisenbahnlinie in Peru mehrt als 7000 Arbeiter an einer Infektionen mit *Bartonella*-Arten.

Brucella-Arten

Charakteristika
- Abteilung: Proteobacteria
- Klasse: Alphaproteobacteria
- Ordnung: Rhizobiales
- Familie: Brucellaceae

Besondere Merkmale: gramnegativ, aerob, fakultativ intrazellulär lebend.

Häufig auftretende Krankheiten: Brucellose.

Brucella-Arten: Erreger der Brucellose, einer anzeigepflichtigen Tierseuche

Bereits 1887 beschrieb D. Bruce den Erreger der Brucellose. Es sind drei *Brucella*-Arten (*Brucella abortus, B. melitensis, B. suis*) bekannt, die besonders bei Tieren zu Erkrankungen führen, die aber auch auf den Menschen übertragbar sind.

Symptome einer Brucellose sind eine Lymphadenitis (Lymphknotenschwellung) und die Ausbildung von Granulomen (entzündungsbedingte, knotenartige Gewebewucherung). Häufig kommt es besonders bei Schweinen zu Aborten.

Andere Namen für Brucellose sind undulierendes Fieber, Bang'sches Fieber oder Morbus Bang.

Agrobacterium-Arten

> **Charakteristika**
> - Abteilung: Proteobacteria
> - Klasse: Alphaproteobacteria
> - Ordnung: Rhizobiales
> - Familie: Rhizobiaceae
>
> Besondere Merkmale: gramnegativ, aerob, begeißelt.
> Besonderheit: kann als Überträger von DNA in eine Pflanze verwendet werden.

1907 wurde *Agrobacterium tumefaciens* zum ersten Mal beschrieben. Es dauerte fast 80 Jahre bis die Fähigkeit von *A. tumefaciens*, DNA in Pflanzen zu übertragen, erkannt und ausgenutzt wurde.

Agrobacterium tumefaciens: Bakterium, das die Fähigkeit besitzt, seine DNA auf Pflanzen zu übertragen

Die Pflanzentransformation durch *A. tumefaciens* beruht auf einem Plasmid, dem Ti-Plasmid, auf dem u. a. die *vir*-Gene lokalisiert sind. Diese codieren für Proteine, die in der Lage sind, DNA in das Genom der Pflanze zu integrieren. Übertragen wird die sogenannte T-DNA, ein definierter Abschnitt des Ti-Plasmids. Auf der T-DNA sind Gene lokalisiert, die für Enzyme der Opin-Biosynthese codieren, sowie Gene, deren Enzymprodukte den Cytokin- und Auxinhaushalt der Pflanze verändern. In der Natur kommt es zur Ausbildung von Pflanzentumoren. In der Biotechnologie nutzt man das System aus, um Gene mittels *A. tumefaciens* in Pflanzen zu bringen.

Rhizobium

> **Charakteristika**
> - Abteilung: Proteobacteria
> - Klasse: Alphaproteobacteria
> - Ordnung: Rhizobiales
> - Familie: Rhizobiaceae
>
> Besondere Merkmale: gramnegativ, aerob.
> Besonderheit: Stickstoff-Fixierer.

Rhizobium-Arten sind bekannt dafür, dass sie mit Fabaceae in Symbiose leben können und dabei Stickstoff binden. Es konnte gezeigt werden, dass die von den Pflanzen gebildeten Flavonoide Signalmoleküle sind, die die *nod*-Gene des Bakteriums aktivieren. Das Bakterium dringt in die Pflanze ein, und letztendlich bilden sich in der Pflanze deformierte Bakterienzellen aus (Bakteroide), die zusammen mit Pflanzenzellen die reifen Wurzelknöllchen bilden. Ein bakterieller Enzymkomplex (Nitrogenasekomplex) katalysiert die Reduktion von N_2 zu NH_4^+, das an die Pflanzen abgegeben wird (**o** Abb. 5.5). Die Pflanze liefert den Bakterien Kohlenhydrate. *Rhizobium*-Arten sind sehr wirtsspezifisch, eine Art kann meist nur mit einer Pflanzenart in Symbiose leben.

Rhizobium-Arten: symbiotisch lebende Bakterien

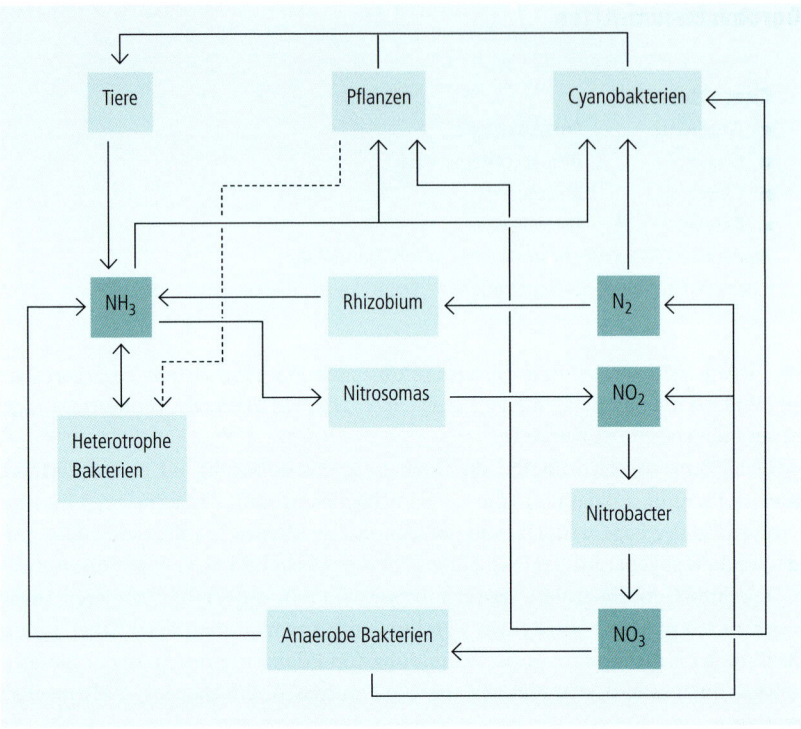

○ Abb. 5.5 Stickstoffzyklus, schematisch

Nitrobacter

Charakteristika

- Abteilung: Proteobacteria
- Klasse: Alphaproteobacteria
- Ordnung: Rhizobiales
- Familie: Bradyrhizobiaceae

Besondere Merkmale: gramnegativ, aerob, Nitritoxidierer.
Besonderheit: Stickstoffanzeiger.

Nitrobacter-Arten:
Nitrit-Oxidierer

Nitrobacter-Arten sind in der Lage, unter Sauerstoff NO_2^- zu NO_3^- zu oxidieren (○ Abb. 5.5). Nitrobacter findet man häufig in verschmutzten Gewässern in der Nähe von überdüngten landwirtschaftlichen Nutzflächen.

Bordetella-Arten

Charakteristika

- Abteilung: Proteobacteria
- Klasse: Betaproteobacteria
- Ordnung: Burkholderiales
- Familie: Alcaligenaceae

Besondere Merkmale: gramnegativ, aerob.
Häufig auftretende Krankheiten: Keuchhusten (*Bordetella pertussis*).

Bordetella pertussis ist sicher die bekannteste Art der Gattung Bordetella. Das Bakterium ist der Erreger des Keuchhustens. Beim Keuchhusten, der über Wochen andauern kann und in mehrere Stadien eingeteilt wird, leidet der Patient unter krampfartigen Hustenanfällen, nicht selten kommt es zum Erbrechen. Die Letalität bei Kleinkindern liegt bei etwa 1 %.

Bordetella pertussis: hoch infektiöser Keim, durch Tröpfcheninfektion übertragbar

Drei Virulenzfaktoren machen die Pathogenität des Erregers aus:
- Adhärenzfaktoren, die die Bindung an Zellen ermöglichen; zu den Adhärenzfaktoren gehören Hämagglutinin und Pertussistoxin, einige Fimbrien und einige Membranproteine.
- Exotoxine: z. B. Pertussistoxin, eine ADP-Ribosyltransferase, die u. a. eine veränderte Signaltransduktion innerhalb der Epithelzelle auslöst.
- Endotoxine: z. B. das Tracheale Cytotoxin (TCT), das die Bewegung der Zilienepithelzellen hemmt.

Burkholderia-Arten

Charakteristika

- Abteilung: Proteobacteria
- Klasse: Betaproteobacteria
- Ordnung: Burkholderiales
- Familie: Burkholderiaceae

Besondere Merkmale: gramnegativ, obligat aerob.
Häufig auftretende Krankheiten: Rotz (*Burkholderia mallei*).
Besonderheit: einige Arten können Pestizide abbauen.

Einige *Burkholderia*-Arten werden in der Landwirtschaft im biologischen Anbau eingesetzt. *Burkholderia xenovorans* ist bekannt dafür, dass er polychlorierte Biphenyle abbauen kann. Andere Arten verursachen Krankheiten. So verursacht *B. mallei* den Rotz. Diese von Pferden oder Eseln auf den Menschen übertragbare Krankheit führt zu Schleimhautveränderungen (Knötchenbildung) und zur Bildung von Abszessen innerer Organe und der Muskeln. Die Krankheit kann innerhalb von drei bis vier Tagen zum Tode führen. *B. mallei* wird immer wieder als Bakterium beschrieben, das als Biowaffe eingesetzt werden könnte.

Burkholderia mallei: eine potenzielle Biowaffe

Neisseria-Arten

Charakteristika
- Abteilung: Proteobacteria
- Klasse: Betaproteobacteria
- Ordnung: Neisseriales
- Familie: Neisseriaceae

Besondere Merkmale: gramnegativ, aerob, Diplokokken.
Häufig auftretende Krankheiten: Gonorrhö (Tripper, *Neisseria gonorrhoeae*),
Meningitis und Sepsis (*N. meningitides*).

Neisseria gonor-
rhoeae: Erreger der
Gonorrhö, der am
weitesten verbreiteten
Geschlechtskrankheit

Neisseria gonorrhoeae: Wie auch andere *Neisseria*-Arten ist *N. gonorrhoeae* ein typischer Schleimhautkeim. Er verursacht eine als Gonorrhö (Samenfluss, Tripper) bezeichnete Erkrankung, die vor allem sexuell übertragen wird. Symptome sind mit Eiterbildung einhergehende Infektionen. Der Erreger dringt in die Schleimhaut des Urogenitaltrakts ein und kann dann die Prostata und die Nebenhoden befallen. Um sich an Schleimhautzellen heften zu können, benutzt das Bakterium spezielle Proteine (OPA-Proteine). Die OPA-Protein-Gene werden in *N. gonorrhoeae* regelmäßig verändert, dadurch werden veränderte OPA-Proteine gebildet. OPA-Proteine ermöglichen die Bindung der Bakterien an verschiedene Zelltypen, so können Fibroblasten, Epithelzellen, Makrophagen und Granulozyten befallen werden. Dabei können die Bakterien in Granulozyten überleben und sich sogar vermehren. Weitere für *N. gonorrhoeae* charakteristische Proteine sind die Transporter für Transferrin und Lactoferrin, die Eisen binden können. Außerdem bilden Gonokokken IgA1-Proteasen, die IgA-Antikörper spalten können. Nach Spaltung erkennen die Fab-Fragmente der Antikörper zwar die Oberflächenproteine der Bakterien; da die Fc-Fragmente der Antikörper fehlen, kommt es aber nicht zur Phagozytose. Somit wird ein wichtiger Abwehrmechanismus der Schleimhautzellen von den Bakterien umgangen.

Neisseria meningitidis: Die Vertreter dieser *Neisseria*-Art werden auch als Meningokokken bezeichnet. Durch Tröpfcheninfektion gelangt der Erreger in den Nasopharynx-Raum. Durch Haftpili auf seiner Oberfläche kann sich der Erreger an das Schleimhautepithel anhaften. Dabei spielen, wie bei *N. gonorrhoeae,* OPA-Proteine und eine IgA1-Protease eine wichtige Rolle. Fehlen beim Wirt Antikörper gegen den Keim, so kommt es zu einem invasiven Befall, der häufig zu einer Hirnhautentzündung führt. Spätfolgen, auch nach einer Antibiotika-Therapie, sind nicht selten. 10 % der mit Meningokokken infizierten Patienten sterben.

Nitrosomas

Charakteristika

- Abteilung: Proteobacteria
- Klasse: Betaproteobacteria
- Ordnung: Nitrosomonadales
- Familie: Nitrosomonadaceae

Besondere Merkmale: gramnegativ, Ammoniak-Oxidierer.

Besonderheit: Nitrifizierer.

Nitrosomas-Arten sind in der Lage NH_4^+ zu NO_2^- (Nitrifikation) zu oxidieren (**o** Abb. 5.5). Sie bewohnen sehr häufig Gewässer und sind salzliebend.

Nitrosomas-Arten: Ammoniak-Oxidierer

Francisella-Arten

Charakteristika

- Abteilung: Proteobacteria
- Klasse: Gammaproteobacteria
- Ordnung: Thiotrichales
- Familie: Francisellaceae

Besondere Merkmale: gramnegativ.

Häufig auftretende Krankheiten: Tularämie (*Francisella tularensis*).

Die Tularämie (Hasenpest) ist eine Krankheit, die zunächst bei Nagetieren auftritt. Sie wird durch *Francisella tularensis* hervorgerufen. Über Flöhe, Läuse oder andere blutsaugende Parasiten, aber auch über das Einatmen des Erregers oder durch den Verzehr kontaminierter Nahrungsmittel kann *F. tularensis* auf den Menschen übertragen werden. Symptome einer Erkrankung sind das Auftreten von Geschwüren, die Entzündung von Lymphknoten und die Infektion der Lunge. Die Sterblichkeitsrate ohne Behandlung liegt bei 30 %. In Deutschland erkranken jährlich etwa zehn Menschen an Tularämie.

Francisella tularensis: Erreger der Hasenpest

Entdeckt wurde *F. tularensis* um 1911. Es ist nicht auszuschließen, dass der Keim im 2. Weltkrieg an der osteuropäischen Front als Biowaffe eingesetzt wurde, denn mehr als 100 000 Soldaten erlitten damals eine *Francisella-tularensis*-Infektion.

Legionella-Arten

Charakteristika

- Abteilung: Proteobacteria
- Klasse: Gammaproteobacteria
- Ordnung: Legionellales
- Familie: Legionellaceae

Besondere Merkmale: gramnegativ, aerob.

Häufig auftretende Krankheiten: Legionärskrankheit.

Legionellen: Keime, die sich in erwärmtem Wasser aufhalten; beim Einatmen von kontaminiertem Wasser (nach Aerosolbildung) kommt es zur Infektion

Die Legionellen wurden erst 1976 entdeckt. Bei einem Kongress in Philadelphia, an dem ehemalige amerikanische Berufssoldaten teilnahmen, erkrankten 221 Personen, von denen 34 starben. Legionellen lieben Feuchtbiotope, z. B. Warmwassersysteme, Klimaanlagen und Bäder. Das Krankheitsbild einer Infektion äußert sich in nekrotisierenden Pneumonien. Bekannt sind viele verschiedene *Legionella*-Arten, am bekanntesten ist *L. pneumophila* SG1, der für 70–90 % der Infektionen verantwortlich ist. Besonders schwerwiegend kann die Legionärskrankheit verlaufen, wenn die Entzündung der Lunge von einer Endokarditis begleitet wird.

Pseudomonas-Arten

Charakteristika

- Abteilung: Proteobacteria
- Klasse: Gammaproteobacteria
- Ordnung: Pseudomonadales
- Familie: Pseudomonadaceae

Besondere Merkmale: gramnegativ, aerob.

Häufig auftretende Krankheiten: Pneumonien, Wundinfektionen (*Pseudomonas aeruginosa*).

Pseudomonas aeruginosa: Erreger, der seinen Namen erhielt, weil er häufig die Bildung von blau-grünem Eiter verursacht

Pseudomonas aeruginosa verursacht bei immungeschwächten Patienten Infektionen und gilt als einer der häufigsten Erreger nosokomialer Infektionen. Besonders verbreitete Infektionen sind Pneumonien (verbreitet bei Patienten mit zystischer Fibrose oder bei beatmeten Patienten), Infektionen von Verbrennungswunden, Infektionen von Operationswunden, Nierenbeckenentzündungen und Herzinnenhautentzündungen bei Drogensüchtigen.

Verschiedene Faktoren sind für die Pathogenität des Keims verantwortlich. Neben Haftfimbrien, die das Anheften an das Gewebe erleichtern, weist der Keim Hämolyseeigenschaften auf. Außerdem bildet er das Exotoxin A und das Exoenzym S aus, beides ADP-Ribosyltransferasen, die durch Glykosylierung den Elongationsfaktor EF_2 (Exotoxin A), Zytoskelettproteine und GTP-Bindeproteine (Exoenzym S) blockieren.

Es sind zahlreiche *Pseudomonas*-Arten bekannt, nur wenige davon spielen jedoch als Krankheitserreger eine bedeutende Rolle. Einige produzieren intensiv wirkende Toxine wie das Tetrodotoxin (TTX), das als Nervengift wirkt. Interessanterweise wurden Pseudomonas-Stämme auch bei dem Kugelfisch *Takifugu poecilonotus* nachgewiesen; eine Symbiose zwischen Fisch und Bakterien wird diskutiert. *P. denitrificans* wird seit Jahren als Produzent von Vitamin B_{12} eingesetzt.

Acinetobacter baumannii

Charakteristika

- Abteilung: Proteobacteria
- Klasse: Gammaproteobacteria
- Ordnung: Pseudomonadales
- Familie: Moraxellaceae

Besondere Merkmale: gramnegativ, aerob.

Häufig auftretende Krankheiten: Wundinfektion, Lungenentzündung, Meningitis.

Ein erst in den letzten Jahren so richtig als pathogen erkannter Keim ist *Acinetobacter baumannii*. Der Keim verursacht vor allem Pneumonien, seltener Harnwegsinfektionen, Wundinfektionen und Sepsis. Besonders gefürchtet wird der Keim auf Intensivstationen, die – wie in den Jahren 2008 und 2009 aus Enschede bzw. Heilbronn beschrieben – durch den Keim nahezu lahmgelegt werden können. Einige Stämme von *A. baumannii* tragen Resistenzgene gegen zahlreiche Antibiotika, sodass eine Behandlung von infizierten Patienten immer schwieriger wird. Gefürchtet ist der Keim vor allem bei immungeschwächten Patienten.

Acinetobacter baumannii: zunehmend problematischer Keim

Moraxella-Arten

Charakteristika

- Abteilung: Proteobacteria
- Klasse: Gammaproteobacteria
- Ordnung: Pseudomonadales
- Familie: Moraxellaceae

Besondere Merkmale: gramnegativ, aerob.

Häufig auftretende Krankheiten: Erkrankungen der Atemwege (*Moraxella catarrhalis*), Augenerkrankungen (*M. lacunata*).

Obwohl *Moraxella catarrhalis* Bestandteil der Normalflora der oberen Atemwege ist, kann er bei geschwächten Patienten zu Pneumonien, Mittelohrentzündung und zu Nasennebenhöhlenentzündung führen. Das Bakterium ist in der Lage, in Patienten mit COPD (chronisch obstruktiver Lungenerkrankung) zu kolonisieren und Entzündungsreaktionen und Exazerbationen zu verursachen. *M. lacunata* kann Entzündungen am Auge verursachen.

Moraxella catarrhalis: zusammen mit *Haemophilus influenzae* und *Streptococcus pneumoniae* Verursacher der COPD

Shewanella-Arten

Charakteristika
- Abteilung: Proteobacteria
- Klasse: Gammaproteobacteria
- Ordnung: Alteromonadales
- Familie: Shewanellaceae

Besondere Merkmale: gramnegativ, aerob und anaerob.

Shewanella-Arten: Alleskönner, die sowohl unter aeroben als auch anaeroben Bedingungen wachsen und zahlreiche Elektonenakzeptoren verwenden

Shewanella-Arten sind in der Lage verschiedene Elektronenakzeptoren wie NO_3^-, NO_2^- oder Fe^{3+}, Mn^{4+} zu verwenden. Inwieweit der Keim pathogen ist, ist nicht abschließend geklärt.

Vibrio cholerae, Vibrio parahaemolyticus

Charakteristika
- Abteilung: Proteobacteria
- Klasse: Gammaproteobacteria
- Ordnung: Vibrionales
- Familie: Vibrionaceae

Besondere Merkmale: gramnegativ, fakultativ anaerob.
Häufig auftretende Krankheiten: Cholera.

Vibrio cholerae: sein Genom besteht aus zwei Chromosomen

Vibrio cholerae: Verursacher der Cholera. Cholera-Epidemien können weltweit auftreten, derzeit werden sie vor allem in Südamerika beobachtet. Auch bei *Vibrio cholerae* unterscheidet man mehrere Serovare, am bekanntesten ist Serovar 0:1. Diese lassen sich in die Biovare »cholerae« und »eltor« unterteilen.

Die Toxizität von *V. cholerae* ist auf ein Toxin zurückzuführen, ein hexameres Protein, das zu den Toxinen des AB-Typs gehört (das Choleratoxin besteht aus einer A- und fünf B-Komponenten). Das Toxin ist in der Lage, Membranen zu passieren. Es hemmt die GTPase-Aktivität der $G_{\alpha s}$-Untereinheit eines heterotrimeren G-Proteins, das die Aktivität einer Adenylatcyclase reguliert, welche auf extrazelluläre Reize cAMP bildet. Die Folge ist eine Hemmung der GTPase-Aktivität der $G_{\alpha s}$-Untereinheit, die GTP zu GDP umsetzt. Das G-Protein bleibt in einem aktiven Zustand, die Adenylatcyclase kann nicht mehr abgeschaltet werden und es wird permanent cAMP gebildet. Dies wiederum führt zu einer Hemmung von Na^+-Pumpen, einer Cl^--Anreicherung und Wasser-Anreicherung im Lumen und dadurch zu Durchfällen (Wasserverlust bis zu 20 l/Tag). Die Gene (*ctxA* und *ctxB*), die für die Pathogenität von *V. cholerae* verantwortlich sind, wurden durch Bakteriophagen in das Genom des Bakteriums integriert. Sie codieren nicht nur für das Toxin, sondern auch für das Haftpilus TCP.

Die Übertragung von *V. cholerae* erfolgt durch unsauberes Wasser. Eine Erkrankung ist nicht tödlich, wenn der Wasser- und Elektrolytverlust ausgeglichen werden kann.

Vibrio parahaemolyticus: Dieser Keim verursacht einen Brechdurchfall, der nach einigen Tagen abklingt. *V. parahaemolyticus* wird durch Meeresfrüchte und besonders über rohen Fisch aufgenommen.

Escherichia coli

Charakteristika
- Abteilung: Proteobacteria
- Klasse: Gammaproteobacteria
- Ordnung: Enterobacteriales
- Familie: Enterobacteriaceae

Besondere Merkmale: gramnegativ, fakultativ anaerob, Indikator für fäkale Verunreinigungen.

Häufig auftretende Krankheiten: Harnwegsinfektionen, enterohämorrhagische Colitis (EHEC).

Escherichia coli ist einer der am besten untersuchten Keime. Sein natürlicher Lebensraum ist der Darmtrakt von Menschen und Tieren. *E. coli* K12 wird als das Haustier der Molekularbiologen bezeichnet, da es sich für die Vermehrung von Plasmiden hervorragend eignet. Eine Infektion mit *E. coli* kann zu extraintestinalen Erkrankungen wie z. B. Harnwegsinfektionen, Peritonitiden, Meningitiden bei Neugeborenen und Septikämien führen. Einige Stämme verursachen intestinale Erkrankungen mit Diarrhö:

Escherichia coli: Haustier der Molekularbiologen und gefährlicher Keim

- enteroinvasive *E. coli* (EIEC),
- enteropathogene *E. coli* (EPEC),
- enterotoxische *E. coli* (ETEC),
- enterohämorrhagische *E. coli* (EHEC),
- Shiga-Toxin produzierende *E. coli* (STEC),
- enteroaggegative *E. coli* (EAEC).

EIEC: Die Pathogenität von enteroinvasiven *E. coli* (EIEC) beruht auf seiner Fähigkeit, die Schleimhaut des Kolons zu penetrieren.

EPEC: Enteropathogene *E. coli* (EPEC) verursachen eine Säuglingsdiarrhö, die wahrscheinlich auf bestimmte Adhäsionsfaktoren zurückzuführen ist.

ETEC: Enterotoxische *E. coli* (ETEC) können ein oder zwei Enterotoxine (LT und ST) generieren. LT ist ein dem Choleratoxin ähnliches Toxin, ST stimuliert die Aktivität von Guanylatcyclasen, was eine Hemmung der Absorption von Na^+ und Cl^- zur Folge hat. Außerdem besitzt ETEC ganz spezifische Fimbrien, durch die das Bakterium an Epithelzellen des Dünndarms anlagert.

EHEC: Enterohämorrhagische *E. coli* (EHEC) verursachen eine hämorrhagische Kolitis, die ohne Symptome oder mit schweren Symptomen verlaufen kann. EHEC-Stämme werden in verschiedene Serogruppen eingeteilt. Häufig sind O157, O103 und O26. Dabei steht das »O« für die jeweils als Oberflächenantigene wirkenden Lipopolysaccharide der äußeren Membran der Bakterien. Zusätzlich werden mit dem Buchstaben »H« Angaben über Flagellen-Antigenstrukturen gemacht. Der bekannteste Stamm ist *E. coli* O157:H7. Krankheitsausbrüche, oft nach dem Verzehr von unzureichend erhitzten Hamburgern, werden immer wieder, vor allem in den USA, gemeldet.

●● EHEC-Epidemie in Deutschland

Im Jahr 2011 kam es in Deutschland zu einer EHEC-Epidemie mit mehr als 3000 Erkrankten. 40 Patienten starben, eine große Anzahl wurde dialysepflichtig. Viele Patienten erkrankten am hämolytisch-urämischen Syndrom (HUS), einer Erkrankung der Blutgefäße und der Nieren. Der Stamm wurde als *E. coli* O104:H4 identifiziert. Er weist Eigenschaften der Shiga-Toxin produzierenden *E.-coli*-Stämme (hohe Toxizität) und der enteroaggegativen *E.-coli*-Stämme (lange Verweildauer im Darm) auf.

Salmonella enterica

Charakteristika
- Abteilung: Proteobacteria
- Klasse: Gammaproteobacteria
- Ordnung: Enterobacteriales
- Familie: Enterobacteriaceae

Besondere Merkmale: gramnegativ, fakultativ anaerob, Infektion über unsaubere Lebensmittel, unhygienisch aufgetautes Geflügel, rohe Eier.

Häufig auftretende Krankheiten: Durchfallerkrankungen, Typhus.

Salmonellen: Erreger von spontan ausheilenden Durchfallerkrankungen

Berücksichtigt man die historisch gewachsene Bezeichnung der Salmonellen, so müssten viele verschiedene Arten existieren. Molekularbiologische Untersuchungen führten jedoch zu der überraschenden Erkenntnis, dass die Gattung Salmonella nur aus der Art *Salmonella enterica* besteht. Diese weist sechs Subspezies (Subgruppen) auf. Aufgrund von O- und H-Antigenen können mehr als 2000 Serovare unterschieden werden. Dem Krankheitsbild nach unterscheidet man:
- typhöse Salmonellen und
- enteritische Salmonellen.

Die typhöse Salmonellose ist eine Erkrankung des ganzen Körpers. Neben dem Darm sind Milz, Leber, Knochenmark, Gallenwege und die Haut betroffen. Die enteritische Salmonellose bleibt auf den Darm beschränkt.

Mit Antibiotika behandelt wird nur die typhöse Salmonellose, jedoch nicht immer mit Erfolg. Bei durch enteritische Salmonellen verursachten Durchfällen genügt eine symptomatische Behandlung. Die wichtigsten Präventivmaßnahmen sind die Verhinderung der Kontamination von Lebensmitteln und, bei Reisen in Thyphus-Endemiegebiete, eine Schutzimpfung.

Shigella-Arten

Charakteristika

- Abteilung: Proteobacteria
- Klasse: Gammaproteobacteria
- Ordnung: Enterobacteriales
- Familie: Enterobacteriaceae

Besondere Merkmale: gramnegativ, fakultativ anaerob.

Häufig auftretende Krankheiten: bakterielle Ruhr (Shigellose, *Shigella dysenteria*, *S. flexneri*, *S. boydii*), Sommerdurchfall (*S. sonnei*).

Shigella-Arten lassen sich in vier Gruppen einteilen (Arten der Gruppen A–C können in verschiedene Serovare unterteilt werden):

- Gruppe A: *S. dysenteria* u. a.,
- Gruppe B: *S. flexneri* u. a.,
- Gruppe C: *S. boydii* u. a.,
- Gruppe D: *S. sonnei* u. a.

Shigellen: Erreger der Bakterienruhr, einer gefährlichen Durchfallerkrankung

Shigellen besitzen invasive Eigenschaften und durchdringen die Schleimhaut des Kolons. Sie bilden Shigella-Enterotoxine, die starkes Fieber und Durchfall verursachen. Besonders toxisch ist das Shiga-Toxin der Arten der Gruppe A. Shiga-Toxin hemmt die Translation, indem es 23S-rRNA an verschiedenen Stellen spaltet.

Die Bakterien der Gruppe A sind hauptsächlich in den Tropen und Subtropen verbreitet, Bakterien der Gruppe B findet man weltweit, Bakterien der Gruppe C vor allem in Vorderindien und Nordafrika, Bakterien der Gruppe D in Mitteleuropa.

Yersinia-Arten

Charakteristika

- Abteilung: Proteobacteria
- Klasse: Gammaproteobacteria
- Ordnung: Enterobacteriales
- Familie: Enterobacteriaceae

Besondere Merkmale: gramnegativ, fakultativ anaerob.

Häufig auftretende Krankheiten: Pest (*Yersinia pestis*), Enteritiden (*Y. enterocolitica*), Pseudoappendizitis (*Y. pseudotuberculosis*).

Bekannt sind elf *Yersinia*-Arten; dazu gehören:

- *Y. pestis,*
- *Y. enterocolitica* und
- *Y. pseudotuberculosis.*

Yersinien: Erreger von oft unterschätzten Darmentzündungen

Y. pestis verursacht die Pest, eine Erkrankung, die im Mittelalter Millionen von Menschen tötete. Man schätzt, dass zwischen den Jahren 1350 und 1450 etwa Dreiviertel der Bevölkerung Europas an der Pest verstarb. Primär erkranken Ratten an der Pest, die dann über Flöhe auf den Mensch übertragen wird. Der Erreger wandert in Lymphknoten, in denen er sich vermehrt. Nach 2–5 Tagen verändern sich die Lymphknoten, sie vergrößern sich und werden blau (Bubonen). Tritt der Erreger in die Blutbahn über, besiedelt er häufig innere Organe (z. B. die Lunge) und es kommt zu einer Sepsis mit oft tödlichem Ausgang. Bei der Lungenpest liegt die Letalität bei 100 %.

Y. enterocolitica und *Y. pseudotuberculosis* verursachen primär Infektionen bei Haustieren und Wildtieren. Die Erreger sind jedoch auch auf den Menschen übertragbar. Die Folge einer *Y.-enterocolitica*-Infektion sind akute Darm- und Gelenkentzündungen.

Klebsiella-Arten

Charakteristika

- Abteilung: Proteobacteria
- Klasse: Gammaproteobacteria
- Ordnung: Enterobacteriales
- Familie: Enterobacteriaceae

Besondere Merkmale: gramnegativ, fakultativ anaerob.
Häufig auftretende Krankheiten: Infektionen der Harnwege und der Atemwege.

Klebsiella-Arten: Erreger von Pneumonien bei immungeschwächten Patienten

Arten der Gattung *Klebsiella* leben im Boden, in Gewässern und im Magen-Darm-Trakt. *Klebsiella pneumoniae* ist für nosokomiale Pneumonien bei immungeschwächten, stationären Patienten bekannt. Häufig kommt es zu Atemwegs- und Harnwegsinfektionen.

Citrobacter-Arten

Charakteristika

- Abteilung: Proteobacteria
- Klasse: Gammaproteobacteria
- Ordnung: Enterobacteriales
- Familie: Enterobacteriaceae

Besondere Merkmale: gramnegativ, fakultativ anaerob, diazotroph.
Häufig auftretende Krankheiten: Harnwegsinfekte, Atemwegsinfekte, Hautinfektionen (opportunistische Enterobacteriaceae).

Citrobacter-Arten: immer häufiger Erreger von Harwegsinfektionen

Zu den opportunistischen Enterobacteriaceae gehören *Citrobacter*-Arten. Beunruhigend ist, dass Keime aus dieser Gattung zahlreiche Antibiotika-Resistenzen entwickelt haben. Man findet *Citrobacter*-Arten in fast allen Lebensräumen. Sie kommen außerdem im Darm des Menschen vor. Als Auslöser von Harnwegsinfektionen und nosokomialen Infektionen spielen sie eine zunehmende Rolle. *Citrobacter*-Arten können Citrat als Kohlenstoffquelle verwenden.

Enterobacter-Arten

Charakteristika

- Abteilung: Proteobacteria
- Klasse: Gammaproteobacteria
- Ordnung: Enterobacteriales
- Familie: Enterobacteriaceae

Besondere Merkmale: gramnegativ, fakultativ anaerob, chemoorganotroph.
Häufig auftretende Krankheiten: Harnwegsinfekte, Atemwegsinfekte, Hautinfektionen (opportunistische Enterobacteriaceae).

Enterobacter-Arten gehören zur normalen Darmflora. Sie galten lange Zeit als nichtpathogen. *E. aerogenes* und *E. cloacae* führen jedoch zunehmend zu Infektionen der Harnwege, der Atemwege und der Haut.

Enterobacter-Arten: überall zu finden, nicht immer ungefährlich

Serratia-Arten

Charakteristika

- Abteilung: Proteobacteria
- Klasse: Gammaproteobacteria
- Ordnung: Enterobacteriales
- Familie: Enterobacteriaceae

Besondere Merkmale: gramnegativ, fakultativ anaerob.
Häufig auftretende Krankheiten: Atemwegsinfekte, Hautinfektionen (opportunistische Enterobacteriaceae).

Die »blutige Hostie« oder die »Blut weinende Madonna« haben in der Kirche Symbolcharakter. Der junger Apotheker B. Bizio erkannte 1819, dass der wahre Grund für das Auftreten rot gefärbten Blutes das Bakterium *Serratia marcescens* war, das in der Lage ist, ein rotes Pigment zu erzeugen.

Serratia marcescens: Keim, der verantwortlich ist für »das Wunder von Bolsena«

S. marcescens wurde Ende der 1970er Jahre in den USA von der Armee als Indikatorkeim eingesetzt, um herauszufinden, wie schnell sich Bakterien im Einsatzfall verbreiten können. Testungen wurden u. a. auch in der New Yorker U-Bahn durchgeführt.

Heute weiß man, dass *S. marcescens* durchaus auch pathogen sein kann. Wie *Citrobacter*- und *Enterobacter*-Arten gelten auch *Serratia*-Arten als opportunistische Infektionskeime.

Morganella-Arten

Charakteristika

- Abteilung: Proteobacteria
- Klasse: Gammaproteobacteria
- Ordnung: Enterobacteriales
- Familie: Enterobacteriaceae

Besondere Merkmale: gramnegativ, fakultativ anaerob.

Häufig auftretende Krankheiten: Harnwegsinfekte, Atemwegsinfekte, Hautinfektionen (opportunistische Enterobacteriaceae).

Morganella morganii:
Histaminproduzent und Erreger zahlreicher Infektionen bei immungeschwächten Patienten

Einige Menschen leiden an Histaminintoleranz. Histamin ist Bestandteil vieler Lebensmittel, bei deren Herstellung Mikroorganismen eingesetzt werden. Bakterien sind auch in unserem Darm für die Bildung von Histamin verantwortlich. Von den potenziell im Darm vorhandenen Histaminbildnern, produziert das fakultativ pathogene Bakterium *Morganella morganii* am meisten Histamin. So wird bei Histaminunverträglichkeit eine Untersuchung auf *M. morganii* empfohlen. Außerdem gehören *Morganella*-Arten (wie *Citrobacter-*, *Enterobacter-* und *Serratia*-Arten) zu den opportunistischen Enterobacteriaceae.

Providencia-Arten

Charakteristika

- Abteilung: Proteobacteria
- Klasse: Gammaproteobacteria
- Ordnung: Enterobacteriales
- Familie: Enterobacteriaceae

Besondere Merkmale: fakultativ anaerob.

Häufig auftretende Krankheiten: Durchfälle, Harnwegsinfekte, Hautinfektionen (opportunistische Enterobacteriaceae).

Providencia-Arten:
Erreger von Infektionskrankheiten mit zunehmender Bedeutung

Providencia-Arten kommen fast überall vor. Zunehmend spielen sie als resistente Keime eine Rolle bei Durchfällen, Harnwegsinfekten und Hautinfektionen.

Proteus-Arten

Charakteristika

- Abteilung: Proteobacteria
- Klasse: Gammaproteobacteria
- Ordnung: Enterobacteriales
- Familie: Enterobacteriaceae

Besondere Merkmale: gramnegativ, fakultativ anaerob.

Häufig auftretende Krankheiten: Harnwegsinfekte, Atemwegsinfekte, Hautinfektionen (opportunistische Enterobacteriaceae).

Proteus-Arten gelten ebenfalls als opportunistische Keime. Am bekanntesten sind P. vulgaris und P. mirabilis. Beides sind sehr bewegliche Keime, die auf der Oberfläche eines Nährmediums wandern können.

Proteus-Arten: Erreger zahlreicher Infektionen bei immungeschwächten Patienten

Haemophilus-Arten

Charakteristika

- Abteilung: Proteobacteria
- Klasse: Gammaproteobacteria
- Ordnung: Pasteurellales
- Familie: Pasteurellaceae

Besondere Merkmale: gramnegativ, fakultativ anaerob.
Häufig auftretende Krankheiten: Infekte des Respirationstraktes, Meningitis (*Haemophilus influenzae*).

Von den 16 Arten der Gattung *Haemophilus* ist *H. influenzae* die bekannteste. Sie verursacht als opportunistischer Keim Infekte der oberen und tieferen Atemwege, bei Kleinkindern kann sie zu Meningitis und Sepsis führen. Ein besonderes Phänomen von *H. influenzae* ist, dass der Keim ein Satelliten- oder Ammenwachstum aufweist. Es wird beobachtet, dass der Stamm auf Agarplatten gerne in Nachbarschaft von anderen Bakterien wie z. B. *Staphylococcus aureus* wächst. Dies liegt daran, dass der Keim zum Wachstum ausreichend NAD und NADP benötigt. Dies liegt in bestimmten Nährmedien nur unzureichend vor. *S. aureus* hingegen produziert NAD im Überschuss, sezerniert es ins Medium und ermöglicht so das Wachstum der *H.-influenzae*-Zellen.

Haemophilus-Arten: Erreger von Atemwegsinfektionen

Von den übrigen Arten sind *H. ducreyi*, *H. aegyptius*, *H. parainfluenzae*, *H. haemolyticus* und *H. vaginalis* die bekanntesten. Humanpathogen sind *H. ducreyi* (verursacht die Geschlechtskrankheit Ulcus Molle, weicher Schanker), *H. aegyptius* (verursacht Konjunktivitis) und *H. parainfluenzae* (verursacht Endokarditis). *H. vaginalis* (*Gardnerella vaginalis*) ist ein typischer Vertreter der Vaginalflora. Ob der Stamm für Infektionen verantwortlich gemacht werden kann, ist unklar.

Pasteurella-Arten

Charakteristika

- Abteilung: Proteobacteria
- Klasse: Gammaproteobacteria
- Ordnung: Pasteurellales
- Familie: Pasteurellaceae

Besondere Merkmale: gramnegativ, fakultativ anaerob.
Häufig auftretende Krankheiten: Infektionen bei Tieren.

Pasteurella-Arten besiedeln die Schleimhautflora von Menschen und Tieren. Eine Pasteurellose findet man gelegentlich bei Menschen, die sehr eng mit Tieren zusammenleben. Am häufigsten tritt sie nach einem Katzenbiss auf. Symptome sind Ent-

Pasteurella-Arten: Erreger, die vom Tier auf den Menschen übertragbar sind

zündungen der Haut und des Gewebes sowie Fieber. Ganz selten treten eine Sepsis, Endokarditis, Lungenentzündung oder eine Meningitis auf.

Die bekannteste Art ist *Pasteurella multocida,* ein Erreger, der vor allem bei Kaninchen und Mäusen eine oft tödliche Infektion verursacht.

Actinobacillus-Arten

Charakteristika
- Abteilung: Proteobacteria
- Klasse: Gammaproteobacteria
- Ordnung: Pasteurellales
- Familie: Pasteurellaceae

Besondere Merkmale: gramnegativ, fakultativ anaerob.
Häufig auftretende Krankheiten: Wundinfektionen (Begleitkeim).

Actinobacillus: häufiger Begleitkeim der Aktinomykosen

Arten der Gattung *Actinobacillus* sind Begleitkeime, die besonders bei Wundinfektionen auftreten. *A. pleuropneumoniae* verursacht beim Schwein eine Lungen-Brustfell-Entzündung, die oft tödlich verläuft und meldepflichtig ist.

Myxobacteria-Arten

Charakteristika
- Abteilung: Proteobacteria
- Klasse: Deltaproteobacteria
- Ordnung: Myxococcales
- Familie: Verschiedene Familien

Besondere Merkmale: gramnegativ, aerob.
Besonderheit: Naturstoffproduzenten.

Die Ordnung Myxococcales wird in sechs Familien unterteilt: Cystobacteriaceae, Myxococcaceae, Polyangiaceae, Nannocystaceae, Haliangiaceae und Kofleriaceae. Die Verteilung der bekannten Stämme auf diese Familien ist ohne DNA-Informationen nur sehr schlecht möglich.

Bekannte Vertreter sind *Myxococcus xanthus, Anaeromyxobacter dehalogenans, Stigmatella aurantiaca* und *Sorangium cellulosum.* Das letztgenannte Bakterium weist ein Genom von 13 Mio. Basenpaaren auf. Damit hat es das größte bekannte Genom aller Bakterien. *S. cellulosum* ist der Produzent von Epthilonen, einer bedeutenden zytostatisch wirksamen Substanzgruppe.

Myxobakterien: Produzenten von Naturstoffen

Myxobakterien, die keine Geißeln besitzen, können sich durch Gleiten auf Oberflächen bewegen. Bei Nahrungsmangel bilden sie Fruchtkörper aus, die verschiedene Formen und Farben annehmen können.

Campylobacter-Arten

> **Charakteristika**
> - Abteilung: Proteobacteria
> - Klasse: Epsilonproteobacteria
> - Ordnung: Campylobacterales
> - Familie: Campylobacteriaceae
>
> Besondere Merkmale: gramnegativ, aerob.
> Häufig auftretende Krankheiten: Durchfallerkrankungen (*Campylobacter jejuni*).

Campylobacter jejuni galt noch vor etwa 50 Jahren als ein Keim, der vor allem die Ursache für Totgeburten bei Rindern und Schafen war. 1977 publizierte M. Skirrows einen Bericht darüber, dass *C. jejuni* Durchfallerkrankungen verursachen würde und dass diese Erkrankung sehr häufig vorkäme. Der Bericht wurde zu einem der am meisten zitierten Publikationen, denn man stellte weltweit fest, dass Skirrows Beobachtung richtig war: *C. jejuni* ist einer der Keime, der am häufigsten Durchfallerkrankungen verursacht.

> *Campylobacter jejuni:* Erreger von Durchfallerkrankungen

Eine weitere Art der Gattung *Campylobacter*, *C. fetus*, kann bei geschwächten Patienten Endokarditis, Arthritis, Meningitis und Sepsis verursachen.

Helicobacter pylori

> **Charakteristika**
> - Abteilung: Proteobacteria
> - Klasse: Epsilonproteobacteria
> - Ordnung: Campylobacterales
> - Familie: Helicobacteriaceae
>
> Besondere Merkmale: gramnegativ, aerob.
> Häufig auftretende Krankheiten: Magenerkrankungen.

Erst im Jahr 1983 wurde der Stamm in einer Publikation zum ersten Mal beschrieben, 22 Jahre später erhielten R. Warren und B. Marshall für ihre Arbeiten den Nobelpreis für Medizin. *Helicobacter pylori* kommt in der menschlichen Magenschleimhaut vor und ist verantwortlich für eine chronisch verlaufende Gastritis, für Magengeschwüre, Zwölffingerdarmgeschwüre und Magenkarzinome. Charakteristisch für *H. pylori* ist seine Fähigkeit, sich unter der Magenschleimhaut einzunisten und durch Spaltung von Harnstoff in Ammoniak und Kohlendioxid durch eine Urease den pH-Wert zu erhöhen. Die Entdeckung des Keims hat zu einem Umdenken bei der Behandlung von Magenerkrankungen geführt.

> *Helicobacter pylori:* viele Jahre unentdeckter Erreger, der zu Magenerkrankungen führt

Die Pathogenität von *H. pylori* ist auf mehrere Faktoren zurückzuführen. U. a. bildet es ein sogenanntes vakuolisierendes Zytotoxin (VacA), das die Bildung von kleinen Zellsafträumen in den Epithelzellen induziert. Diese Räume füllen sich bis zum Zerplatzen mit Säure und zerstören dann mit der Säure das umliegende Gewebe. Außerdem kann es durch die Bildung zahlreicher Enzyme Entzündungen der Magenschleimhaut induzieren.

Merke

Die gramnegativen Enterobacteriales gehören zu den Proteobacteria. Zu den Enterobacteriales gehören die Gattungen *Escherichia, Salmonella, Shigella, Yersinia, Klebsiella, Citrobacter, Enterobacter, Serratia, Morganella, Providencia* und *Proteus*.

5.6.3 Firmicutes

Zusammen mit den Actinobacteria bilden die Firmicutes die große Gruppe der grampositiven Bakterien. Die DNA der Firmicutes weist einen geringeren GC-Gehalt auf als die der Actinobacteria. Viele Arten der Firmicutes bilden Sporen aus.

Clostridium-Arten

Charakteristika

- Abteilung: Firmicutes
- Klasse: Clostridia
- Ordnung: Clostridiales
- Familie: Clostridiaceae

Besondere Merkmale: grampositiv, obligat anaerob.

Häufig auftretende Krankheiten: Botulismus (*Clostridium botulinum*), Tetanus (*C. tetani*), Durchfälle (*C. difficile*), Gasbrand (*C. perfringens*).

Clostridium: Gattung mit vielen pathogenen Arten, die ganz unterschiedliche Erkrankungen hervorrufen

Aus der Gattung *Clostridium* sind einige humanpathogene und einige für den Menschen nützliche Mikroorganismen bekannt.

Zu den pathogenen *Clostridium*-Arten gehören:

- *C. botulinum:* Erreger des Botulismus,
- *C. difficile:* Erreger der durch Antibiotika induzierten Darmentzündung und der pseudomembranösen Colitis,
- *C. histolyticum:* seltener und besonders gefährlicher Gasbranderreger,
- *C. perfringens:* klassischer Gasbranderreger, der auch Lebensmittelvergiftungen verursacht,
- *C. tetani:* Erreger des Wundstarrkrampfes (Tetanus).

Verantwortlich für die Pathogenität der *Clostridium*-Arten sind Toxine (Botulinustoxin, Tetanustoxin, Toxine A und B). Gut untersucht sind das Tetanustoxin (Tetanospasmin bzw. Tetanolysin), das zu einer Verkrampfung und Lähmung der Muskulatur (Tetanospasmin) und zu einer Herzschädigung (Tetanolysin) führt, und das Botulinustoxin. Beide Toxine sind Endopeptidasen. Das Tetanustoxin spaltet Synaptobrevin, das Botulinustoxin das Enzym SNAP-25. Dadurch wird eine Exozytose beider Toxine verhindert. Das Botulinustoxin verhindert dann die Freisetzung von Acetylcholin, was zu einer Lähmung der neuromuskulären Übertragung führt. Tetanustoxin hemmt im Rückenmark und Hirnstamm die Freisetzung von GABA (γ-Aminobuttersäure, gamma aminobutyric acid) und Glycin und verursacht dadurch Krämpfe und Spastiken. Die Toxine A und B glykosylieren Rho-Proteine, die dadurch inaktiv werden. Gleichzeitig beobachtet man aber auch eine Hochregulierung der Expression von Rho-Proteinen. Letztendlich resultiert eine Induktion von Entzündungsprozessen.

Zu den nützlichen *Clostridium*-Arten gehört *C. acetobutylicum*, der in der Lage ist, Zucker zu Lösungsmitteln zu vergären. Hauptprodukte sind Aceton, Ethanol und 1-Butanol.

Mycoplasma-Arten

Charakteristika

- Abteilung: Firmicutes
- Klasse: Mollicutes
- Ordnung: Mycoplasmatales
- Familie: Mycoplasmataceae

Besondere Merkmale: zellwandlos.
Häufig auftretende Krankheiten: Lungenentzündung (*Mycoplasma pneumoniae*), Harnröhrenentzündungen (*M. genitalium*).

Mykoplasmen sind zellwandlose Prokaryoten. Sie sind Komponenten der natürlichen Hautflora, treten jedoch auch als Krankheitserreger auf. Dabei spielt *Mycoplasma pneumoniae* eine große Rolle. Es verursacht vor allem atypische Pneumonien, die oft mit Fieber und v. a. mit einem sehr starken Husten beginnen.

Mykoplasmen: Erreger ohne Zellwand

Infekte des Urogenitaltrakts verursacht vor allem *Mycoplasma genitalium*. Ebenfalls Infekte des Urogenitaltrakts verursacht *Ureaplasma urealyticum*, ein Bakterium, das ebenfalls in die Familie der Mycoplasmataceae gehört.

Staphylococcus-Arten

Charakteristika

- Abteilung: Firmicutes
- Klasse: Bacilli
- Ordnung: Bacillales
- Familie: Staphylococcaceae

Besondere Merkmale: grampositiv, fakultativ anaerob.
Häufig auftretende Krankheiten: eitrige Infekte wie Otitis, Sepsis, Lungenentzündung, Endokarditis und Toxisches Schock-Syndrom (*Staphylococcus aureus*), fremdkörperassoziierte Infektionen (*S. epidermidis*).

Staphylococcus aureus: Dieser Keim findet sich nahezu überall auf der menschlichen Haut. Nur bei eingeschränktem Immunsystem kommt es zu Hautinfektionen (Furunkel). Im Körper kann durch *Staphylococcus aureus* eine Sinusitis oder Otitis ausgelöst werden. Aber auch lebensbedrohliche Erkrankungen wie Lungenentzündung, Sepsis und Endokarditis sind Erkrankungen, die durch *S. aureus* hervorgerufen werden.

Staphylococcus aureus: Erreger, der zahlreiche Infektionen auslösen kann

Die Gefährlichkeit von *S. aureus* hängt mit zahlreichen Faktoren zusammen. Der Keim wird durch das Protein A vor der Phagozytose durch Makrophagen geschützt (Faktor A ist ein Protein, das vor allem IgG binden kann, wodurch die Immunantwort unterbrochen wird). Außerdem kann es direkt an Integrine binden und sich so leichter an Zellen anlagern. Mit einem Set an Enzymen (Hyaluronidase, DNase, Lipase und Hämolysin, Lekocidin) ist es im Stande, interzelluläres Bindegewebe zu zerstören, um in den Wirtsorganismus einzudringen. Und mittels Koagulasen (Clumping-Faktor-Proteine) kann sich *S. aureus* im Körper durch die Ausbildung eines Fibrinnetzes, das vom Immunsystem nicht erkannt wird, schützen.

Eine besondere Gefährlichkeit geht von einem Toxin aus, das von etwa 1% der Stämme gebildet wird und das sog. Toxische Schock-Syndrom auslöst. Darüber hinaus sind viele Stämme von *S. aureus* resistent gegen Betalactam-Antibiotika (MRSA-Resistenz, → Kap. 5.15.2), einige Stämme sind auch schon multiresistent.

Staphylococcus epidermidis: Es handelt sich um einen koagulasenegativen *Staphylococcus,* der vor allem fremdkörperassoziierte Infektionen verursacht (Herzschrittmacher, Herzklappen, Katheter, Schrauben). Dabei binden die Bakterien an Fibrinogen und andere Proteine, die sich auf den Oberflächen der Fremdkörper anlagern. Es entstehen Biofilme, in denen die Bakterien auch vor Antibiotika geschützt sind.

Bacillus-Arten

Charakteristika
- Abteilung: Firmicutes
- Klasse: Bacilli
- Ordnung: Bacillales
- Familie: Bacillaceae

Besondere Merkmale: grampositiv, fakultativ anaerob.
Häufig auftretende Krankheiten: Milzbrand (*Bacillus anthracis*), *B. cereus* (Lebensmittelvergiftung).

Bacillus-Arten: Ubiquitär vorkommende Erreger mit großer Anpassungsfähigkeit

Innerhalb der Gattung *Bacillus* sind drei Arten von Bedeutung:
- *B. subtilis:* kommt fast überall vor, sein natürlicher Standort ist der Boden. Der Keim ist für den Menschen nicht pathogen, er wurde sogar zur Behandlung von Dermatosen und Durchfällen eingesetzt. Außerdem sind Sporen von *B. subtilis* Indikatoren für Sterilisationsprozesse.
- *B. anthracis:* Milzbrand-Erreger, lebt ebenfalls im Boden. Über Tiere gelangt der Erreger zum Menschen, hier verursacht er je nach Eintrittsort Hautmilzbrand, Lungenmilzbrand und Darmmilzbrand.
- *B. cereus:* gehört zu den Keimen, die eine Lebensmittelvergiftung verursachen können.

Listeria monocytogenes

Charakteristika

- Abteilung: Firmicutes
- Klasse: Bacilli
- Ordnung: Bacillales
- Familie: Listeriaceae

Besondere Merkmale: grampositiv, fakultativ anaerob.

Häufig auftretende Krankheiten: Listeriose.

Listerien kommen fast überall vor und können sich auch im nährstoffarmen Wasser vermehren. Als humanpathogen wird eigentlich nur *Listeria monocytogenes* bezeichnet. Bei immungeschwächten Patienten kann es durch *L. monocytogenes* zu einer Infektion kommen. Dabei treten in schweren Fällen Endokarditis, Meningoenzephalitis und Sepsis auf. Bei Schwangeren kann es zu einem Abort kommen.

Die Übertragung von *L. monocytogenes* erfolgt durch direkten Kontakt mit infizierten Tieren sowie über verunreinigte Lebensmittel, vor allem Milchprodukte, Speiseeis, unbehandeltes Obst und Gemüse sowie Produkte aus rohem Fleisch. Ein Toxin (Listeriolysin) ist für die Pathogenität verantwortlich.

Streptococcus-Arten

Charakteristika

- Abteilung: Firmicutes
- Klasse: Bacilli
- Ordnung: Lactobacillales
- Familie: Streptococcaceae

Besondere Merkmale: grampositiv, aerotolerant anaerob, kettenförmiges Wachstum.

Häufig auftretende Krankheiten: Scharlach, Lungenentzündung, Meningitis, Endokarditis u. a..

Streptokokken-Arten werden auf der Basis eines Kohlenhydrats, gegen das sich bestimmte Antikörper richten können, in Gruppen unterteilt. Man spricht von α-, β- und γ-hämolysierenden Streptokokken. Das Hämolyseverhalten der Bakterien wird auf Blutagar bestimmt:

Streptokokken: Erreger, bei dem eine Infektion oft mit der Bildung von Eiter einhergeht

- α-hämolysierende Streptokokken verfärben Blutagar grünlich, was durch Reduktion des Hämoglobins zu erklären ist. Die Erythozytenmembran bleibt intakt.
- β-hämolysierende Streptokokken, die nach R. Lancefield in die Gruppen A–S eingeteilt werden (◻ Tab. 5.5), führen zu einer Zerstörung der Erythrozyten und zu einem Abbau des Hämoglobins. Dies führt zu einer Gelbfärbung des Blutagars.
- γ-hämolysierende Streptokokken verursachen keine Hämolyse und keine Verfärbung des Blutagars.

◘ **Tab. 5.5** Einteilung der Streptokokken nach R. Lancefield

Lancefield-Gruppe	Art (Beispiel)	Krankheit
A	S. pyrogenes	Pharyngitis, Scharlach
B	S. agalactiae	Kindbettfieber; bei Neugeborenen: Sepsis, Pneumonie, Meningitis
C	S. galactiae	Erkrankung nur bei Tieren
D	S. bovis	Nur selten: Septikämie, Meningitis, Wundinfektion, Peritonitis, Endokarditis, Pharyngitis
E	S. uberis	Nicht bekannt
F	S. minutus	Nicht bekannt
G	S. anginosus	Selten: eitrige Entzündungen des Urogenitaltrakts, des Verdauungstrakts, der Haut, der Knochen und des Kopfes; auch Entzündungen innerer Organe und des ZNS
H	S. dysgalactiae	Nicht bekannt
K–M	Unbekannt	
N	S. lactis	
O–S	Unbekannt	

S.: Streptococcus

Zu den α-hämolysierenden Streptokokken gehören vor allem die Pneumokokken (*Streptococcus pneumoniae*). Es sind mehr als 90 Serovare bekannt. Sie verursachen primär Pneumonien und Bronchitis, aber auch Meningitis, Mittelohrentzündung und Nebenhöhlenentzündung. Die Pathogenität des Keims beruht auf einer Kapsel, die vor Phagozytose schützt, auf Proteasen und einem Toxin.

Bei den β-hämolysierenden Streptokokken sind vor allem *S. pyrogenes* und *S. agalactiae* zu beachten. *S. pyrogenes* enthält eine Reihe von Toxinen und Proteinen (Streptolysine, pyrogene Streptokokken-Exotoxine, Streptokinase, Hyaluronidase, DNasen), die für die Pathogenität verantwortlich sind. Unbehandelt kann eine schwere Infektion zum Tode führen. *S. agalactiae* verursacht nur bei immungeschwächten Personen, bei Schwangeren und bei Neugeborenen Infektionen.

Zu den α-hämolysierenden oder γ-hämolysierenden Streptokokken gehören *S. mutans* und *S. sanguis*, die Zahnkaries verursachen können. Sie können auch für Endokarditiden verantwortlich sein, wenn sie durch die Schleimhaut des Mundes in die Blutbahn gelangen.

Enterococcus-Arten

> **Charakteristika**
> - Abteilung: Firmicutes
> - Klasse: Bacilli
> - Ordnung: Lactobacillales
> - Familie: Streptococcaceae
>
> Besondere Merkmale: grampositiv, aerotolerant anaerob, kettenförmiges Wachstum.
> Häufig auftretende Krankheiten: Endokarditis.

Der bekannteste Vertreter der Enterokokken, *Enterococcus faecalis,* weist ähnliche Antigeneigenschaften auf wie β-hämolysierende Streptokokken der Gruppe D. Sie kommen im Darm des Menschen vor und weisen eine geringe Pathogenität auf. Nur bei immungeschwächten Personen können sie eine Endokarditis verursachen. Außerdem kommen sie bei nosokomialen Infekten als Bestandteil einer Mischpopulation vor. Multiresistente Enterokokken werden zu einem immer größeren Problem in den Krankenhäusern.

Es ist anzumerken, dass Enterokokken bei der Herstellung von Lebensmitteln eine wichtige Rolle spielen. Zwar werden sie nur selten direkt bei der Herstellung eingesetzt, doch sind sie nicht selten dominierende Mikroorganismen während der Käseherstellung, und sie scheinen dann für die Aromatisierung einiger Käsesorten (z. B. griechischer Kefalotyri, spanischer Cebreiro) essenziell zu sein.

Enterokokken: wenig pathogene Erreger, die jedoch auch schwerwiegende Infektionen erzeugen können

Lactobacillus-Arten

> **Charakteristika**
> - Abteilung: Firmicutes
> - Klasse: Bacilli
> - Ordnung: Lactobacillales
> - Familie: Lactobacillaceae
>
> Besondere Merkmale: grampositiv, fakultativ anaerob.
> Besonderheit: *Lactobacillus* wird zur Herstellung von Sauermilchprodukten eingesetzt.

Die Lactobazillen gehören zu den Milchsäurebakterien. Sie kommen innerhalb des Menschen im Mund, im Verdauungstrakt, in der Vagina und in einem bestimmten Bereich der männlichen Harnröhre vor. Lactobazillen gelten als probiotische Bakterien, da ihre Stoffwechselprodukte das Wachstum pathogener Keime unterdrücken.

Lactobazillen: probiotische Bakterien

> **Merke**
> - Bakterien, die zu den Firmicutes gehören, sind grampositiv.
> - Im unterschied zu den Actinobacteria weisen die Firmicutes einen geringeren GC-Gehalt ihrer DNA auf.
> - Zu den Firmicutes gehören die Gattungen *Clostridium, Mycoplasma, Staphylococcus, Bacillus, Listeria, Streptococcus, Enterococcus* und *Lactobacillus*.

5.6.4 Actinobacteria

Viel bekannte Bakterienarten gehören zu den Actinobacteria. Sie weisen GC-reiche DNA auf, sind häufig Sporenbildner und einige können auch filamentös wachsen. Bekannt ist nur eine Klasse (Actinobacteria), die in sechs Ordnungen unterteilt ist. Man unterscheidet die Acidimicrobiales, die Rubrobacterales, die Coriobacteriales, die Sphaerobacterales, die Bifidobacteriales und die Actinomycetales. Aus pharmazeutischer Sicht sind vor allem Bakterien der Ordnung Actinomycetales interessant.

Corynebacterium diphtheriae

Charakteristika
- Abteilung: Actinobacteria
- Klasse: Actinobacteria
- Ordnung: Actinomycetales
- Familie: Corynebacteriaceae

Besondere Merkmale: grampositiv, fakultativ anaerob.
Häufig auftretende Krankheiten: Diphtherie.

Corynebacterium diphtheriae: Diphtherieerreger

Corynebacterium diphtheriae verursacht die Diphtherie. Bei der Erkrankung treten zunächst Blutungen der Nasenschleimhaut, Lymphknotenschwellungen und dicke Beläge auf den Tonsillen auf. Zu einem späteren Zeitpunkt können Degeneration des Parenchyms von Nieren, Leber und Herz auftreten.

Verantwortlich für die Pathogenität des Bakteriums ist das Diphtherietoxin, das von einem Phagen übertragen werden kann. Es besteht aus zwei Proteinketten (Toxin A und B), die über Disulfidbrücken miteinander verbunden sind. Toxin A ribosyliert den Elongationsfaktor EF-2, der bei der Proteinbiosynthese eine wichtige Rolle spielt. Dabei wird ein ADP-Ribosyl-Rest aus NAD unter Abspaltung von Nicotinamid auf ein Diphthamid als ungewöhnlicher Bestandteil von EF-2 übertragen.

Mycobacterium-Arten

Charakteristika
- Abteilung: Actinobacteria
- Klasse: Actinobacteria
- Ordnung: Actinomycetales
- Familie: Mycobacteriaceae

Besondere Merkmale: grampositiv, säurefest, obligat aerob, chemoorganotroph.
Häufig auftretende Krankheiten: Tuberkulose (*Mycobacterium tuberculosis*), Lepra (*M. leprae*), Rindertuberkulose (*M. bovis*).

Mycobacterium tuberculosis: Erreger der Tuberkulose

Mykobakterien gelten als besonders widerstandsfähig. Dies ist auf einen besonderen Zellwandaufbau zurückzuführen. Zwar ist die Zellwand im Prinzip ähnlich der Zellwand anderer grampositiver Bakterien aufgebaut, doch enthält sie einen viel höheren Anteil an Lipiden. Charakteristische Komponenten sind Mykolsäuren, die Phthiocerol-Außenhülle und speziell bei *Mycobacterium tuberculosis* und *M. bovis* der sog. Cord-Faktor, ein Molekül bestehend aus Mykolsäure und Trehalose. Die Mykolsäuren werden über Arabinogalactan-Moleküle mit N-Acetylmuraminsäuren als Bestandteil des Mureins verbunden. An die Mykolsäuren ist nichtkovalent eine Lipidschicht aus (Phenyl-)Phthiocerol/Phthiodiolon-Dimycocerosat/Diphthioceranat (DIM/DIP-Schicht) angelagert. Dieser besondere Aufbau der Zellwand ist für die Säurefestigkeit verantwortlich.

Mycobacterium-tuberculosis-Komplex: Als *Mycobacterium-tuberculosis*-Komplex bezeichnet man *M. tuberculosis, M. bovis, M. africanum, M. microti und M. canetti*. Der Keim, der zur Impfstoffherstellung verwendet wird, wird als Bacille Calmette-Guerin bezeichnet. Er wurde Anfang des 20. Jahrhunderts von C. Guerin aus *M. bovis* entwickelt. Der Keim gilt als nichtpathogen.

Etwa 30 % der Weltbevölkerung (2 Mrd. Menschen) sind mit einem Keim des *Mycobacterium-tuberculosis*-Komplexes infiziert. Jedes Jahr infizieren sich 9 Mio. Menschen, 1,6 Mio. Menschen sterben. Der Erreger gelangt durch Tröpfcheninfektion in die Lunge. Dort wird er von Makrophagen unspezifisch phagozytiert. In den Makrophagen vermehrt sich der Keim, es bildet sich der »Primärkomplex« aus. Das Immunsystem eines gesunden Menschen antwortet mit der Bildung von T8-Lymphozyten, die die Tuberkulose-Bakterien enthaltenden Zellen zerstören. Im Gewebe können Granulome entstehen (Vernarbung, Verkalkung). Nur in 10 % aller Patienten geht die Primärtuberkulose in eine Sekundärtuberkulose über. Es kommt entweder zum Befall des ganzen Bronchialsystems (offene Tuberkulose) oder zum Befall anderer innerer Organe (extrapulmonale Tuberkulose). Eine Tuberkulose-Infektion kann mittels Tuberkulinreaktion nachgewiesen werden. Dabei werden den Patienten Proteine des Erregers appliziert. Patienten, die infiziert sind, antworten mit einer Entzündungsreaktion.

Mycobacterium leprae: Lepra, eine Erkrankung der Haut, der Schleimhäute und der peripheren Nerven, wird durch *M. leprae* verursacht. Es bilden sich Geschwülste aus, die zu einer Gewebeauflösung führen. Man unterscheidet tuberkuloide Lepra und lepromatöse Lepra. Die tuberkuloide Lepra ist zunächst auf die Haut begrenzt, bei der lepromatösen Lepra sind vor allem Nervenbahnen betroffen. Im Unterschied zu *M. tuberculosis* kann *M. leprae* nicht kultiviert werden, sodass die PCR das Mittel der Wahl in der Diagnostik ist. Noch immer ist die Zahl der Lepraerkrankten hoch, man schätzt, dass sich weltweit jährlich 500 000 Menschen neu infizieren.

Mycobacterium leprae: Erreger der Lepra

Mycobacterium bovis: Die Rindertuberkulose wird durch *M. bovis* verursacht, eine Übertragung der Krankheit auf den Menschen ist möglich.

Hinweis: Weitere Arten der Gattung *Mycobacterium* werden als atypische Mycobakterien bezeichnet. Sie können bei immungeschwächten Patienten chronische Lungenkrankheiten (*M. avium, M. intracellulare*), Knochen- und Gelenkentzündungen (*M. kansasii*) sowie Haut- und Weichteilinfektionen (*M. marinum*) verursachen.

Actinomyces-Arten

Charakteristika

- Abteilung:　　　Actinobacteria
- Klasse:　　　　Actinobacteria
- Ordnung:　　　Actinomycetales
- Familie:　　　　Actinomycetaceae

Besondere Merkmale: grampositiv, fakultativ anaerob.

Häufig auftretende Krankheiten: lokale Entzündungen.

Actinomyces-Arten: Erreger von Entzündungen im Mundbereich

Als mögliche pathogene Keime sind vor allem *Actinomyces israelii* und *A. naeslundii* bekannt. Beide sind eigentlich Bestandteile der Normalflora des Menschen, können aber unter Umständen lokale Entzündungen verursachen. Besonders häufig treten Entzündungen im Mund und im Darm auf.

Streptomyces-Arten

Charakteristika

- Abteilung:　　　Actinobacteria
- Klasse:　　　　Actinobacteria
- Ordnung:　　　Actinomycetales
- Familie:　　　　Streptomycetaceae

Besondere Merkmale: grampositiv, aerob.

Häufig auftretende Krankheiten: Hauterkrankungen.

Besonderheit: Naturstoffproduzent.

Streptomyceten: Naturstoffproduzenten für zahlreiche Antibiotika

Streptomyceten treten selten als Krankheitserreger auf, in der Literatur werden *Streptomyces pneumonia*, *S. somaliensis* und *S. sudanesis* als mögliche pathogene Arten beschrieben. Bei Pflanzen verursachen *S. caviscabies* und *S. scabies* den Kartoffelschorf. Ansonsten sind die Streptomyceten wohl die bekanntesten Naturstoffproduzenten unter allen Bakterien.

Amycolatopsis-Arten

Charakteristika

- Abteilung:　　　Actinobacteria
- Klasse:　　　　Actinobacteria
- Ordnung:　　　Actinomycetales
- Familie:　　　　Pseudonocardiaceae

Besondere Merkmale: grampositiv.

Besonderheit: Naturstoffproduzent.

Amycolatopsis-Arten: Naturstoffproduzenten einiger Glycopeptidantibiotika

Amycolatopsis-Arten sind Produzenten vieler Glykopeptidantibiotika. Da sie Verbindungen wie Keratin und Methanol abbauen können, gelten sie als ökologisch bedeutende Bakterien.

Micrococcus-Arten

Charakteristika
- Abteilung: Actinobacteria
- Klasse: Actinobacteria
- Ordnung: Actinomycetales
- Familie: Micrococcaceae

Besondere Merkmale: grampositiv, aerob.
Häufig auftretende Krankheiten: Fieber.

Mikrokokken gelten als nichtpathogen. Nur bei extrem immungeschwächten Patienten kann es zu Infektionen mit Fieber kommen. Auch im Zusammenhang mit implantierten Fremdkörpern kann es zu einer *Micrococcus*-Infektion kommen.

Mikrokokken: in der Regel nichtpathogene Mikroorganismen

5

Bifidobacterium-Arten

Charakteristika
- Abteilung: Actinobacteria
- Klasse: Actinobacteria
- Ordnung: Bifidobacteriales
- Familie: Bifidobacteriaceae

Besondere Merkmale: grampositiv, anaerob.
Besonderheit: Milchsäurebakterien.

Bifidobakterien gehören zu den wichtigsten Bakterien des gesunden Darms. Sie sind wie die Lactobazillen Milchsäurebakterien und zählen zu den probiotisch wirksamen Bakterien.

Bifidobakterien: probiotische Bakterien

Merke
Zu den Actinobacteria gehören die Gattungen *Corynebacterium, Mycobacterium, Actinomyces, Streptomyces, Amycolatopsis, Micrococcus* und *Bifidobacterium*.

5.6.5 Chlamydiae

Die Chlamydiae bilden aufgrund ihres besonderen Entwicklungszyklus eine eigene Abteilung.

Chlamydia-Arten

Charakteristika

- Abteilung: Chlamydiae
- Klasse: Chlamydiae
- Ordnung: Chlamydiales
- Familie: Chlamydiaceae

Besondere Merkmale: gramnegativ.

Häufig auftretende Krankheiten: Lungenentzündungen (*Chlamydophila pneumoniae*), Bindehautentzündung, Entzündungen im Genitalbereich (*Chlamydia trachomatis*), Ornithose (*Chlamydophila psittaci*).

Chlamydien: Mikroorganismen mit besonderem Entwicklungszyklus

Chlamydien können sehr schwerwiegend verlaufende Erkrankungen verursachen, die vor allem die Schleimhäute im Auge, in den Atemwegen und im Genitalbereich betreffen. Folgen einer Infektion können Erblindung und Unfruchtbarkeit sein. Chlamydien gelten als der häufigste Verursacher sexuell übertragener Erkrankungen.

Bekannt sind drei humanpathogene Arten:

- *Chlamydophila pneumoniae*: ruft hauptsächlich Lungenentzündungen hervor,
- *Chlamydia trachomatis*: kann neben einer Bindehautentzündung auch Entzündungen im Genitalbereich verursachen,
- *Chlamydophila psittaci*: Erreger der Ornithose.

Chlamydien durchlaufen einen besonderen Lebenszyklus. Als Elementarkörperchen kommen sie außerhalb der Zelle vor. Innerhalb einer Zelle werden sie zu Initialkörpern umgewandelt, die dann vermehrungsfähig sind. Nach Absterben der Zelle wandeln sie sich wieder in Elementarteilchen um, die dann als infektiöse Keime weitere Zellen befallen können.

●● Chlamydien – stark unterschätzte Keime

Infektionen mit Chlamydien (*Chlamydia trachomatis*) zählen heute zu den häufigsten Geschlechtskrankheiten. Je nach Altersgruppe sind in Deutschland bis zu 10 % der Bevölkerung mit Chlamydien infiziert. Problematisch bei dieser bakteriellen Infektion ist die Tatsache, dass sie oft lange Zeit symptomfrei verläuft und somit lange unerkannt bleibt. Bei schwerwiegenden Verläufen kommt es bei Männern zur Entzündung der Nebenhoden und der Prostata. Bei Frauen greift die Infektion nicht selten auf Gebärmutterhals, Gebärmutter und die Eileiter über und kann zu Unfruchtbarkeit führen.

Chlamydia trachomatis unterteilt sich in verschiedene Serotypen. Die Serotypen A, B und C können bei Menschen ein Trachom hervorrufen, welches nicht selten zur Erblindung führt. Die Serotypen D–K können bei Trägern eine Konjunktivitis (bekannt als Schwimmbadkonjunktivitis) sowie die oben beschriebene Urethritis und Zervizitis hervorrufen.

Es wird davon ausgegangen, dass Chlamydien die zellulären Organismen mit den geringsten biochemischen Fähigkeiten sind, was auch einer der Gründe dafür ist, dass sie lange Zeit für Viren gehalten wurden. Viele der für Bakterien üblichen Synthesewege fehlen den Chlamydien. So können sie nur einen minimalen Anteil ihres ATP-Bedarfs selbst decken und auch die Synthese der für den Aufbau von Membranen erforderlichen Lipide ist stark eingeschränkt. Den Großteil ihrer Nähr- und Baustoffe »zweigen« sie vom Stoffwechsel der Wirtszelle ab. Die Vermehrungsphase stellt eine Phase mit massiv erhöhtem Nährstoffbedarf dar, und dies scheint der Grund zu sein, warum sie sich ausschließlich intrazellulär vermehren.

Chlamydien treten in zwei Erscheinungsformen auf, die periodisch durchlaufen werden: eine infektiöse Form und eine replikative Form.

Die infektiöse Form hat einen nahezu inaktiven Stoffwechsel, ist klein und auf Anheftung an Zellen spezialisiert. Nach Anheftung an die Zelle wird die Chlamydienzelle phagozytiert. Durch Modifizierung der Phagolysosomen-Membran wird sie nicht als Fremdkörper erkannt und es gelingt ihr, eine Verschmelzung mit einem Lysosomen-Vesikel zu umgehen. Es folgt nun die Umwandlung in die replikative Form. Im Zuge dieser Umwandlung erfolgt eine Dekondensation der DNA, die Replikation wird induziert, der Stoffwechsel wird aktiv. Die replikative Form ist vermehrungsfähig und bleibt nun 2–3 Tage in dieser Form. Anschließend erfolgt eine Rückdifferenzierung zur infektiösen Form. Es wird die Lyse der Zelle induziert und die entstandenen Chlamydienzellen können nun neue Zellen infizieren.

Eine Besonderheit der Chlamydien ist ein spezielles Sekretionssystem, das auch als Typ-III-Sekretionssystem bezeichnet wird. Es handelt sich hierbei um einen Proteinkomplex aus ca. 20 Proteinen. Aufbau und Funktion ähneln einer Injektionsspritze, die Proteine aus der Bakterienzelle in das Cytoplasma der Wirtszelle injiziert. Besonders deutlich wird die Analogie an der Struktur der Nadel. Diese Nadel ist aus ca. 150 Proteinuntereinheiten aufgebaut, die im Inneren eine hohle Röhre bilden. Die Nadel weist eine Länge von ca. 80 nm und einen Durchmesser (innen) von 3 nm auf. Über die sogenannte Basis, eine Struktur aus mehreren ringförmigen Proteinen, ist die Nadel mit der Zellmembran verbunden. Weitere Proteine, die zum Sekretionsapparat zählen, sind Translokatoren, Effektoren, Chaperone und ATPasen. Während Translokatoren Poren in der Wirtszellmembran bilden können, durch welche die Sekretionsnadel Kontakt zwischen Bakterienzelle und Wirtscytoplasma herstellen kann, erleichtern Effektoren das Eindringen der Chlamydien in die Wirtszelle. Eines dieser Effektorproteine ist das Effektorprotein Tarp. Werden Chlamydien durch Endozytose in die Zelle aufgenommen, so wird dieses Protein auf die äußere Endosomenmembran abgegeben. Hier erfüllt das Protein die Aufgabe, die Phosphatidylinositol-3-Kinase-Konzentrationen in der Endosomenmembran aufrechtzuerhalten. Dies führt letztendlich dazu, dass die Bakterien in den Zellen durch Phagozyten nicht zerstört werden. Sobald Chlamydien in der Zelle sind, sammeln sie sich in der Nähe des Mikrotubuli-Organisationszentrums, dem endoplasmatischen Retikulum und dem Golgiapparat in sogenannten Inklusionen an, in denen dann neue Bakterien gebildet werden.

Aufgrund ihres zweiphasigen Entwicklungszyklus sind Chlamydien von einer intakten Wirtszelle abhängig, um sich erfolgreich vermehren und im Organismus ausbreiten zu können. Wenn die Wirtszelle nun nach einer Infektion durch die Chlamydien die Apoptose auslöst, werden die apoptotischen Körperchen von Nachbarzellen und Makrophagen mittels Oberflächenproteinen und ausgestülpten Phosphatidylserinen erkannt und abgebaut. Somit haben Chlamydien eine Strategie entwickelt, um den programmierten Zelltod ihrer Wirtszelle zu steuern.

5.6.6 Spirochaetes

Spirochäten bilden ebenfalls eine eigene Abteilung. Sie weisen einen besonderen Bewegungsapparat auf. Die Zellen sind sehr flexibel.

Treponema-Arten

Charakteristika
- Abteilung: Spirochaetes
- Klasse: Spirochaetes
- Ordnung: Spirochaetales
- Familie: Spirochaetaceae

Besondere Merkmale: gramnegativ, mikroaerophil.
Häufig auftretende Krankheiten: Syphilis (*Treponema pallidum*).

Spirochäten: Mikroorganismen mit besonderem Bewegungsapparat

Treponema pallidum: Erreger der Syphilis

Charakteristisch für Bakterien aus der Familie der Spirochaetaceae ist, dass die Zellen schraubenförmig gedreht und beweglich sind.

Der bekannteste Vertreter ist *Treponema pallidum*. Es existieren mehrere Subspezies die als *T. pallidum* ssp. *pallidum* (Erreger der Syphilis, Lues), *T. pallidum* ssp. *endemicum* (Erreger der nichtsexuell übertragbaren Syphilis), *T. pallidum* ssp. *pertenue* (Erreger der Framboesie) und *T. pallidum* ssp. *carateum* (Erreger der Pinta) bezeichnet werden. Als Framboesie und Pinta werden bestimmte Hautkrankheiten bezeichnet.

Die Syphilis ist eine Infektionskrankheit, die meist durch Geschlechtsverkehr übertragen wird. Sie beginnt mit schmerzlosen Schleimhautgeschwüren und Lymphknotenschwellungen (Lues I). Kommt es zu einem chronischen Verlauf, der durch vielfältigen Hautbefall gekennzeichnet ist, spricht man von Lues II. Der Befall von Organen wird als Lues III bezeichnet. Eine Zerstörung des zentralen Nervensystems wird im Endstadium der Krankheit beobachtet (Lues IV). Als Lues connata wird die Erkrankung eines Neugeborenen bezeichnet, das sich im Mutterleib angesteckt hat.

Zum ersten Mal wurde die Syphilis im 15. Jahrhundert beschrieben. Sie spielte viele Jahrzehnte in Europa eine große Rolle und auch heute noch ist eine nennenswerte Anzahl von Menschen in Europa (10 aus 100 000) infiziert.

Borrelia-Arten

Charakteristika
- Abteilung: Spirochaetes
- Klasse: Spirochaetes
- Ordnung: Spirochaetales
- Familie: Spirochaetaceae

Besondere Merkmale: gramnegativ.
Häufig auftretende Krankheiten: Rückfallfieber (*Borrelia recurrentis*), Arthritis (*B. burgdorferi*).

Borrelia recurrentis: Wie andere Arten der Gattung *Borrelia* verursacht *Borrelia recurrentis* das Rückfallfieber. Während *B. recurrentis* vor allem in Afrika, Südamerika und Asien durch Läuse als Wirte übertragen werden, benutzen andere Stämme Zecken. Das Rückfallfieber erhielt seinen Namen deshalb, weil es periodisch immer wieder auftreten kann. Dies liegt daran, dass das Bakterium in der Lage ist, Proteine der äußeren Membran zu verändern. Als Folge erkennen Antikörper des Immunsystems den Keim nicht mehr.

Borrelia burgdorferi: Diese Borrelien-Art ist der Verursacher der Lyme-Borreliose. Hierbei handelt es sich um eine ebenfalls durch Zecken als Wirte der Bakterien übertragene Erkrankung, bei der zu Beginn (Stadium I) Kopfschmerzen und vor allem die Wanderröte als Symptome auftreten. Im Stadium II tritt vor allem die Meningoradikulits (Bannwarth-Syndrom) auf, im Stadium III die Arthritis. In Endemiegebieten Deutschlands (Baden-Württemberg, Bayern) sind etwa 50 % der Zecken mit *B. burgdorferi* verseucht. Etwa 100 000 Patienten erkranken jährlich in Deutschland an der Krankheit. Man schätzt, dass etwa jeder 10. Zeckenbiss in einem Endemiegebiet Borreliose verursachen kann.

Borrelia burgdorferi: Erreger der Borreliose

Weitere Borrelien-Arten, die ebenfalls Borreliose übertragen können, sind *B. garinii* und *B. afzelii*.

Leptospira-Arten

Charakteristika

- Abteilung: Spirochaetes
- Klasse: Spirochaetes
- Ordnung: Spirochaetales
- Familie: Leptospiraceae

Besondere Merkmale: gramnegativ, kleiderbügelartiges Wachstum.
Häufig auftretende Krankheiten: Morbus Weil (*Leptospira interrogans*).

Leptospiren dringen durch Verletzungen der Haut in den Körper ein, breiten sich aus und schädigen dann vor allem die Kapillaren. Symptome sind bei schwierigem Krankheitsverlauf vor allem Nierenschäden, Leberschäden, kardiovaskuläre Störungen und Hämorrhagien (Leptospirose, Morbus Weil). *Leptospira interrogans* wird in mehr als 100 Serovare eingeteilt, die in 19 Serogruppen zusammengefasst werden. Eine überstandene Erkrankung hinterlässt eine Immunität, die sich jedoch nur gegen ein Serovar richtet.

Leptospiren: Erreger des Morbus Weil

Endotoxine und Exotoxine   5.7

Das Diphtherietoxin wurde bereits 1888 als eine von einem Bakterium produzierte giftige Substanz erkannt. Toxine werde als Eiweißmoleküle definiert, die eine tödliche Wirkung auf lebende Zellen haben können. Unterschieden werden Endotoxine und Exotoxine.

Endotoxine (■ Tab. 5.6) sind Lipopolysaccharide (LPS), die in der äußeren Membran von gramnegativen Bakterien lokalisiert sind. Sie werden in der Regel von ab-

Endotoxine: Zerfallsprodukte von Bakterien; Exotoxine: von Mikroorganismen gebildete und nach außen abgegebene Proteine

◻ **Tab. 5.6** Bakterielle Exotoxine

Toxin	Eigenschaften
α-Toxin aus *Clostridium perfringens*	Phospholipase C, spaltet Phosphatidylcholin und Sphingomyelin und dadurch die Zellmembran
α-Toxin aus *Staphylococcus aureus*	Porenbildner: Verlust porengängiger Moleküle (ATP, NAD, GTP), Zelltod
Streptolysin O aus *Streptococcus pyrogenes*	
Tetanolysin aus *Clostridium tetani*	
Perfringolysin aus *Clostridium perfringens*	
RTX-Toxine aus *Escherichia coli*	
Diphtherietoxin aus *Corynebacterium diphtheriae*	ADP-ribosylierendes Toxin; spaltet NAD in Nicotinamid und ADP-Ribose und überträgt ADP-Ribose auf den Elongationsfaktor 2; dadurch: Hemmung der Proteinbiosynthese
Exotoxin A aus *Pseudomonas aeruginosa*	
Choleratoxin aus *Vibrio cholerae*	Überträgt ADP-Ribose auf GTP bindende Proteine; dadurch Verstärkung der G-Protein-gekoppelten Signalübertragung
Enterotoxine aus *Escherichia coli*	
Pertussis-Toxin aus *Bordetella pertussis*	
C 3-Transferase aus *Clostridium botulinum*	Überträgt ADP-Ribose auf GTP-bindende Rho-Proteine
C 2-Toxin aus *Clostridium botulinum*	Überträgt ADP-Ribose auf Actin (Actin ist Hauptbestandteil des Cytoskeletts und wichtig für die Muskelkontraktion)
Toxin A aus *Clostridium difficile*	Überträgt Glucose auf Actin
Botulinumtoxin aus *Clostridium botulinum*	Inhibiert Acetylcholinfreisetzung
Tetanustoxin aus *Clostridium tetani*	Blockiert Freisetzung von inhibitorischen Neurotransmittern
Anthraxtoxine aus *Bacillus anthracis*	Setzt Entzündungsmediatoren frei
Shigatoxin aus *Shigella dysenteriae* (A-Untereinheit)	Spaltet als *N*-Glykosidase Adeninreste des Ribosomenkomplexes ab

getöteten oder lysierten Bakterien abgegeben. Der hydrophile Kopf des LPS-Moleküls besteht aus einem Oligosaccharid (Lipoid A = verantwortlich für toxische Wirkung), der zentralen Core-Region und dem O-Antigen.

Exotoxine werden eingeteilt nach dem Zelltyp auf den sie wirken oder nach ihrer Struktur und ihrem Wirkungsmechanismus. Bei der Einteilung nach dem Zelltyp unterscheidet man:

■ Zytotoxine, die toxisch auf viele Wirtszellen sind,
■ Neurotoxine, die eine toxische Wirkung auf Neuronen aufweisen, und
■ Enterotoxine, die eine toxische Wirkung auf Enterozyten zeigen.

Bei der Einteilung nach Struktur und Wirkungsmechanismus unterscheidet man:
- AB-Toxine,
- Membrantoxine und
- Superantigentoxine.

Bei den AB-Toxinen (z. B. Diphtherie-, Tetanus-, Pertussis- und Cholera-Toxin) ist »A« die Wirkkomponente und »B« die an den Rezeptor der Zelle bindende Untereinheit.

Membrantoxine lagern sich z. B. in die Membranen des Wirtes ein (*Listeria*-Toxin) oder zerstören deren Struktur (*Clostridium-difficile*-Toxin). Superantigentoxine (z. B. »Toxisches Schock-Syndrom«-Toxin von *Staphylococcus aureus*) stimulieren T-Lymphozyten und Makrophagen zur Produktion großer und dadurch toxischer Mengen an Zytokinen.

> **Merke**   ● ●
>
> - **Endotoxine** werden erst nach Zerfall der Bakterien frei.
> - **Exotoxine** können aktiv vom Bakterium freigesetzt werden. Auch Enterotoxine gehören zu den Exotoxinen.

Bakterielle Lebensformen   5.8

Bakterien können, genau wie Pilze und andere Lebewesen, als Parasiten, Saprophyten oder Symbionten leben:
- Parasiten beziehen organische und anorganische Nährstoffe aus lebenden Organismen und schaden unter Umständen dem Wirt. Man unterscheidet fakultative Parasiten (z. B. *Vibrio cholerae*, *Clostridium tetani*) und obligate Parasiten (z. B. *Corynebacterium diphtheriae*).
- Saprophyten beziehen ihre organischen Nährstoffe aus toten Organismen und tragen so zum Abbau der toten Materie bei.
- Symbionten leben in einer Stoffwechselgemeinschaft mit beidseitiger Nutzung zusammen (z. B. Knöllchenbakterien der Gattung *Rhizobium*).

Parasit: Organismus, der andere Organismen zum Zweck der Nahrungsaufnahme oder zum Zweck der Ernährung befällt; Saprophyt: Organismus, der sich ausschließlich heterotroph ernährt; Symbiont: in Symbiose lebender Organismus

Die Körperflora des Menschen   5.9

Auf der Oberfläche einer einzelnen menschlichen Zelle leben etwa 10 Mikroorganismen. Daraus berechnet sich eine Gesamtanzahl der an der Oberfläche eines Menschen lebenden Mikroorganismen von etwa 10^{14}. Aber auch im Körper bzw. in der Körperflüssigkeit leben Mikroorganismen in Konzentrationen von bis zu 10^{12} Zellen pro ml Flüssigkeit.
- Auf der Haut befinden sich Bakterien gehäuft in der Nähe von Schweißdrüsen, häufig sind die Gattungen *Staphylococcus*, *Corynebacterium*, *Micrococcus*, *Propionibacterium* und *Acinetobacter*.
- Im Mund- und Rachenraum findet man vor allem Arten von *Streptococcus*, *Staphylococcus*, *Lactobacillus*, *Corynebacterium*, *Neisseria* und einige Aktinomyceten.

- Im Magen und Darm findet man vor allem Arten der Gattungen *Lactobacillus* und *Streptococcus,* außerdem Hefen und einige gramnegative Bakterien.
- Bakterien des Zahnbelags (Plaque) sind zunächst *Streptococcus*-Arten (*S. mutans, S. sobrinus*), in einer Sekundärbesiedelung kommen *Borrelia*-Arten und *Fusobacterium*-Arten dazu.
- Häufig auftretende Infektionen sind Harnwegsinfektionen. Aus der Harnröhre können *Escherichia coli* und *Proteus mirabilis* in die Harnblase gelangen und dort Infektionen verursachen.

5.10 Probiotika

Probiotika: Zubereitungen, die lebensfähige Mikroorganismen enthalten

Bereits Ende des 19. Jahrhunderts schrieb der russische Wissenschaftler und Nobelpreisträger I. Metschnikow den Mikroorganismen eine lebensverlängernde Wirkung zu. Heute werden Probiotika bei rotavirusbedingter akuter Diarrhö bei Kindern, antibiotikaassoziierter Diarrhö (Wiederaufbau der Darmflora) und bei Lactoseintoleranz (Freisetzung von β-Galactosidase) eingesetzt. Andere mögliche Einsatzgebiete sind verschiedene Formen der entzündlichen Darmerkrankung.

Als probiotische Keime werden *Lactobacillus casei* ssp. *rhamnosus, Saccharomyces boulardii, Bifidobacterium lactis* und *Streptoccus salivarius* eingesetzt.

5.11 Mikroorganismen in der Tumortherapie

Ein sicherlich noch in der Entwicklung befindliches Thema ist die Therapie von Tumoren mit Bakterien. Dabei werden Bakterien (z. B. Clostridien) als Sporen in Liposomen verabreicht. Da die gentechnologisch hergestellten Clostridien eine Liposomase sekretieren und ihre Sporen nur unter anaeroben Bedingungen sporulieren, können sie nur in nekrotischen Tumoren wachsen. Die Folge ist ein Rückgang des Tumors, in dem sich die Bakterien vermehren.

Neben obligat anaeroben Bakterien wie *Clostridium*-Arten oder *Bifidobacterium*-Arten wurden auch fakultativ anaerobe Bakterien wie *Salmonella*-Arten, *Escherichia coli, Shigella*-Arten, *Pseudomonas*-Arten, *Vibrio cholerae, Listeria*-Arten, *Bacillus subtilis* und *Lactobacillus*-Arten auf ihr Potenzial für die bakterienvermittelte Krebstherapie hin untersucht.

Eine Schwierigkeit, die bisher noch nicht überwunden werden konnte, besteht darin, dass beispielsweise nicht besiedelte Tumore nicht erfasst werden, und/oder dass die Besiedlung eines Tumors mit Bakterien alleine nicht ausreicht, um den gesamten Tumor zu entfernen. Zukünftig können eventuell Bakterien eingesetzt werden, die therapeutisch wirksame Verbindungen in die Tumore hineinbringen.

5.12 Biofilm

Biofilm: Mikroorganismen enthaltende Schleimschicht

Die Ausbildung von Biofilmen beobachtet man fast überall. Biofilme sind Bestandteile von Gewässern, wo sie positiv zur Reinigung des Wassers beitragen, sie können sich aber auch z. B. an Schiffen ausbilden, wo sie dann zur Korrosion des Materials führen. Im pharmazeutisch-medizinischen Bereich spielen Biofilme ebenfalls eine große Rolle, auch weil Bakterien, die in einem Biofilm leben, sich dort vor Zellen des Immunsystems schützen können.

Die Biofilmbildung in unserem Körper, z. B. an einem Implantat, beginnt mit der Adhäsion einer Zelle an die Implantatoberfläche. Nach einer flächigen Besiedlung wachsen die Biofilme dann mehrschichtig aus. Bakterien, die in einem Biofilm leben, produzieren polymere Substanzen, die zu einer echten Matrix ausgebildet werden. Jeder Biofilm ist andererseits einer Erosion ausgeliefert – dabei gelangen die Mikroorganismen in die Körperflüssigkeit, die das Implantat umfließt. Bakterien können diesen Prozess aber auch steuern. Über eine chemische Kommunikation (Quorum sensing) können Bakterien die Dichte der Population und dadurch auch die Dicke des Biofilms messen. Überschreitet der Film eine bestimmte Größe, werden Gene aktiviert, die das Wachstum des Biofilms und auch das Ablösen von Bakterien kontrollieren. Das Freisetzen der Bakterien ist für chronische und wiederkehrende Infektionen von Patienten (Bakteriämie) verantwortlich.

Quorum sensing: chemische Kommunikation von Mikroorganismen

Viele Bakterien und auch Pilze können in Biofilmen leben. Besonders häufig anzutreffen sind *Staphylococcus epidermidis*, *S. aureus*, *Pseudomonas aeruginosa*, *Escherichia coli* und *Candida albicans*.

Mikrobielle Diagnostik

5.13

Bei jeder schwerwiegenden Infektionskrankheit wünschen sich Arzt und Patient, dass der Erreger schnell nachgewiesen werden kann. Dies stellt sich jedoch dann als schwierig dar, wenn sehr viele potenzielle Erreger infrage kommen.

Neben Urinuntersuchungen sind Blutuntersuchungen zur Diagnose von Infektionen notwendig. Dabei steht die Analyse der Anzahl an weißen Blutkörperchen zunächst im Vordergrund. Bakterielle Infektionen führen schnell zu einer Erhöhung der Leukozyten, virale Infektionen dagegen nicht. Auch die CRP-Bestimmung (CRP steht für C-reaktives Protein) ist ein Indikator, denn leicht erhöhte Werte weisen auf eine Virus- oder Pilzinfektion hin, stark erhöhte Werte auf eine bakterielle Infektion.

Diagnostische Verfahren zur Detektion von Infektionserregern: Anzahl an Leukozyten, CRP-Bestimmung, PCR, FISH

Noch immer sind mikroskopische Untersuchungen von großer Bedeutung. Bakterien und Pilze sind leicht unter dem Mikroskop bestimmbar. Um eine ausreichende Konzentration des Erregers zu erhalten, müssen aber vor dem Mikroskopieren Erregerkulturen angelegt werden. Da nicht alle Bakterien und Pilze effizient kultiviert werden können, kann das Anlegen einer Kultur bereits ein kritischer Punkt sein.

Neben der Mikroskopie werden immer häufiger moderne molekularbiologische Verfahren eingesetzt:

- Direkter immunologischer Erregernachweis: Verwendung von Antikörpern, die die Antigene eines Erregers erkennen. Oft reicht Material aus einem Abstrich, um hier ein Ergebnis zu liefern.
- PCR (polymerase chain reaktion): Die Polymerase-Kettenreaktion wird eingesetzt, um vor allem Viren nachzuweisen. Über spezifisch bindende Primer kann hier wirkungsvoll ein Ergebnis erzielt werden. Mittels PCR kann man heute auch sehr schnell interne Fragmente des 16S-rRNA-Gens eines Bakteriums amplifizieren und nach Sequenzierung des Fragments zuverlässige Daten über das Bakterium erhalten.

- FISH (Fluoreszenz-in-situ-Hybridisierung): Verfahren, bei dem mit fluoreszenzmarkierten Sonden charakteristische ribosomale RNAs nachgewiesen werden.
- DNA-Chip-Array-Techniken: DNA des unbekannten Bakteriums wird mittels PCR amplifiziert und das erhaltene DNA-Gemisch dann mit trägergebundener Ziel-DNA hybridisiert.

Merke

Der Nachweis eines Erregers sagt nicht unbedingt aus, dass es sich auch um den Erreger der vorliegenden Krankheit handeln muss!

5.14 Antibiotisch wirksame Verbindungen und deren Zielstrukturen

Targets für antibiotisch wirksame Verbindungen sind vor allem:
- das bakterielle Ribosom,
- die bakterielle Zellwand,
- die bakterielle Gyrase und
- die bakterielle RNA-Polymerase.

5.14.1 Das bakterielle Ribosom

Ribosomen: Proteinfabrik aller Zellen; bakterielle Ribosomen sind Angriffsort zahlreicher Antibiotika

Als Zielstruktur für Antibiotika stellt das bakterielle Ribosom einen großen Komplex mit diversen Angriffspunkten dar. Für das Verständnis molekularer Wechselwirkungen zwischen verschiedenen Antibiotika und unterschiedlichen Strukturen des Ribosoms ist eine detaillierte Kenntnis des Ribosomen-Aufbaus notwendig.

Im Falle des Modellorganismus *Escherichia coli* gliedern sich die 70S-Ribosomen in eine große 50S- sowie eine kleine 30S-Untereinheit (UE). »S« steht für Svedberg-Einheit und bezeichnet den Sedimentations-Koeffizienten der UE bei der Zentrifugation. Die große ribosomale UE setzt sich aus 23S-rRNA (2904 nt), 5S-rRNA (120 nt) und ribosomalen Proteinen zusammen, während die kleine ribosomale UE aus 16S-rRNA (1542 nt) und ribosomalen Proteinen besteht. Neueste Röntgen-Strukturanalysen der einzelnen ribosomalen Untereinheiten von *Deinococcus radiodurans* oder *Haloarcula marismortui* ermöglichen eine bessere Vorstellung vom Ablauf der Proteinbiosynthese am Ribosom.

Die Proteinbiosynthese funktioniert im Prinzip in bakteriellen, pflanzlichen und tierischen Zellen gleich. Allerdings unterscheiden sich die Ribosomen in Größe und Zusammensetzung, sodass prokaryotische Ribosomen durch Antibiotika in ihrer Funktion gehemmt werden können, ohne die Proteinbiosynthese der eukaryotischen Zelle zu beeinträchtigen. Aus diesem Grund stellt das bakterielle Ribosom eine geeignete Zielstruktur für viele Antibiotika dar, die in der Humantherapie zum Einsatz kommen. Aktuelle Beispiele hierfür sind Makrolide, Ketolide oder Streptogramin A (z. B. Dalfopristin) und Streptogramin B (z. B. Quinupristin). Viele Antibiotika, die an der großen ribosomalen UE angreifen, interagieren mit dem Peptidyl-Transferase-Zentrum der Domäne V der 23S-rRNA und inhibieren entweder direkt die Peptidyl-Transferase-Aktivität oder blockieren den Transport der wachsenden Peptidkette durch die Untereinheit.

Die bakterielle Zellwand

5.14.2

Der Aufbau der bakteriellen Zellwand wurde bereits in → Kap. 5.2.2 beschrieben. Wichtig für die Antibiotika-Therapie ist vor allem die Biosynthese des Mureins. Zunächst werden das Uridindiphosphat-*N*-Acetylmuramyl-Pentapeptid (UDP-NAM-Pentapeptid) und das UDP-*N*-Acetyl-Glucosamin aus Vorläufermolekülen gebildet und miteinander verknüpft. Anschließend erfolgen Einbau und Quervernetzung der Glykopeptidmoleküle, es entsteht der hochkomplexe Mureinsacculus.

Hemmstoffe der Mureinbiosynthese inhibieren Reaktionen während der Biosynthese der Vorläufermoleküle (Fosfomycin, D-Cycloserin) oder sie blockieren den Aufbau und die Quervernetzung des Mureins (Vancomycin, Penicilline, Cephalosporine). Ein Inhibitor der Lipoteichonsäurebiosynthese, die vor allem in grampositiven Bakterien eine Rolle spielt, ist das Daptomycin.

Mureinbiosynthese: Achillesferse der Bakterien

Die bakterielle Gyrase

5.14.3

Topoisomerasen sind Enzyme, die für die Topologie von DNA-Molekülen verantwortlich sind. Die bakterielle Topoisomerase II wird als Gyrase bezeichnet. Sie bewirkt eine negative Superspiralisierung der DNA. Dadurch kann sie positiv superspiralisierte DNA entspannen und in relaxierte DNA eine negative Verdrillung einführen. Um die DNA zu replizieren oder zu transkribieren, müssen ihre beiden Stränge getrennt werden. Um eine Verdrillung der DNA zu vermeiden, führt das bakterielle Enzym Gyrase negative Superhelices in die DNA ein. Unter Verbrauch von ATP katalysiert die Gyrase dabei zunächst die Spaltung beider Stränge und später ihre Wiederverknüpfung.

Die bakterielle Gyrase besteht aus zwei 105 kDa großen A-Untereinheiten und aus zwei 95 kDa großen B-Untereinheiten und ist Angriffsort für einige Arzneistoffgruppen: Während die Chinolone an den A-Untereinheiten binden, sind die B-Untereinheiten Angriffsorte für Aminocumarin-Antibiotika.

Gyrase: Topoisomerase mit besonderer Proteinstruktur

Die bakterielle RNA-Polymerase

5.14.4

Die Synthese von mRNA wird durch DNA-abhängige RNA-Polymerasen katalysiert. RNA-Polymerasen binden an spezielle, nichtcodierende Bereiche der DNA, die sog. Promotoren, und kopieren die DNA-Sequenz in eine mRNA, die zu einem späteren Zeitpunkt an den Ribosomen als Matrize für die Proteinbiosynthese dient. Die RNA-Polymerase aus *Escherichia coli* ist aus einem Core-Enzym aufgebaut, das aus 4 Untereinheiten ($\alpha_2\beta\beta'$) besteht. Dieses Core-Enzym ist voll funktionsfähig, wenn es mit einem weiteren Enzym, der σ-Untereinheit, assoziiert. Die β-Untereinheit bindet an die DNA-Matrize und ist für die Verknüpfung von Phosphodiesterbindungen zuständig, während die σ-Untereinheit den Promotor erkennt.

Das bekannteste Antibiotikum, das die Transkription inhibiert, ist das Rifampicin.

RNA-Polymerasen: bakterielles Target von nur wenigen Antibiotika

5.14.5 Antibiotika und ihre Einsatzgebiete

Die Paul-Ehrlich-Gesellschaft (PEG) gibt etwa alle fünf Jahre Empfehlungen für die parenterale Antibiotika-Therapie heraus. In ◻ Tab. 5.7 und ◻ Tab. 5.8 sind wichtige Informationen aus diesen Empfehlungen zusammengefasst.

◻ **Tab. 5.7** Einsatzgebiete zugelassener Antibiotika

Zelluläres Target	Antibiotikum	Behandelbare Krankheitserreger
Zellwand	Penicillin G	Streptokokken, Pneumokokken, Meningokokken, Spirochäten, Clostridien, *Actinomyces*-Arten
Zellwand	Isoxazolylpenicilline: Flucloxacillin, Oxacillin	Einige Staphylokokken (nicht MRSA)
Zellwand	Aminopenicilline: Ampicillin, Amoxicillin (mit Betalactamase-Inhibitoren: Clavulansäure, Sulbactam)	Streptokokken, Pneumokokken, *Enterococcus faecalis*, Listerien
Zellwand	Acylaminopenicilline: Mezlocillin, Piperacillin (mit Betalactamase-Inhibitoren)	Einige grampositive und gramnegative Bakterien
Zellwand	Cephalosporine Gr. 1: Cefazolin	Staphylokokken und Streptokokken (nicht MRSA)
Zellwand	Cephalosporine Gr. 2: Cefuroxim, Cefotiam	Gramnegative Bakterien, auch *Haemophilus influenzae*, MRSA (zunehmende Resistenz bei AmpC produzierenden Enterobacteriaceae)
Zellwand	Cephalosporine Gr. 3: a: Cefotaxim, b: Ceftriaxon, Cefazidim	Gramnegative Bakterien, *Pseudomonas*-Arten
Zellwand	Cephalosporine Gr. 4: Cefepim, Cefpirom	Gramnegative Bakterien, auch anwendbar bei Bakterien, die die AmpC-Betalactamasen überexprimieren
Zellwand	Cephalosporine Gr. 5: Cefobiprol	Gramnegative Bakterien, MRSA
Zellwand	Carbapeneme Gr. 1: Doripenem, Imipenem/Cilastin, Meropenem	Grampositive und gramnegative Bakterien, eine Wirkung bei MRSA und *Enterococcus faecium*
Zellwand	Carbapeneme Gr. 2: Ertapenem	Wie Carbapeneme der Gr. 1, aber zusätzlich keine Wirkung bei Enterokokken, *Pseudomonas*- und *Acinetobacter*-Arten
Zellwand	Monobactame: Aztreonam	Gramnegative Bakterien, keine Wirkung bei *Acinetobacter*-Arten, *Pseudomonas aeruginosa* und Enterobacteriaceae
Gyrase	Fluorchinolone Gr. 1: Norfloxacin	Gramnegative Bakterien
Gyrase	Fluorchinolone Gr. 2: Ciprofloxacin	Gramnegative Enterobacteriaceae, *Haemophilus influenzae*, *Pseudomonas aeruginosa*
Gyrase	Fluorchinolone Gr. 3: Levofloxacin	Gramnegative und grampositive Bakterien
Gyrase	Fluorchinolone Gr. 4: Moxifloxacin	Gramnegative und grampositive Bakterien

□ Tab. 5.7 Einsatzgebiete zugelassener Antibiotika (Fortsetzung)

Zelluläres Target	Antibiotikum	Behandelbare Krankheitserreger
Ribosom	Makrolide und Azalide: Erythromycin, Clarithromycin, Azithromycin	Mykoplasmen, Legionellen, Chlamydien, Streptokokken
Zellwand	Glykopeptide: Vancomycin, Teicoplanin	Grampositive Bakterien
Ribosom	Aminoglykoside: Amikacin, Gentamicin, Tobramycin	Gramnegative Bakterien
Ribosom	Oxazolidinone: Linezolid	Grampositive Bakterien
Ribosom	Lincosamine: Clindamycin	Staphylokokken, Streptokokken, *Bacteroides*-Arten, Corynebakterien, *Mycoplasma pneumoniae*
Ribosom	Tetracycline: Doxycyclin	Gramnegative und grampositive Bakterien, Clamydien, Mykoplasmen
Ribosom	Glycylcycline: Tigecyclin	Gramnegative und grampositive Bakterien, auch bei multiresistenten Keimen einsetzbar
RNA-Polymerase	Ansamycine: Rifampicin	Mykobakterien, MRSA, *Enterococcus faecium*
DNA	Nitroimidazole: Metronidazol	Gramnegative und anaerobe grampositive Bakterien, keine Wirkung bei Propionibakterien und Aktinomyceten
Zellwand	Fosfomycin	Gramnegative und grampositive Bakterien, auch bei MRSA, ESBL-bildenden Enterobakteriaceae einsetzbar
Biosynthese von Tetrahydrofolsäure	Cotrimoxazol (Trimethoprim/Sulfamethoxazol)	Gramnegative und anaerobe grampositive Bakterien
Membran	Zyklische Lipopeptide: Daptomycin	Grampositive Bakterien, auch bei MRSA und VRE
Membran	Polymyxine: Colistin	Gramnegative Bakterien, auch bei multiresistenten Stämmen

5

◻ **Tab. 5.8** Infektionen und Therapie (Beispiele)

Erkrankung	Erreger	Empfohlene Antibiotika
Atemwegserkrankungen		
Akute Verschlechterung einer chronisch obstruktiven Lungenerkrankung (AECOPD)	*Haemophilus influenzae, Streptococcus pneumoniae,* Enterobacteriaceae, *Pseudomonas aeruginosa*	■ Aminopenicilline + Betalactamase-Inhibitoren ■ Cephalosporine Gr. 3 und Gr. 4 ■ Fluorchinolone Gr. 3 und Gr. 4 ■ Acylaminopenicilline ■ Carbapeneme Gr. 1
Pneumonien	*Haemophilus influenzae, Streptococcus pneumoniae,* Enterobacteriaceae	■ Aminopenicilline + Betalactamase-Inhibitoren ■ Cephalosporine Gr. 2 und Gr. 3 ■ Fluorchinolone Gr. 3 und Gr. 4 ■ Carbapeneme Gr. 2 ■ Acylaminopenicilline
Pneumonien	MRSA	Linezolid (Monotherapie nur, wenn Infektion mit gramnegativen Bakterien ausgeschlossen wird)
Infektionen im Ohren-Bereich		
Otitis externa maligna	*Pseudomonas aeruginosa*	■ Fluorchinolone der Gr. 2 ■ Acylaminopenicilline ■ Cephalosporine Gr. 3 und Gr. 4 ■ Carbapeneme Gr. 1 ■ Fluorchinolone Gr. 3
Mastoiditis (chronische Otitis media)	*Streptococcus pneumoniae, S. pyrogenes, Haemophilus influenzae, Staphylococcus aureus, Pseudomonas aeruginosa, Escherichia coli, Proteus mirabilis*	■ Aminopenicilline + Betalactamase-Inhibitoren ■ Cephalosporine Gr. 3
Infektionen im Nasen-Bereich		
Furunkel	*Staphylococcus aureus*	■ Isoxazolylpenicilline ■ Aminopenicilline + Betalactamase-Inhibitoren
Chronische Sinusitius	*Staphylococcus aureus,* Streptokokken, *Haemophilus influenzae,* Enterobacteriaceae	■ Aminopenicilline + Betalactamase-Inhibitoren ■ Oral wirksame Cephalosporine (z. B. Loracarbef) ■ Fluorchinolone Gr. 4
Infektionen des Knochenmarks		
Osteomyelitis	Zahlreiche Bakterien, u. a. MRSA	■ Lincosamide ■ Penicillin

◼ **Tab. 5.8** Infektionen und Therapie (Beispiele) (Fortsetzung)

Erkrankung	Erreger	Empfohlene Antibiotika
Infektionen im Bauchraum		
Bauchfellentzündung (Peritonitis)	Zahlreiche Bakterien, häufig *Staphylococcus aureus*, Streptokokken, Pneumokokken	Abhängig vom Erregerspektrum, Cephalosporine und Carbapeneme werden häufig eingesetzt
Bauchspeicheldrüsenentzündung (Pankreatitis)	Enterobacteriaceae, Enterokokken, Staphylokokken	◼ Carbapeneme Gr. 1 und Gr. 2 ◼ Fluorchinolone Gr. 2 und Gr. 4 ◼ Cephalosporine Gr. 3 ◼ Acylaminopenicilline
Gallenwegsentzündung (Cholangitis)	Enterobacteriaceae, Enterokokken, *Pseudomonas aeruginosa*	◼ Fluorchinolone Gr. 2, Gr. 3 und Gr. 4 ◼ Carbapeneme Gr. 1 und Gr. 2 ◼ Aminopenicilline + Betalactamase-Inhibitoren
Infektionen der Nieren und des Urogenitaltrakts		
Akute Nierenbeckenentzündung (Pyelonephritis)	*Escherichia coli*, *Proteus mirabilis*, *Klebsiella pneumoniae*	◼ Fluorchinolone ◼ Cephalosporine Gr. 3 ◼ Aminopenicillin + Betalactamase-Inhibitoren ◼ Sulfonamid
Komplizierte Harnwegsinfektion (mit Nierenfunktionsstörung)	*Escherichia coli*, *Proteus mirabilis*, *Klebsiella pneumoniae*; aber auch: *Pseudomonas aeruginosa*, *Acinetobacter baumannii*	◼ Cephalosporine Gr. 3 ◼ Fluorchinolone ◼ Carbapeneme Gr. 2
Prostataentzündung (Prostitis)	*Escherichia coli*, andere Enterobacteriaceae, *Pseudomonas aeruginosa*, Enterokokken, Staphylokokken	◼ Fluorchinolone Gr. 2 und Gr. 3 ◼ Cephalosporine Gr. 3 und Gr. 4 ◼ Acylaminopenicilline + Betalactamase-Inhibitoren
Haut- und Weichgewebeinfektionen		
Erysipel	*Streptococcus pyogenes*	◼ Benzylpenicillin ◼ Cephalosporine Gr. 1 und Gr. 2 ◼ Lincosamine
Mittelschwere Infektionen	*Staphylococcus aureus*, Streptokokken	◼ Aminopenicilline + Betalactamase-Inhibitoren ◼ Acylaminopenicilline + Betalactamase-Inhibitoren ◼ Fluorchinolone Gr. 4 ◼ Lincosamine ◼ Glycylcycline
Schwere Infektionen	*Staphylococcus aureus*, Streptokokken	◼ Acylaminopenicilline + Betalactamase-Inhibitoren ◼ Cephalosporine Gr. 3 a ◼ Nitroimidazole ◼ Fluorchinolone Gr. 4 ◼ Lincosamine ◼ Glycylcycline

5

◻ **Tab. 5.8** Infektionen und Therapie (Beispiele) (Fortsetzung)

Erkrankung	Erreger	Empfohlene Antibiotika
Diabetische Füße	*Staphylococcus aureus*, Streptokokken, Enterobacteriaceae	■ Acylaminopenicilline + Betalactamase-Inhibitoren ■ Fluorchinolone Gr. 3 und Gr. 4 ■ Lincosamine ■ Cephalosporine Gr. 3 ■ Carbapeneme Gr. 1 und Gr. 2
Knochen- und Gelenkinfektionen		
Generell	*Staphylococcus aureus*, Streptokokken, Enterobacteriaceae, andere Bakterien	■ Aminopenicilline + Betalactamase-Inhibitoren ■ Cephalosporine Gr. 2 ■ Lincosamine ■ Fluorchinolone Gr. 4 ■ Fosfomycin ■ Linezolid ■ Daptomycin
Sonstige Infektionen		
Endokarditis	Staphylokokken, Enterokokken, andere Bakterien	■ Aminopenicilline + Betalactamase-Inhibitoren ■ Glykopeptidantibiotika ■ Daptomycin ■ Aminoglykoside ■ Zyklische Lipopeptide
Meningitis	*Neisseria meningitidis*, *Streptococcus pneumoniae*, Listerien, *Haemophilus influenzae*, Pseudomonaden, Enterobacteriaceae, Staphylokokken	■ Cephalosporine Gr. 3 a + Aminopenicilline ■ Glykopeptidantibiotika ■ Carbapeneme Gr. 2

Antibiotika-Resistenz

Antibiotika-Resistenzmechanismen

Einerseits hat die Verwendung antimikrobieller Arzneimittel sehr zur Verbesserung der Gesundheit von Mensch und Tier beigetragen, andererseits haben jedoch Missbrauch und zu häufiger Einsatz antimikrobieller Wirkstoffe das Wachstum antibiotikaresistenter Organismen stark gefördert. Infolge des mit dem breiten therapeutischen Einsatz von Antibiotika einhergehenden Selektionsdruckes haben sich Resistenzgene bereits auf viele pathogene Erreger ausgebreitet.

Der Ausgangpunkt einer Resistenz lässt sich nicht immer feststellen. Antibiotika produzierende Organismen können Ausgangspunkt sein, da sie sich gegen die von ihnen produzierten Substanzen mithilfe von Resistenzproteinen schützen. Doch können Resistenzgene auch unter Selektionsdruck durch Mutationen aus anderen Genen entstehen. Die molekularen Mechanismen, durch die Bakterien eine Resistenz gegenüber Antibiotika ausbilden können, beinhalten beispielsweise:

- den »Efflux« aus der Zelle,
- eine enzymatische Inaktivierung der Wirkstoffe oder
- die Modifizierung der Antibiotikumsbindungsstelle.

Molekulare Mechanismen bakterieller Resistenz: Efflux, Wirkstoffinaktivierung, Veränderung der Struktur des Targets

Das aktive Ausschleusen des Wirkstoffes aus der Bakterienzelle durch ABC-Transporter, die auch als Efflux-Pumpen bezeichnet werden, führt dazu, dass die Antibiotikumskonzentration an der Zielstruktur verringert wird. Dieser »Efflux« sorgt im Falle vieler gramnegativer Bakterien für eine natürliche Makrolidresistenz, kann aber auch bei grampositiven Erregern zu klinisch relevanter Resistenz führen.

Weiterhin häufig beobachtete Resistenzmechanismen beruhen auf der Inaktivierung des entsprechenden Antibiotikums durch spezielle Enzyme, wie z. B. Betalactamasen (Betalactam-Antibiotika), Acetyltransferasen (Chloramphenicol, Aminoglykoside) oder Phosphotransferasen (Aminoglykoside).

Als weitere Möglichkeit der Resistenzbildung gegenüber Antibiotika sind Nukleotid-Methylierungen an der ribosomalen RNA zu nennen, die zur Veränderung der Zielstruktur vieler Antibiotika führen. Viele Antibiotika produzierende Bakterien besitzen Methyltransferasen (z. B. Erythromycin-Resistenz-Methyltransferase), die spezifisch die Position N-6 des Nukleotides A2058 der 23S-rRNA modifizieren und damit das Wachstum von Bakterien trotz Anwesenheit von Makroliden, Lincosamiden oder Streptogramin B (MLSB) ermöglicht. Nukleotid-Modifizierungen durch RNA-Methyltransferasen haben generell den Effekt, sowohl elektrostatische Interaktionen zu verhindern, die für die Antibiotikumsbindung notwendig sind, als auch räumlich die Anlagerung der Antibiotika zu erschweren.

Eine Verringerung der Affinität eines Antibiotikums zur Zielstruktur kann auch durch Mutationen erfolgen, die letztendlich einen Aminosäureaustausch eines Enzyms/Proteins oder den Austausch eines Nukleotids in der rRNA bewirken.

5.15.2 Multidrugresistenz

Multresistente Keime, z B. MRSA, VRE und gramnegative Keime, die Betalactamasen mit erweitertem Spektrum (ESBL) enthalten

In Krankenhäusern ist das Auftreten von multiresistenten Keimen sehr gefürchtet. Schon länger bekannt sind Methicillin-resistente *Staphylococcus aureus* (MRSA) und Vancomycin-resistente Enterokokken (VRE).

Methicillin-resistente Staphylococcus aureus (MRSA): Der Resistenzmechanismus der MRSA beruht auf der Expression des Gens *mecA*, das der Keim von anderen Bakterien, die bereits resistent waren, erhalten hat. Dieses Gen codiert für das penicillinbindende Protein 2 a (PBP 2 a). Die Affinität des PBP 2 a zu Penicillinen ist im Gegensatz zu PBP 2 stark reduziert, wodurch es nicht mehr von ihnen inhibiert werden kann. Allein in Deutschland sterben jährlich 40 000 Menschen an Infektionen mit MRSA. Infektionen mit MRSA treten häufig dann auf, wenn Patienten intensiv betreut werden und lange Zeit in Krankenhäusern verweilen müssen. Die Therapie von MRSA-Infektionen wird heute hauptsächlich mit Vancomycin und Linezolid durchgeführt.

Vancomycin-resistente Enterokokken (VRE): Besonders immunsupprimierte Menschen sind anfällig für VRE-Infektionen, die komplizierte Harnwegsinfektionen sowie katheterassoziierte Infektionen auslösen können. Resistente Keime generieren einen veränderten Baustein der Mureinbiosynthese (ein endständiges D-Alanin ist durch ein D-Lactat ersetzt) und verhindern dadurch die Wirkung des Vancomycins. Vancomycinresistenz lässt sich in verschiedene Arten untergliedern, derzeit sind VanA-, VanB-, VanD-, VanE- und VanG-Enterokokken bekannt. Medizinisch bedeutend sind durch VanA und VanB ausgelöste Resistenzen. Bei VanA und VanB handelt es sich um Ligasen, die den »falschen Baustein« der Mureinbiosynthese herstellen. Gene beider Enzyme hat man auf Transposons gefunden, die leicht von einem Bakterium auf das andere übertragbar sind. Diese Transposons enthalten neben den Ligase-Genen auch Gene, die für Proteine codieren, die aus Pyruvat Lactat generieren (VanH), die an späten Schritten der Mureinbiosynthese beteiligt sind (VanY und VanZ) und die eine regulatorische Bedeutung (VanR und VanS) haben. Anzumerken ist, dass die VanA-Resistenz durch Vancomycin und Teicoplanin induzierbar ist, die VanB-Resistenz jedoch nur durch Vancomycin.

ESBL-bildende Enterobakteriaceae: Neben den hochresistenten grampositiven Bakterien gewinnen resistente gramnegative Bakterien in Diagnostik und Therapie zunehmend an Bedeutung. Dahinter verbergen sich u. a. Stämme von *Escherichia coli*, *Klebsiella* und *Enterobacter*. Diese Keime bilden Betalactamasen mit erweitertem Spektrum (ESBL, extended spectrum beta-lactamases). Seit August 2010 macht das Enzym NMD-1 weltweit auf sich aufmerksam. Es handelt sich um ein von Enterobacteriaceen gebildetes Enzym, das Resistenz gegen zahlreiche Betalactam-Antibiotika verleiht. Besonders bedeutend ist, dass auch Carbapeneme betroffen sind.

Multidrugresistenz bei Acinetobacter baumannii: Alarmierend ist die Resistenzentwicklung auch bei *Acinetobacter baumannii* zu sehen, da bestimmte Stämme eine Vielzahl von Resistenzmechanismen entwickelt haben. So sind häufig beobachtete Mechanismen die Bildung von Betalactamasen, Änderungen der Zusammensetzung der Zellwand und die vermehrte Synthese von Efflux-Pumpen, die dann in die

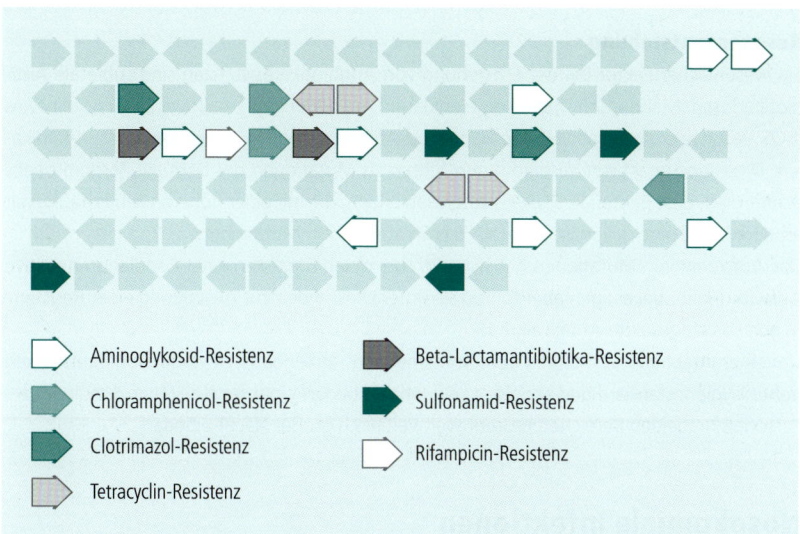

⬜ Aminoglykosid-Resistenz	🟩 Beta-Lactamantibiotika-Resistenz
🟩 Chloramphenicol-Resistenz	🟩 Sulfonamid-Resistenz
🟩 Clotrimazol-Resistenz	⬜ Rifampicin-Resistenz
⬜ Tetracyclin-Resistenz	

Abb. 5.6 Genkarte eines 87 kb großen DNA-Fragments aus *Acinetobacter baumannii* AYE, auf dem Antibiotikaresistenzgene gegen sieben verschiedene Antibiotikaklassen gefunden wurden

Zellwand eingebaut werden können. Des Weiteren wurden Stämme entdeckt, die Mutationen in den Genen *gyrA* und *parC* aufwiesen, was in eine Resistenz gegen Chinolone münden kann. Ein besonderes Problem stellt eine AmpC-Betalactamase dar, die auch »Acinetobacter derived cephalosporinase« genannt wird. Substrate dieser Betalactamase sind vor allem Cephalosporine. Gene, die für die AmpC-Betalactamasen codieren, sind in allen *Acinetobacter-baumannii*-Stämmen aufzufinden. Ohne Selektionsdruck wird diese Betalactamase nur schwach exprimiert und vermittelt keine Resistenz gegen Cephalosporine. Unter Selektionsdruck beobachtet man, dass eine Insertionssequenz, auf der ein starker Promotor lokalisiert ist, vor das AmpC-Gen gelangt. Dieses wird nun stark exprimiert und vermittelt Resistenz gegen Cephalosporine. Die Insertionssequenz ISAba ist in *Acinetobacter-baumannii*-Stämmen weit verbreitet und scheint auch eine Schlüsselrolle in der Entwicklung einer Resistenz gegen Carbapeneme einzunehmen.

Im Jahr 2006 konnte aus *Acinetobacter baumannii* AYE ein 87 kb großes DNA-Fragment sequenziert werden, auf dem neben Schwermetallresistenzgenen auch Antibiotikaresistenzgene gefunden wurden, die Resistenzen gegen sieben verschiedene Antibiotikaklassen vermitteln (**Abb. 5.6**). Man vermutet, dass dieses DNA-Fragment sich aus DNA von mindestens drei Bakterien-Arten aus den Gattungen *Pseudomonas, Salmonella* und *Escherichia* zusammensetzt.

Andere Bakterien, z. B. *Burkholderia cepacia* oder *Campylobacter jejuni,* entwickeln ebenfalls zunehmend Resistenzen gegenüber einer Vielzahl von Antibiotika.

●● Resistenzentstehung

Resistenzentstehung: subletale Antiobiotika- dosen können Resistenzen hervorrufen

Ein wesentlicher Faktor bei der Entstehung von Antibiotikaresistenzen sind subletale Antibiotikadosen. Mikroorganismen reagieren darauf mit der Bildung reaktiver Sauerstoffspezies (ROS: reactive oxygen species) wie Hyperoxid-Anionen, Hydroxyl- oder Perhydroxyl-Radikalen. Diese hochreaktiven Verbindungen führen zu Mutationen der DNA. Außerdem beobachtet man, dass Bakterien DNA-Polymerasen bilden, die mit einer höheren Fehlerhäufigkeit arbeiten. Die Folge davon ist ebenfalls das Entstehen von Mutationen.

Das Auftreten von Mutationen hat sicherlich bei vielen Bakterien einer Population negative Auswirkungen, bei einigen aber führen sie unter Umständen zur Ausbildung einer Resistenz gegen das eingesetzte Antibiotikum.

Um einer Infektion mit multiresistenten Keimen in Krankenhäusern vorzubeugen, muss ein hoher Hygienestandard gewährleistet sein, und es bedarf einer regelmäßigen Schulung des Personals. In beiden Bereichen besteht weltweit noch großer Nachholbedarf.

5.15.3   Nosokomiale Infektionen

Nosokomiale Infektion: Infektion, die im Krankenhaus erworben wird

Nosokomiale Infektionen sind Infektionen, die ein Patient in einem Krankenhaus oder einer anderen medizinischen Einrichtung erwirbt. Dabei wird festgelegt, dass Patienten, die bei der Krankenhausaufnahme keine, jedoch 48 Stunden nach Aufnahme in das Krankenhaus sichtbare Zeichen einer Infektion zeigen, und die Inkubationszeit nicht deutlich dagegen spricht, eine solche Krankheit als im Krankenhaus erworben gilt. Auch solche Infektionskrankheiten werden als nosokomial bezeichnet, die erst nach einem Krankenhausaufenthalt auftreten, aber mit Sicherheit auf diesen zurückgeführt werden können.

Das Auftreten nosokomialer Infektionen wird zunehmend beobachtet, da immer häufiger immungeschwächte Patienten in Krankenhäusern behandelt werden, immer häufiger Arzneimittel eingesetzt werden, die immunsupprimierend wirken, immer häufiger schwere Operationen durchgeführt werden, die das Infektionsrisiko erhöhen und immer häufiger ältere Menschen in Krankenhäusern behandelt werden. Beobachtet wird, dass nosokomiale Infektionen durch einige Keime besonders häufig verursacht werden. Neben bakteriellen Infektionen (◘ Tab. 5.9) ist auch eine Ansteckung mit Viren oder Hefen möglich.

◻ Tab. 5.9 Bakterielle Erreger von nosokomialen Infektionen

Organismus	Besonderheit
Escherichia coli	Zunehmend resistent gegen Penicilline, Cephalosporine und Fluorchinolone
Staphylococcus aureus	Sehr häufig, immer öfter MRSA
Pseudomonas aeruginosa	Natürliche Resistenz gegen viele Antibiotika
Clostridium difficile	Zunehmend resistent gegen Vancomycin
Acinetobacter baumannii	Erst in den letzten Jahren als bedeutender Infektionskeim entdeckt, natürliche Resistenz gegen viele Antibiotika
Enterococcus faecalis, E. faecium	Fast immer resistent gegen Aminopenicilline, zunehmend resistent gegen Aminoglykoside, zunehmend resistent gegen Vancomycin
Citrobacter freundii	Erst in den letzten Jahren als bedeutender Infektionskeim entdeckt
Enterobacter-Arten	Erst in den letzten Jahren als bedeutender Infektionskeim entdeckt
Morganella morganii	Erst in den letzten Jahren als bedeutender Infektionskeim entdeckt
Proteus vulgaris, P. mirabilis	Zunehmend resistent gegen Betalactam-Antibiotika
Providencia-Arten	Erst in den letzten Jahren als bedeutender Infektionskeim entdeckt
Serratia-Arten	Erst in den letzten Jahren als bedeutender Infektionskeim entdeckt

5

Wiederholungsfragen

Fragen

Frage 1

Welche Aussage trifft **nicht** zu?

A) Bei der Färbung nach Gram ist der Aufbau der bakteriellen Zellwand entscheidend.

B) Bei der Färbung nach Gram ist der erste Schritt die Behandlung mit Kristallviolett (= Gentianaviolett).

C) Bei der Färbung nach Gram werden im ersten Schritt alle Bakterien gleich angefärbt.

D) Bei der Färbung nach Gram dient eine Behandlung mit Iod der Fixierung des Farbstoffs.

E) Bei der Färbung nach Gram werden grampositive Bakterien durch die Behandlung mit Alkohol entfärbt.

Frage 2

Welche Aussage trifft **nicht** zu?

A) Alle Aminosäuren der Bakterienzellwand sind proteinogene Aminosäuren.

B) Teichonsäuren kommen bei grampositiven Bakterien vor und sind entweder mit der Mureinschicht oder der Cytoplasmamembran verbunden.

C) Beide Aminozucker-Bausteine des Mureins enthalten etherartig gebundene Milchsäure-Seitenketten.

D) Die Polysaccharidketten des Mureinsacculus sind über Oligopeptidbrücken untereinander verknüpft.

E) Grampositive Keime weisen eine größere Mureinschicht auf als gramnegative Keime.

Frage 3

Welche Aussage trifft zu?

A) Die Cyanobakterien gehören zu den Algen.

B) Die Cyanobakterien sind in der Lage, Photosynthese zu betreiben.

C) Die Cyanobakterien gehören zu den Flechten.

D) Spirulina gehört nicht zu den Cyanobakterien.

E) Spirulina ist im Sommer verantwortlich für das Fischsterben in der Ostsee.

Frage 4

Welches Antibiotikum ist **kein** Translationshemmer?

A) Tetracyclin

B) Gentamicin

C) Erythromycin

D) Chloramphenicol

E) Vancomycin

Frage 5

Welche Aussage trifft zu?

A) Mycobakterien können Lepra verursachen.

B) Mycobakterien sind harmlos.

C) Mycobakterien gehören zu den Pilzen.

D) Mycobakterien sind säurelabil.

E) Mycobakterien sind anaerob lebende Bakterien.

Frage 6

Welche Aussage trifft **nicht** zu?

A) Pathogene Stämme von *Corynebacterium diphtheriae* sind begeißelt.

B) Pathogene Stämme von *C. diphtheriae* sind grampositiv.

C) Pathogene Stämme von *C. diphtheriae* gehören zur Abteilung der Firmicutes.

D) Pathogene Stämme von *C. diphtheriae* bilden Exotoxine.

E) Pathogene Stämme von *C. diphtheriae* bilden keulenförmige Zellen aus.

Fragen 7
Welche Aussage trifft zu?

A) Streptomyceten gehören zu den Pilzen.

B) Die Zellen der Streptomyceten sind kugelförmig.

C) Streptomyceten produzieren nicht selten pharmazeutisch interessante Naturstoffe.

D) Streptomyceten sind gramnegativ.

E) Streptomyceten können keine Sporen bilden.

Frage 8
Welche Aussage trifft **nicht** zu?

A) *Bordetella pertussis* ist der Erreger des Keuchhustens.

B) *Neisseria gonorrhoeae* kann Meningitis verursachen.

C) *Francisella tularensis* kann Tularämie verursachen.

D) *Legionella tuberculosis* ist der Erreger der Tubekurlose.

E) *Pseudomonas aeruginosa* verursacht Wundinfektion.

Zusammenfassung | Synopse

■ Bakterien lassen sich anhand der DNA-Sequenz der 16S-Untereinheit der ribosomalen RNA einteilen. Dennoch spielen morphologische Eigenschaften von Bakterien bei ihrer Bestimmung nach wie vor eine sehr große Rolle.

■ Es sind zahlreiche pathogene Bakterien bekannt, deren Bekämpfung durch Resistenzentwicklung zunehmend schwieriger wird.

■ Eine Herausforderung der nächsten Jahre wird die Entwicklung neuer Antibiotika sein.

6 Pilze

Inhaltsvorschau

Die Entdeckung der Pilze lässt sich natürlich nicht so genau datieren wie die Entdeckung der Viren und Bakterien. Dies liegt daran, dass Pilze schon seit Jahrtausenden von Menschen als Nahrungsmittel verwendet werden. Aus pharmazeutischer Sicht sind Pilze sehr bedeutende Mikroorganismen.

Nach einer kurzen Auflistung der wichtigsten Eigenschaften von Pilzen werden in diesem Kapitel Pilze sowohl als Krankheitserreger als auch als Arzneistofflieferanten vorgestellt. Am Ende des Kapitels werden die wichtigsten Antimykotika aufgeführt.

6.1 Definition und Entdeckung

Die wissenschaftliche Entdeckung der Pilze beginnt um 1600. Bereits 1650 sind 1600 Pilze botanisch beschrieben. R. Hook gilt als Pionier der Beschreibung von Schimmelpilzen, P. A. Micheli beschreibt als erster das Phänomen der Pilzsporen und der Myzelbildung. Micheli (1679–1737) gilt als der Begründer der wissenschaftlichen Mykologie.

Pilze gehören zu den eukaryotischen Mikroorganismen. Bekannt sind etwa 60 000 Arten. Pilze sind für den Pharmazeuten aus unterschiedlichen Gründen von Bedeutung. 0,5–1 % treten als Krankheitserreger in Erscheinung, andere führen jedes Jahr zu Vergiftungen und wieder andere sind Produzenten bedeutender Naturstoffe bzw. Arzneistoffe. Außerdem sind Pilze wichtige Nahrungsmittel bzw. Nahrungsmittelproduzenten. In der Natur sind sie außerdem verantwortlich für die Zersetzung von totem organischem Material. Da Pilze leider auch lebendiges Material als Nahrung verwenden, gehören sie zu den wichtigsten Pflanzenschädlingen.

6.2 Aufbau von Pilzen

Pilze: eukaryotische Lebewesen, die Mitochondrien und ein Zytoskelett enthalten. Ihre Zellen enthalten Vakuolen und Zellwände.

Pilze enthalten Mitochondrien und ein Pilzskelett. Sie besitzen ähnlich wie Pflanzen eine Vakuole und eine Zellwand, sind jedoch nicht in der Lage, Photosynthese zu betreiben. Oft enthalten sie in der Zellwand Chitin.

Pilze können sich, ähnlich wie Schwämme, nicht bewegen. Außerdem weisen sie saprophytische, parasitische oder symbiontische Lebensweisen auf.

6.3 Entwicklungsstadien

Pilze vermehren sich sexuell und asexuell. Bei der asexuellen Vermehrung unterscheidet man die Zweiteilung, die Knospung und die Bildung von asexuellen, also mitotisch gebildeten Sporen. Bei den *Fungi imperfecti* (Deuteromycetes) ist die sexuelle Fortpflanzung unbekannt. Das morphologische Grundelement der filamentösen Pilze ist die Hyphe, als Mycel bezeichnet man die Gesamtheit der Hyphen, und die Gesamtheit des Mycels wird als Thallus bezeichnet. Bei der sexuellen Vermehrung steht die Reduktionsteilung (Meiose) zunächst im Vordergrund. Haploide Kerne entstehen, die dann in haploiden Sporen verbreitet werden. Durch Kreuzung entstehen dann wieder diploide Zellen.

Klassifizierung der Pilze

6.4

Innerhalb der Systematik der Eukaryoten (vgl. → Kap. 8.1) gehören die Pilze zu den Opisthokonta. Im Jahr 2007 wurden die echten Pilze (nicht zu den echten Pilzen gehören die Oomyceten, die mit den Braunalgen verwandt sind) in sieben Abteilungen unterteilt, von denen die Ascomyceten (Ascomycota), Basidiomyceten (Basidiomycota), Glomeromyceten (Glomeromycota) und Chytridiomyceten (Chytridiomycota) wohl die bekanntesten sind. Auch die Microsporidia bilden heute eine Abteilung innerhalb der Pilze. Einige Pilze gehören zur Unterabteilung der Mucoromycotina, die keiner Abteilung zugeordnet ist.

Die Zygomyceten (Zygomycota) werden seit 2007 nicht mehr als eigene Abteilung geführt. Die Schleimpilze (Eumycetozoa) gehören nicht zu den Pilzen.

In der Medizin wird eine Klassifizierung nach praktisch ausgerichteten Aspekten durchgeführt. Dabei werden Hefen, Dermatophyten, Schimmelpilze und dimorphe Pilze unterschieden. Eine Einteilung in Pilze, die Hauterkrankungen verursachen, Pilze, die für Atemweginfektionen verantwortlich sind, und Pilze, die Blutgefäße infizieren, ist ebenfalls üblich. Da die in der Biologie vorgenommene Einteilung auf der Basis der Sequenzen von 18S-rDNA vorgenommen wurde, soll diese Einteilung auch im vorliegenden Buch Vorrang bekommen.

Einteilung der Pilze in 7 Abteilungen: Ascomyceten, Basidiomyceten, Glomeromyceten, Chytridiomyceten, Microsporidia, Neocallimastigomycota und Blastocladiomycota

Ascomycota

6.4.1

Ascomyceten werden als Schlauchpilze bezeichnet. Bekannt sind etwa 30 000 Arten, viele davon leben in Symbiosen mit Bakterien, Algen oder Pflanzen. Ein Beispiel hierfür sind die Flechten, in denen meist Ascomyceten zusammen mit Grünalgen oder Cyanobakterien vorkommen.

Ascomyceten: Pilze mit schlauchförmigen Asci

Bei vielen Ascomyceten kommt es im Zuge der geschlechtlichen Vermehrung zur Bildung eines Fruchtkörpers, der als Ascokarp (Ascus) bezeichnet wird. Er besteht aus sterilen und fruchtbaren Hyphen. Letztere bilden die Sporen.

Die Ascomycota werden in drei Untergruppen unterteilt:

- Saccharomycotina: Die Saccharomycotina sind am einfachsten gebaut, sie bilden keine Hyphen und bilden nur selten Ascosporen. Innerhalb der Unterabteilung der Saccharomycotina findet man nur eine Klasse (Saccharomycetes) und darin nur eine Ordnung (Saccharomycetales), die in mehrere Familien eingeteilt wird.
- Pezizomycotina: Die Pezizomycotina (echte Schlauchpilze), zu denen die meisten Ascomyceten gehören, weisen immer einen Ascokarp auf. Sie werden in mehrere Klassen eingeteilt.
- Taphrinomycotina: Die Taphrinomycotina bilden die kleinste Untergruppe innerhalb der Ascomycota. Arten aus dieser Untergruppe unterscheiden sich recht deutlich von Arten aus den anderen Untergruppen. Auch die Taphrinomycotina werden in mehrere Klassen unterteilt.

Bekanntester Vertreter der Ascomyceten ist die Bäckerhefe (*Saccharomyces cerevisiae*). Nahe verwandt ist die Spalthefe (*Schizosaccharomyces pombe*), die ebenfalls zu den Ascomyceten gehört. Weitere in der Pharmazie bedeutende Ascomyceten sind Erreger primärer Systemmykosen (z. B. *Histoplasma capsulatum*), Erreger opportunistischer Systemmykosen (z. B. *Candida albicans*), Erreger kutaner und subkutaner Mykosen (z. B. *Trichophyton*-Arten) und »nützliche« Ascomyceten wie *Claviceps purpurea* (Mutterkornpilz), *Penicillium*- oder *Acremonium*-(*Cephalosporium*-)Arten (Produzenten von Naturstoffen), *Aspergillus*-Arten (Gießkannenschimmel), und *Morchella* sp. (Morchel).

Saccharomyces und Schizosaccharomyces

Saccharomyces cerevisiae und *Schizosaccharomyces pombe* sind aus Sicht der Wissenschaft wohl die bekanntesten Ascomycota, denn das Wissen über zahlreiche zelluläre Vorgänge ist diesen beiden Pilzen zu verdanken.

Charakteristika von Saccharomyces cerevisiae

- Unterabteilung: Saccharomycotina
- Klasse: Saccharomycetes
- Ordnung: Saccharomycetales
- Familie: Saccharomycetaceae

Besondere Merkmale: keine Ascokarpbildung, trotzdem Bildung von Endosporen, keine Hyphengeflechtbildung; Einsatz in biotechnologischen Verfahren zur Erzeugung von Lebensmitteln und Arzneistoffen, Modellorganismus in der Forschung.

Saccharomyces cerevisiae: Produzent von Brot, Bier und Wein

Saccharomyces cerevisiae bildet kein Mycel und vermehrt sich meist asexuell durch Sprossung. *S. cerevisiae* ist ein sehr bekannter Pilz, der seit Jahrhunderten zu biotechnologischen Zwecken eingesetzt wird. Besonderen Einsatz findet er bei der Bier- und Weinherstellung. Außerdem ist der Pilz Modellorganismus der eukaryotischen Forschung. Das Genom von *S. cerevisiae* besteht aus 13 Millionen Basenpaaren. *S. cerevisiae* wird ferner im »two hybrid system« zur Erforschung von Wechselwirkungen zwischen Proteinen verwendet.

Charakteristika von Schizosaccharomyces pombe

- Unterabteilung: Saccharomycotina
- Klasse: Schizosaccharomycetes
- Ordnung: Schizosaccharomycetales
- Familie: Schizosaccharomycetaceae

Besondere Merkmale: keine Ascokarpbildung, keine Hyphengeflechtbildung; Modellorganismus in der Forschung.

Schizosaccharomyces pombe: Spalthefe

Im Unterschied zu *Saccharomyces cerevisiae*, der sich durch Sprossung vermehrt, vermehrt sich *Schizosaccharomyces pombe* durch Teilung. Der Pilz wird deshalb auch als Spalthefe bezeichnet. Auch dieser Pilz ist Modellorganismus der eukaryotischen Forschung. P. Nurse erhielt 2001 den Nobelpreis für Physiologie oder Medizin für seine Arbeiten zur Zellzyklusregulation von *Schizosaccharomyces pombe*.

Histoplasma capsulatum, Coccidioides-Arten und Blastomyces-Arten als Erreger primärer Systemmykosen

Charakteristika von Histoplasma capsulatum

- Unterabteilung: Pezizomycotina
- Klasse: Eurotiomycetes/Eurotiomycetidae
- Ordnung: Onygenales
- Familie: Onygenaceae

Besondere Merkmale: Erreger der Histoplasmose.

Die Histoplasmose ist eine Erkrankung der Lunge. Der Erreger kommt vor allem in Amerika, Afrika und Asien vor. Nach dem Einatmen von Sporen, die von Makrophagen phagozytiert werden, entwickeln sich in der Lunge Granulome. Eine Ausbreitung des Erregers über das Blut in innere Organe wird beobachtet. *Histoplasma capsulatum* ist ein dimorpher Pilz, der mikroskopisch diagnostiziert wird.

Histoplasma capsulatum: Erreger der Histoplasmose, einer Lungenerkrankung

Charakteristika der Coccidioides-Arten

- Unterabteilung: Pezizomycotina
- Klasse: Eurotiomycetes/Eurotiomycetidae
- Ordnung: Onygenales
- Familie: Onygenaceae

Besondere Merkmale: Erreger der Kokzidioidomykose.

Coccidioides-Arten findet man in Trockengebieten Nord- und Südamerikas. Durch Inhalation von Sporen kann es zu einer Infektion der Lunge kommen. Spontane Ausheilungen sind häufig, Todesfälle andererseits nicht selten.

Coccidioides-Arten: Erreger von Lungenerkrankungen

Charakteristika der Blastomyces-Arten

- Unterabteilung: Pezizomycotina
- Klasse: Eurotiomycetes/Eurotiomycetidae
- Ordnung: Onygenales
- Familie: Onygenaceae

Besondere Merkmale: Erreger der Blastomykose.

Die bekannteste *Blastomyces*-Art ist wohl *Blastomyces dermatitidis* (*Paracoccidioides brasiliensis*). Man findet den Pilz in den USA (hier besonders in der Nähe der großen Flüsse Mississippi und Ohio), in Süd-Kanada, in Lateinamerika, in Afrika und in Indien. Häufiger als der Mensch sind Tiere befallen. Symptome sind zunächst ein Befall der Lunge, sekundär kommt es zu Hauterkrankungen. Der Pilz wird bisweilen auch keiner Ordnung oder Familie zugeteilt.

Blastomyces dermatitidis: Erreger von Lungenerkrankungen

Candida albicans, Aspergillus fumigatus und Mucor-Arten als Erreger opportunistischer Systemmykosen

Das Auftreten von AIDS hat weltweit dazu geführt, dass Pilzinfektionen einen großen Stellenwert einnehmen. Neben den unten aufgeführten Pilzen bzw. den von ihnen ausgehenden Erkrankungen sollten noch die Phäohyphomykosen und Hyalohyphomykosen erwähnt werden, die durch zahlreiche Pilze verursacht werden können.

Bei den Erregern der Phäohyphomykosen handelt es sich um Pilze, die durch Melanineinlagerungen in der Zellwand schwarz aussehen (Schwärzepilze, z. B. *Curvularia*-Arten). Bei der Phäohyphomykose kommt es zur Besiedlung der Atemwege mit oft tödlichem Ausgang.

Hyalohyphomykosen sind ebenfalls Atemwegserkrankungen, die jedoch durch Pilze hervorgerufen werden, die nicht zu den Schwärzepilzen gehören (z. B. *Fusarium*-Arten).

Auch die Anzahl an Pilzen, die opportunistische Hefemykosen verursachen, hat in den letzten Jahrzehnten zugenommen. Neben *Candida albicans* treten zahlreiche andere Gattungen und Arten auf, die hier nicht im Detail besprochen werden können.

Charakteristika von Candida albicans

- Unterabteilung: Saccharomycotina
- Klasse: Saccharomycetes
- Ordnung: Saccharomycetales
- Familie: Saccharomycetaceae

Besondere Merkmale: bildet Pseudomycel und Hyphen aus; Erreger von Candidosen.

Candida albicans: Erreger von Candidosen

Candida albicans ist ein fast überall vorkommender Pilz, der bei immungeschwächten Patienten Schleimhautmykosen (Candidosen) verursacht. Betroffen sind auch Patienten die an Diabetes oder an AIDS erkrankt sind. Besiedelt werden vor allem Schleimhäute des Mund- und Rachenraums, des Genitalbereichs und des Verdauungstrakts. Auch Fußpilzerkrankungen sind auf *C. albicans* zurückzuführen. *C. albicans* ist ein polymorpher Pilz, der unterschiedliche Wachstumsformen ausbilden kann. Er kann einzellig, in Fadenform (Pseudomyzel) oder in Myzelform (nach Hyphenbildung) vorliegen. Das Vorliegen eines Myzels von *C. albicans* in einem Patienten weist auf eine sehr starke Infektion hin. Dauerformen des Pilzes bezeichnet man als Chlamydosporen. Diese Sporen enthalten eine sehr widerstandsfähige Zellwand.

Charakteristika von Aspergillus fumigatus

- Unterabteilung: Pezizomycotina
- Klasse: Eurotiomycetes/Eurotiomycetidae
- Ordnung: Eurotiales
- Familie: Trichocomaceae

Besondere Merkmale: Erreger der Aspergillose.

Aspergillus fumigatus ist wohl die bekannteste *Aspergillus*-Art. Er ist nicht nur ein Modellorganismus in der Wissenschaft, sondern auch verantwortlich für Allergien und schwerwiegend verlaufende Erkrankungen bei immungeschwächten Patienten. Dabei kommt es dazu, dass Sporen des Pilzes vom Immunsystem nicht eliminiert werden, sich im Körper verteilen und anschließend Hyphen und Myzel bilden. Sämtliche Organe des Menschen und auch das Zentrale Nervensystem können betroffen sein.

Aspergillus fumigatus: Erreger vieler Pilzinfektionen, verantwortlich für Allergien

Charakteristika der Mucor-Arten

- Unterabteilung: Mucoromycotina
- Klasse: Keine Einteilung
- Ordnung: Mucorales
- Familie: Mucoraceae

Besondere Merkmale: Erreger der Mucor-Mykosen.

Mucor-Mykosen werden von verschiedenen Pilzen hervorgerufen. Namensgebend für die Erkrankung sind *Mucor*-Arten, doch sind auch *Absidia*-Arten, *Rhizopus*-Arten und Verteter anderer Gattungen Erreger der Mucor-Mykosen. Es erkranken fast nur Patienten mit Immundefekten bzw. Stoffwechselkrankheiten. Darunter fallen auch Diabetiker. Befallen werden die Lungen, der Magen-Darm-Trakt, Nase und Nasennebenhöhlen und die Haut (z. B. nach Verbrennungen). Oft sind Gefäße betroffen. Es kann zu Gefäßverschlüssen kommen, nicht selten endet eine Infektion tödlich.

Mucor-Mykosen: Bezeichnung von Pilzinfektionen, die durch *Mucor-, Absidia-, Rhizopus*-Arten und Arten weiterer Gattungen hervorgerufen werden

Sporothrix schenckii und Trichophyton-Arten als Erreger subkutaner und kutaner Mykosen

Pilze, die subkutane oder kutane Mykosen verursachen, findet man fast überall.

Subkutane Pilze dringen über verletzte Haut ein und verursachen chronische Infektionen. Er gibt eine Reihe von Pilzen, die subkutane Mykosen verursachen. Der bekannteste Pilz ist *Sporothrix schenckii*, der die Sporotrichiose verursacht.

Kutane Mykosen werden von Pilzen verursacht, die das Keratin der Haut angreifen. Neben *Trichophyton*-Arten sind an den kutanen Infektionen auch *Microsporum*- und *Epidermophyton*-Arten beteiligt.

Charakteristika von Sporothrix schenckii

- Unterabteilung: Pezizomycotina
- Klasse: Sordariomycetes/Sordariomycetidae
- Ordnung: Ophistomatales
- Familie: Ophistomataceae

Besondere Merkmale: Erreger der Sporotrichiose (weltweit erkranken jedoch nur vereinzelt Menschen an einer Infektion mit diesem Pilz).

Charakteristika der Trichophyton-Arten

- Unterabteilung: Pezizomycotina
- Klasse: Eurotiomycetes/ Eurotiomycetidae
- Ordnung: Onygenales
- Familie: Arthrodermataceae

Besondere Merkmale: Erreger von Dermatomykosen.

Trichophyton-Arten:
Erreger zahlreicher
Dermatomykosen

Von den zahlreichen Pilzarten, die kutane Mykosen verursachen, sind die *Trichophyton*-Arten am bekanntesten. Für den Menschen pathogen sind vor allem *Trichophyton rubrum, T. mentagrophytes, T. terrestre, T. tonsurans, T. verrucosum, T. schoenleinii, T. violaceum, T. soudanense* und *T. equinum*. Der Erreger wird von Mensch zu Mensch, oft über Sporen, übertragen. Eine genaue Diagnose erfolgt mikroskopisch. Eine Infektion wird auch als Tinea bezeichnet; dabei unterscheidet man je nach Infektionsort u. a. zwischen:

- T. barbae (Infektion im Bartbereich),
- T. capitis (Infektion der Kopfhaut),
- T. faciei (Infektion des Gesichts),
- T. pedis (Infektion der Füße) und
- T. unguium (Infektion der Nägel).

Claviceps purpurea, Penicillium-Arten und Acremonium-Arten als Produzenten von Arzneistoffen

Charakteristika von Claviceps purpurea

- Unterabteilung: Pezizomycotina
- Klasse: Sordariomycetes/Hypocreomycetidae
- Ordnung: Hypocreales
- Familie: Clavicipitaceae

Besondere Merkmale: wächst auf Getreide, produziert Mutterkornalkaloide.

Der Bildschnitzer N. von Hagenau und der Maler M. Grünewald erbauten zwischen 1512 und 1516 den Isenheimer Altar in Colmar. In Auftrag gegeben hatte die Arbeiten der Hospialiterorden des Heiligen Antonius. Dieser Orden kümmerte sich um am Antoniusfeuer leidende Menschen – eine Erkrankung, an der im Mittelalter viele Menschen starben. Auf dem Altar zu sehen sind Bilder, die leidende Menschen zeigen. Erst im 17. Jahrhundert wurde bekannt, dass der Verzehr von mit *Claviceps purpurea* verunreinigtem Getreide die Erkrankung verursacht.

Claviceps purpurea:
Produzent der
Mutterkornalkaloide

Bekannt ist heute, dass *C. purpurea* Mutterkornalkaloide produziert, die starke Gefäßverengungen verursachen und bei schweren Vergiftungen zum Absterben von Gliedmaßen führen. Heute werden Mutterkornalkaloide noch als Medikamente zur Behandlung von Migräne eingesetzt.

Der Lebenszyklus von *C. purpurea* ist gut untersucht. Zu Beginn eines Zyklus werden Ascosporen auf den Fruchtknoten blühender Roggenpflanzen übertragen. Aus den Ascosporen entwickelt sich ein Myzel und daraus Konidiosporen. Das Myzel sondert außerdem ein süße Flüssigkeit ab, die Honigtau genannt wird, und Insekten anlockt. In einer späteren Phase reift das Myzel zum Sklerotium heran. Das Sklerotium fällt zusammen mit Getreidekörnern auf den Boden herab, um zu überwintern. Aus dem Sklerotium entwickeln sich im Frühjahr die Perithecien (Fruchtkörper) mit den Asci, die die Ascosporen bilden.

> **Charakteristika der Penicillium-Arten**
> - Unterabteilung: Pezizomycotina
> - Klasse: Eurotiomycetes/Eurotiomycetidae
> - Ordnung: Eurotiales
> - Familie: Trichocomaceae
> Besondere Merkmale: Produzent von Antibiotika.

Im September 1928 beobachtete A. Fleming, dass auf einer mit Staphylokokken beimpften Agarplatte ein Schimmelpilz (*Penicillium notatum*) wuchs, der das Wachstum des Keims unterdrückte. Einige Jahre später wurde die Struktur der keimhemmenden Verbindung aufgeklärt, die Verbindung wurde Penicillin genannt. Zusammen mit H. W. Florey und E. B. Chain erhielt A. Fleming 1945 für diese Entdeckung den Nobelpreis für Medizin.

Penicillium notatum: Produzent des ersten Penicillins

Der Thallus von *Penicillium*-Arten besteht aus stark verzweigten Hyphen. Hauptverbreitungsformen des Pilzes sind Konidiosporen, die aus den Konidiophoren als Bestandteile des Myzels hervorgehen. Die Form der Konidiophoren ähnelt einem Pinsel, aus diesem Grund wird der Pilz auch als »Pinselschimmel« bezeichnet. *Penicillium*-Arten bilden während der sexuellen Fortpflanzung ganz spezifische Fruchtkörper aus.

Pilze aus der Gattung Penicillium (*Penicillium notatum, P. chrysogenum, P. griseofulvum*) werden zur Produktion von Arzneistoffen und in der Lebensmittelindustrie zur Herstellung von Käse (*P. roqueforti*) eingesetzt.

> **Charakteristika der Acremonium-Arten**
> - Unterabteilung: Pezizomycotina
> - Klasse: Sordariomycetes/Hypocreomycetidae
> - Ordnung: Hypocreales
> - Familie: Hypocreaceae
> Besondere Merkmale: Produzent von Antibiotika.

Die Gattung *Acremonium* wurde früher als *Cephalosporium* bezeichnet. Es sind etwa 100 Arten bekannt, von denen einige Naturstoffproduzenten, andere hingegen für den Menschen pathogen sind. Bekannter Produzent von Cephalosporin C ist *Acremonium strictum*, der früher als *Cephalosporium acremonium* bezeichnet wurde. *Acremonium* findet man sehr häufig bei Feuchtigkeitsschäden vor, insbesondere im Bodenbereich. Die Sporen von *Acremonium* sind allergieauslösend. *Acremonium* sp. gehören zu den Auslösern von Fußinfektionen mit Schwellungen und Läsionen der befallenen Gewebe. Darüber hinaus können in seltenen Fällen Nagelmykosen (Onychomykosen), Augeninfektionen (Keratitis, Endophthalmitis), Infektionen des Herzbeutels (Endokarditis) und anderer innerer Organe auftreten

Acremonium strictum: Produzent von Cephalosporin C

(Meningitis, Peritonitis, Osteomyelitis). Dies wird jedoch nur bei immungeschwächten Personen beobachtet.

Morchella-Arten als Speisepilze

Auch die Ascomycota haben wohlschmeckende Speisepilze hervorgebracht, von denen hier stellvertretend lediglich die Morcheln vorgestellt werden sollen.

Charakteristika der Morchella-Arten
- Unterabteilung: Pezizomycotina
- Klasse: Pezizomycetes
- Ordnung: Pezizales
- Familie: Morchellaceae

Besondere Merkmale: guter Speisepilz.

Morchella esculenta: Speisepilz

Morcheln (z. B. *Morchella esculenta*) sind gute Speisepilze, die nach neuesten Forschungserkenntnissen auch kultivierbar sind. Frische Morcheln sind reich an Vitamin D, B_1 und B_2 und haben einen hohen Kaliumgehalt sowie einen niedrigen Natriumgehalt.

6.4.2 Basidiomycota

Basidiomyceten: Ständerpilze

Das haploide Myzel der Basidiomyceten, das sich aus einer Basidiospore entwickeln kann, wird auch als Monokaryon bezeichnet. Durch Verschmelzung zweier Monokaryen entsteht das Dikaryon, aus dem hochorganisierte Fruchtkörper entstehen können. In den Fruchtkörpern entstehen Basidien (Sporenständer), an denen dann die Sporen gebildet werden.

Die Basidiomycota werden in zahlreiche Unterabteilungen eingeteilt. Neben den Rostpilzen (Pucciniomycotina) und Brandpilzen (Ustilaginomycotina) sind die Blätterpilze, Nichtblätterpilze und Bauchpilze (Agaricomycotina) wohl die bekanntesten Basidiomyceten. Zu ihnen gehören fast alle bekannten Speise- und Giftpilze, die in diesem Buch jedoch nicht beschrieben werden können. Exemplarisch werden einige Pilze vorgestellt, die einen Bezug zu pharmazeutischen Themen aufweisen.

⬤⬤ ❙ Merke

Bei den Basidiomyceten findet die Sporenbildung extern statt, bei den Ascomyceten erfolgt die Sporenbildung intern.

Amanita-Arten

Charakteristika
- Unterabteilung: Agaricomycotina
- Klasse: Agaricomycetes/Agaricomycetidae
- Ordnung: Agaricales
- Familie: Amanitaceae

Besondere Merkmale: Giftpilz.

Der Fliegenpilz (*Amanita muscaria* var. *muscaria*) ist einer der bekanntesten Pilze. Schon früh lernen ihn Kinder kennen, da er in zahlreichen Märchen vorkommt und im Wald durch sein Aussehen auffällt. Seine Giftigkeit ist auf Ibotensäure zurückzuführen, eine nichtproteinogene Aminosäure. Die Symptome einer Vergiftung werden als Pantherina-Syndrom bezeichnet. Selten kommt es zu einem tödlichen Ausgang. Weitere pharmazeutisch interessante *Amanita*-Arten sind *Amanita phalloides* (grüner Knollenblätterpilz) und einige Arten, die als weiße Knollenblätterpilze bezeichnet werden. Sie enthalten zyklische Peptide, die als Amatoxine bzw. Phallotoxine bekannt sind und eine sehr hohe Toxizität aufweisen.

Amanita muscaria var. *muscaria:* Fliegenpilz, Produzent der Ibotensäure

Psilocybe-Arten

Charakteristika
- Unterabteilung: Agaricomycotina
- Klasse: Agaricomycetes/Agaricomycetidae
- Ordnung: Agaricales
- Familie: Strophariaceae

Besondere Merkmale: Giftpilz.

Die Kahlköpfe (*Psilocybe*) sind eine Pilzgattung aus der Familie der Träuschlingsartigen. Die meisten Arten der Gattung Psilocybe enthalten relevante Mengen von Psilocybin, das eine halluzinogene Wirkung hat. Aufgrund dieser Inhaltsstoffe sind sowohl der Besitz dieser Pilze als auch der Handel mit ihnen untersagt.

Psilocybe-Arten: Pilze mit halluzinogener Wirkung

Cryptococcus neoformans

Charakteristika
- Unterabteilung: Agaricomycotina
- Klasse: Tremellomycetes
- Ordnung: Filobasidiales
- Familie: Filobasidiaceae

Besondere Merkmale: Erreger der Kryptokokkose.

Cryptococcus neoformans gehört zu den Erregern, die ebenfalls opportunistische Systemmykosen verursachen. Nach Infektion kommt es zu einer Meningitis. Vor allem immungeschwächte Patienten sind betroffen, besonders häufig AIDS-Patienten. Auch tödliche Verläufe sind möglich.

Cryptococcus neoformans: Erreger der Kryptokokkose

Glomeromycota

6.4.3

Die Glomeromyceten sind die verbreitetsten und ältesten Mykorrhiza-Pilze. Mehr als 80 % aller Landpflanzen leben mit Glomeromyceten in Symbiose. So sind die Süßgräser (Poaceae), wie die meisten krautigen Pflanzen, von der Besiedelung mit den Pilzen abhängig.

6.4.4 Chytridiomycota

Die Töpfchenpilze (Chytridiomycota) werden auch Flagellatenpilze genannt. Es sind meist einzellige Organismen, die nicht selten parasitisch leben. Oft leben sie auch innerhalb eines Parasiten. Charakteristisch für die Töpfchenpilze ist, dass ihre Zellwände Chitin und gelegentlich auch Cellulose enthalten.

6.4.5 Microsporidia

Die Microsporidien zählen erst seit 2007 zu den Pilzen. Meist parasitieren Vertreter der Microsporidia in Tieren. Beispiele hierfür sind *Glugea anomala*, der in Fischen (Stichlingen) parasitiert, *Nosema apis*, der Bienen befällt, und *Encephalitozoon cuniculi*, ein Pathogen für Hunde, Katzen und Kaninchen.

6.5 Antimykotika und deren Zielstrukturen

Targets für Antimykotika: Ergosterolbiosynthese, Membranen, DNA-Synthese

Da die Pilze als Eukaryoten uns Menschen ähnlich sind, stehen für die Behandlung von Pilzerkrankungen nur wenige Angriffspunkte zur Verfügung. Durchgesetzt haben sich Inhibitoren der Biosynthese von Ergosterol, einem essenziellen Bestandteil der Zellmembran von Pilzen. Ein weiterer Angriffspunkt sind die Membranen der Pilze selbst. Porenbildner setzen sich in die Membran und führen zu einem unkontrollierten Stofffluss aus der Zelle heraus. Darüber hinaus können die Biosynthese des Zellwandbestandteils Chitin und die DNA-Synthese gehemmt werden. In ◻ Tab. 6.1 sind einige Antimykotika aufgeführt. Es sei darauf hingewiesen, dass Pilze, ähnlich wie Bakterien, Antimykotika-Resistenzen entwickeln können.

●● **❙ Merke**

Da für Pilze Ergosterole zur Aufrechterhaltung der Membranfunktionen essenziell sind, sind Inhibitoren der Ergosterolbiosynthese sehr effektive Antimykotika.

◻ **Tab. 6.1** Antimykotika und ihre Targets

Zelluläres Target	Antimykotikum	Behandelbarer Krankheitserreger
Enzyme der Ergosterolbiosynthese	Azole: Clotrimazol, Bifonazol, Fenticonazol, Isoconazol, Oxiconazol, Miconazol, Econazol, Fluconazol, Ketoconazol Morpholine: Amorolfin	*Candida albicans, Coccidioides immitis, Mucor-, Rhizopus-, Absidia-, Trichophyton-, Blastomyces*-Arten
	Allylamine: Naftifin, Tolnaftat, Terbinafin	*Trichophyton*-Arten
Membranen	Polyene: Amphotericin, Nystatin, Natamycin	*Aspergillus fumigates, Histoplasma capsulatum, Coccidioides immitis, Mucor-, Rhizopus-, Absidia-, Blastomyces*-Arten
Enzyme der Chitinbiosynthese	Griseofulvin	*Trichophyton*-Arten
Hemmung der Glycanbioynthese	Echinocandine	*Candida albicans, Aspergillus fumigates*
DNA-Synthese	Cytosinanalogon: Flucytosin	*Candida albicans*

Wiederholungsfragen

Frage 1

Welche Antwort ist richtig? *Amanita muscaria* gehört zu einem Vertreter der:

A) Ascomycota

B) Basidiomycota

C) Glomeromycota

D) Chytridiomycota

E) Zygomyceten

Frage 2

Welche Antwort ist richtig? Was wird als Achillesferse (= Ort der Verwundbarkeit) der Pilze bezeichnet?

A) Ergosterolbiosynthese

B) Chitin der Zellwand

C) Glykane als Reservestoffe

D) Sprossung

E) Bildung von Penicillinen bzw. Cephalosporinen

Frage 3

Welche Antwort ist richtig? Welcher Pilz produziert Ergotamin?

A) *Amanita muscaria*

B) *Claviceps purpurea*

C) *Rhizopus nigricans*

D) *Candida albicans*

E) *Aspergillus fumigatus*

Frage 4

Welche Aussage trifft zu?

A) Das morphologische Grundelement des filamentösen Pilzes ist das Filament.

B) Einige Pilze können sich durch Knospung vermehren.

C) *Mucor*-Arten gehören zu den Zygomyceten.

D) *Mucor*-Arten gehört zu den Basidiomyceten.

E) *Aspergillus fumigatus* ist nicht pathogen.

Zusammenfassung

- Pilze werden in der Systematik in sieben Abteilungen eingeteilt.

- Aus pharmazeutischer Sicht sind Pilze sehr bedeutende Mikroorganismen. Sie sind sowohl Naturstoffproduzenten als auch Krankheitserreger.

- Es existieren nur wenige pilzliche zelluläre Targets, die eine Bekämpfung von Pilzinfektionen möglich machen.

Algen

Algen sind essenzielle Bestandteile der Nahrungskette des Meeres. Außerdem sind sie von großer Bedeutung für die biologische Abwasserreinigung von Gewässern. In der Pharmazie werden Algen meist wegen der in ihnen enthaltenen Polysaccharide verwendet, die als Bindemittel oder Emulgatoren eingesetzt werden.
Im vorliegenden Kapitel werden einige pharmazeutisch interessante Algen vorgestellt.

Inhaltsvorschau

Definition

7.1

Algen stellen eigentlich keine Verwandtschaftsgruppe dar, in der Biologie wird der Begriff jedoch als Sammelbegriff verwendet, um eukaryotische Lebewesen zu beschreiben, die meist kernhaltig, fast immer chlorophyllhaltig und damit photoautotroph sind. Sie treten als einzellige, fädige, blattartige oder sprossähnliche Organismen in Erscheinung und sind je nach den vorherrschenden Pigmenten grün, gelbbraun, braun oder rot gefärbt.

Algen: eukarotische pflanzenähnliche Organismen, die Photosynthese betreiben

Cyanobakterien werden auch als Blaualgen bezeichnet. Da sie jedoch Prokaryoten sind, werden sie den Bakterien und nicht den Algen zugerechnet.

Algen leben im Süß- oder Salzwasser. Da sie zu den Hauptsauerstofflieferanten der Erde gehören, sind sie für das Leben auf der Erde essenziell. Algen unterscheidet man vornehmlich nach der Zusammensetzung ihrer Photosynthesepigmente (☐ Tab. 7.1) und Photosyntheseprodukte, außerdem unterscheiden sie sich bezüglich der Zusammensetzung ihrer Zellwände. Die bekanntesten Algen sind:

- Braunalgen,
- Rotalgen,
- Grünalgen und
- Kieselalgen.

Der vielzellige Vegetationskörper der Algen, der nicht die typische Gliederung in Spross- und Wurzelsystem aufweist, wird als Thallus bezeichnet. Man unterscheidet:

- Fadenthalli (oft bei Grünalgen),
- Flechtthalli (oft bei Rotalgen) und
- Gewebethalli (oft bei Braunalgen).

☐ **Tab. 7.1** Pigmente und Farbstoffe in verschiedenen Algen

Algen	Chlorophylle	Phycobiline	Carotinoide	Xanthophylle
Braunalgen	a und c	–	β	1, 2, 3, 5
Rotalgen	a und c	+	α und β	4, 5
Grünalgen	a und b	–	α und β	4, 5
Kieselalgen	a und c	–	α und β	1, 2, 3

1 = Diadinoxanthin, 2 = Diathoxanthin, 3 = Fucoxanthin, 4 = Lutein, 5 = Zeaxanthin

Die sexuelle Fortpflanzung erfolgt bei den Algen in Form von Isogamie, Anisogamie und Oogamie. Bei der Isogamie werden Gameten (Plus- und Minus-Gameten) in verschiedenen Fäden gebildet, sie sind aber morphologisch gleich. Bei der Anisogamie sind die weiblichen Makrogameten und männlichen Mikrogameten durch ihre Größe unterscheidbar. In beiden Fällen entsteht durch Verschmelzung eine Zygote, aus der Sporen hervorgehen. Bei der Oogamie bilden einzelne Zellen Oogonien aus, in denen ein Ei entsteht. An anderen Stellen entstehen in Antheridien Gameten, die später in die Oogonien eindringen und mit dem Ei verschmelzen.

7.2 Braunalgen (Phaeophyceae)

Klassifizierung der Braunalgen nach Adl et al.
- Supergruppe: Chromalveolata
- Erster Rang: Stramenopiles
- Zweiter Rang: Phaeophyceae

Braunalgen (Phaeophyceae) werden nach Adl et al. im ersten Rang zu den Stramenopiles gezählt. Diese gehören zur Supergruppe der Chromalveolata. Braunalgen stellen eine sehr formenreiche Abteilung dar. Man kennt etwa 2000 Braunalgenarten, die sehr kleine Fadenthalli bis hin zu großen Gewebethalli ausbilden können.

Die Zellwände der Braunalgen enthalten Cellulose, Kieselsäure, Alginate und methylierte Mucopolysaccharide.

Bekannte Arten sind *Laminaria*-Arten, die blattähnliche Wedel (Phylloide) ausbilden, *Macrocystis*-Arten, *Ascophyllum*-Arten und *Fucus*-Arten.

Man verwendet Braunalgen, um Alginate zu gewinnen. Außerdem werden sie in asiatischen Ländern auch als Lebensmittel eingesetzt. Etwa 3 Mio. Tonnen Braunalgen werden alleine für den chinesischen Markt jährlich hergestellt. Aus historischer Sicht eine pharmazeutisch interessante Art ist der Blasentang (*Fucus vesiculosis*), der u. a. Iod und Schleimstoffe enthält. Seinen Namen verdankt er paarig angeordneten Gasblasen, die den Algen das Aufschwimmen ermöglichen.

7.3 Rotalgen (Rhodophyceae)

Klassifizierung der Rotalgen nach Adl et al.
- Supergruppe: Archaeplastida
- Erster Rang: Rhodophyceae

Die Rotalgen (Rhodophyceae) gehören nach der Systematik von Adl et al. zur Supergruppe der Archaeplastida und bilden dort einen eigenen ersten Rang. Bekannt sind etwa 5000 Arten.

Die Zellwände der Rotalgen enthalten Cellulose, Kalk, Xylomanane und sulfonierte Polysaccharide. Die auch im Cytoplasma gespeicherten Kohlenhydrate werden als Florideenstärke bezeichnet. Zur Gewinnung von Agar werden *Gelidium*-,

Gracilaria- und *Pterocladia-*Arten eingesetzt. Zur Gewinnung von Carageen eignen sich *Mastocarpus-, Chondrus-, Gigartina-* und *Eucheuma-*Arten.

Rotalgen sind für ihre Anpassungsfähigkeit bekannt. So wurden Rotalgen in etwa 270 m Tiefe entdeckt, in der die Lichtintensität nur noch 0,001 % ausmacht. Andere Arten wurden in Schwefelquellen gefunden. Eine Besonderheit der Rotalgen ist, dass drei Generationen (Gametophyt, Karposporophyt, Tetrasporophyt) einen Lebenszyklus ausmachen.

Grünalgen (Chlorophyta)

7.4

> **Klassifizierung der Grünalgen nach Adl et al.**
> - Supergruppe: Archaeplastida
> - Erster Rang: Chloroplastida
> - Zweiter Rang: Chlorophyta

Grünalgen (Chlorophyta) gehören nach Adl et al. zu den Chloroplastida (erster Rang) und damit auch zur Supergruppe der Archaeplastida. Die meisten grünen Algen gehören zu den Chloropyhta, einige wenige gehören zu den Charophyta.

Die Zellwände enthalten Proteine, Polysaccharide, Cellulose, Xylane und Mannane. Bekannt sind *Chlorella-*Arten, die zur Eiweißgewinnung herangezogen werden.

Kieselalgen (Bacillariophyta)

7.5

> **Klassifizierung der Kieselalgen nach Adl et al.**
> - Supergruppe: Chromalveolata
> - Erster Rang: Stramenopiles
> - Zweiter Rang: Bacillariophyta

Die Kieselalgen oder Diatomeen (Bacillariophyta) gehören nach Adl et al., wie schon die Braunalgen, zu den Stramenopiles und damit auch zur Supergruppe der Chromalveolata. Bekannt sind etwa 6000 Arten. Ihren deutschen Namen verdanken die Kieselalgen ihrer Zellhülle, die aus Siliziumdioxid (Kieselsäure) besteht.

Flechten

7.6

Als Flechte bezeichnet man eine Symbiose aus einem autotrophen Partner (Grünbzw. Blaualge) und einem heterotrophen Partner (z. B. Ascomycet). Flechten können Extremstandorte (z. B. Felsen, Steine in sehr heißen Gegenden) besiedeln, sie sind aber auch Bioindikator für die Luftverschmutzung. In der Pharmazie liefert *Cetraria islandica* das sog. »Isländische Moos«.

Flechten: symbiotische Lebensgemeinschaft

7

Wiederholungsfragen

Frage 1

Welche Aussage trifft **nicht** zu?

A) Die Rotalgen weisen einen einfach bis reich gegliederten Thallus auf.

B) Die Rotalgen weisen als Pigmente u. a. Chlorophyll a, Carotinoide und Phycobiline auf.

C) Die Speichersubstanz der Braunalgen nennt man Florideenstärke.

D) Die Rotalgen weisen meist drei Generationen im Verlauf des Generationswechsels auf.

E) Die Braunalgen werden verwendet, um Alginate zu gewinnen.

Fragen 2

Welche Aussage trifft zu?

A) Algen der Gattung Laminaria gehören zu den Rhodophyceae.

B) Algen der Gattung Laminaria gehören zu den Chlorophyta.

C) Algen der Gattung Laminaria werden zur Gewinnung von Alginaten verwendet.

D) Algen der Gattung Laminaria enthalten Phycobiline.

E) Algen der Gattung Laminaria werden zur Gewinnung von Carageen verwendet.

Fragen 3

Welche Aussage trifft zu?

A) *Chondrus crispus* gehört zu den Grünalgen.

B) *C. crispus* gehört zu den Braunalgen.

C) *C. crispus* wird zur Gewinnung von Carageen verwendet.

D) *C. crispus* enthält keine Phycobiline.

E) *C. crispus* wird zur Gewinnung von Alginsäure verwendet.

Frage 4

Welche Aussage trifft zu?

A) Blasentang enthält Iod.

B) Blasentang enthält Phycobiline.

C) Blasentang wird zur Gewinnung von Agar verwendet.

D) Blasentang gehört zu den Flechten.

E) Blasentang gehört zu den Kieselalgen.

Zusammenfassung

- Algen sind im Sinn einer biologischen Systematik kein Taxon. Unterschieden werden Algen aufgrund der Zusammensetzung ihrer Photosynthesepigmente und ihrer Photosyntheseprodukte.

- Aus pharmazeutischer Sicht sind Algen wegen ihrer speziellen Polysaccharide interessant.

7

8 Eukaryotische Parasiten

Inhaltsvorschau

Parasiten sind hoch spezialisierte Lebewesen, die ihre Nahrung aus einem anderen Organismus (Wirt) beziehen. Oft wird der Wirt dabei geschädigt und kann unter Umständen auch getötet werden.

Nicht alle Parasiten sind Mikroorganismen. Um einen allgemeinen Überblick über humanpathogene Parasiten geben zu können, werden in diesem Kapitel auch Würmer und andere nicht zu den Mikroorganismen gehörende Parasiten erwähnt.

8.1 Systematische Einteilung der eukaryotischen Parasiten

Einteilung der Eukaryoten nach Adl et al. in 6 Supergruppen: Amoebozoa, Opisthokonta, Rhizaria, Archaeplastida, Chromalveolata und Excavata

Parasiten können nach ganz verschiedenen Kriterien klassifiziert werden. Eine anerkannte Systematik der Eukaryoten, zu denen viele Parasiten gehören, wurde 2005 von Adl et al. aufgestellt. Entsprechend dieser Klassifikation werden die Eukaryoten in sechs Supergruppen unterteilt:

- Amoebozoa: einzellige Organismen mit amöboider Gestalt, zur Fortbewegung befähigt, mit Plasmaausstülpungen;
- Opisthokonta: meist mehrzellige Organismen, deren Zellen einzelne Cytoplasmafortsätze (Cilium) aufweisen;
- Rhizaria: Organismen mit feinen Scheinfüßchen (Plasmaausstülpungen);
- Archaeplastida: Organismen, die photosynthetisch aktive Plastiden enthalten, die von einem Cyanobakterium stammen;
- Chromalveolata: Organismen, die Plastiden enthalten, die von einem Vertreter der Archaeplastida stammen;
- Excavata: Organismen, die einen Zellmund (Öffnung der Zellmembran für die Nahrungsaufnahme) enthalten.

Im Folgenden soll eine Einteilung nach Mikroparasiten und Makroparasiten erfolgen. Auf eine Zuordnung der jeweiligen Parasiten zu den Gruppen nach Adl et al. wird hingewiesen.

Mikroparasiten sind meist sehr klein. Sie umfassen neben Viren (→ Kap. 4) und Bakterien (→ Kap. 5) auch Protozoen. Makroparasiten sind mit dem bloßen Auge sichtbar. Zu ihnen gehören Würmer, Läuse, Zecken, Milben, Flöhe und einige Pilze (→ Kap. 6).

8.2 Mikroparasiten

8.2.1 Protozoen

Protozoen werden auch als Urtiere oder als tierische Einzeller bezeichnet. Sie besitzen einen Zellkern und eine Zellmembran. In der Systematik nach Adl et al. gehören sie zu den Chromalveolata (Supergruppe) und dort zu den Alveolata (Erster Rang) bzw. zu den Apicomplexa (Zweiter Rang). Sie werden auch als Sporentierchen bezeichnet.

Plasmodium-Arten

Die Malaria ist eine Krankheit, die von bestimmten Plasmodien-Arten verursacht wird und den Menschen vermutlich schon seit Jahrtausenden begleitet. Heute wird die Krankheit auch als Wechselfieber oder Sumpffieber bezeichnet.

In die Gattung *Plasmodium* gehören etwa 200 Arten. Einige davon sind Erreger der für den Menschen zum Teil lebensbedrohlichen Malaria. Zu diesen gehören:

- *P. falciparum,*
- *P. vivax* und
- *P. malariae.*

Von den drei genannten Erregern ist *Plasmodium falciparum* der gefährlichste. Er führt zu Malaria tropica, die sehr schnell tödlich verlaufen kann. *P. vivax* hingegen verursacht die Malaria tertiana, die auch als Drei-Tage-Fieber bekannt ist. *P. malariae* verursacht Malaria quartana, die als die harmloseste Malariaerkrankung gilt. Weitere Malaria-Erreger sind *P. ovale* und *P. knowlesi*, ein Erreger der ursprünglich nur als affenpathogen galt.

Malaria kommt vor allem in südlichen Ländern Afrikas, in Mittelamerika, in nördlichen Teilen Südamerikas und in weiten Teilen Asiens vor. Ob die Erderwärmung dazu führen wird, dass Malaria auch in Europa wieder heimisch wird, ist nicht auszuschließen.

Übertragen werden die Erreger durch die Anopheles-Mücke. Diese überträgt die Sporozoiten-Form des Erregers, die zunächst Leberparenchymzellen befällt (prä-erythrozytäre Phase, **o** Abb. 8.1). In der Leber entstehen Gewebeschizonten und aus ihnen entstehen die sog. Merozoiten. Diese befallen anschließend die Erythrozyten und gelangen so in den Blutkreislauf (erythrozytäre Phase). Über Trophozoiten entstehen aus einigen Merozoiten Blutschizonten, die die Erythrozyten zerstören können. Freigesetzte Merozoiten befallen neue Erythrozyten. Aus den Merozoiten können auch Geschlechtsformen (Mikrogametozyten und Makrogametozyten) gebildet werden. Nur in der Mücke können aus diesen dann Mikrogameten bzw. Makrogameten entstehen. Kommt es zur Befruchtung, entwickeln sich aus dem befruchteten Makrogamet der Ookinet und aus diesem dann die Oozyste. Diese bildet die Sporozoite aus. Als Hypnozoit bezeichnet man einen Malariaerreger, der über Monate in den Hepatozyten verbleiben kann, ohne sich zu vermehren.

Das Krankheitsbild der Malaria wird durch die asexuellen Stadien der erythrozytären Phase ausgelöst. Nach einer Inkubationszeit treten zunächst Kopf- und Gliederschmerzen und anschließend Symptome wie bei einem grippalen Infekt auf. Charakteristisch sind nach bestimmten Zeitintervallen verlaufende Fieberschübe. Die Erkrankung dauert je nach Erreger bis zu mehrere Wochen, das Wiederauftreten der Erkrankung ist auch nach Jahren noch möglich.

Nach Angaben der WHO sterben weltweit jährlich knapp 1 Mio. Menschen an Malaria, etwa 500 Mio. Menschen infizieren sich jährlich mit dem Erreger. In Deutschland sterben jährlich etwa 5–10 Menschen, die sich in Endemiegebieten angesteckt haben.

Die lange Koexistenz von Malaria-Erregern und Menschen hat im menschlichen Genom zur Entstehung genetischer Mutationen geführt, die einen Selektionsvorteil bieten und so manchen Menschen zu einem gewissen Schutz vor der Malaria verhalfen. Diese Populationen weisen Mutationen in den Genen des Hämoglobins auf, sodass entweder veränderte Hämoglobine gebildet werden, die Hämoglobinsyn-

Plasmodium: ein Sporentierchen als Erreger der Malaria

8

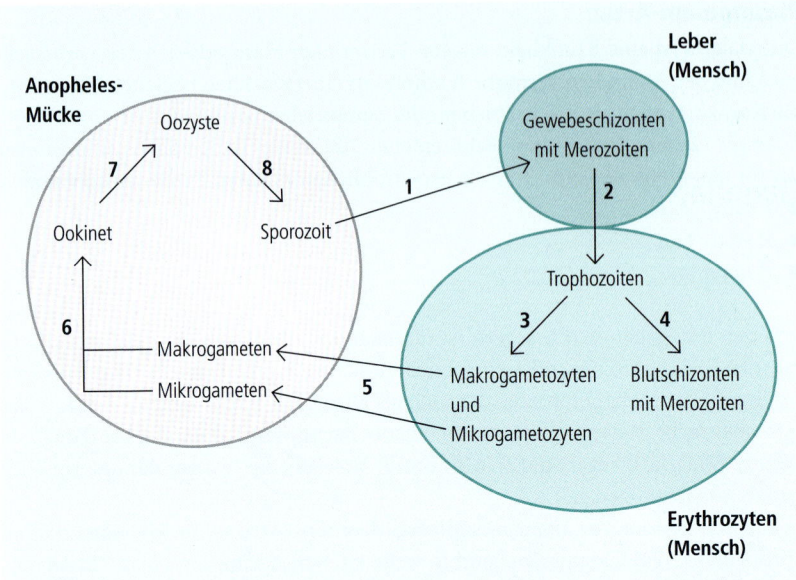

o Abb. 8.1 Der Plasmodium-Zyklus in Mücke und Mensch.
Die Anopheles-Mücke überträgt die Sporozoit-Form des Erregers, die in die Leber gelangt
(**1**). In der Leber entstehen Gewebeschizonten, aus ihnen wiederum die Merozoiten. Die
Merozoiten befallen Erythrozyten (**2**). Über Trophozoiten entstehen Blutschizonten (**4**), die
weitere Erythrozyten befallen und zerstören. Zusätzlich können Gametozyten (Mikrogametozyten und Makrogametozyten) gebildet werden (**3**), die sich in einer Mücke zu Mikrogameten und Makrogameten ausbilden (**5**). Kommt es zur Befruchtung (**6**), entwickelt sich
aus dem befruchteten Makrogameten der Ookinet, der zur Oocyste (**7**) ausreift. In dieser
entwickeln sich dann wieder die Sporozoiten (**8**).

these vermindert ist oder der Erythrozytenstoffwechsel gestört ist. Ein Beispiel hierfür ist die Sichelzellenanämie, die vor allem bei Afrikanern des tropischen Afrikas
auftritt. Besonders heterozygote Anlagenträger sind gegen schwere Verläufe der
Malaria besser geschützt. Homozygote Anlagenträger haben dagegen eine deutlich
geringere Lebenserwartung, da die Funktion der malariaresistenten Erythrozyten
stark eingeschränkt ist.

Toxoplasma gondii

Toxoplasma gondii:
halbmondförmige
Sporentierchen, Erreger
der Toxoplasmose

Toxoplasma gondii ist der Erreger der Toxoplasmose. Überträger des Erregers sind
Katzen. Diese werden durch ungeschlechtliche Formen des Erregers infiziert, es
entwickeln sich Geschlechtsformen und schließlich die Oozysten. Vom Patienten
werden Oozysten, die von der Katze ausgeschieden werden, aufgenommen. Aus diesen werden dann Sporozoiten freigesetzt. Gelangen die Oozysten in andere Tiere, so
werden ebenfalls Sporozoiten freigesetzt, die dann das Fleisch (Muskulatur) der
Tiere infizieren. Über die Nahrung kann der Erreger dann ebenfalls in den Menschen gelangen.

Symptome einer Infektion mit *Toxoplasma gondii* sind Entzündungen und Nek-
rosen. Besonders schwerwiegend verläuft die Erkrankung bei Ungeborenen. Hier
können Missbildungen und besonders Augenschäden auftreten.

> **I Merke**
>
> *Plasmodium*-Arten (Erreger der Malaria) und *Toxoplasma gondii* (Erreger der Toxoplasmose) gehören zu den Protozoen. Die Protozoen besitzen einen Zellkern und eine Zellmembran.

Flagellaten

8.2.2

Flagellaten sind einzellige Lebewesen, die über zahlreiche Geißeln verfügen. Sie gehören in der Systematik nach Adl et al. zur Supergruppe der Excavata. Dort zählen sie zu den Euglenozoa (Erster Rang) bzw. zu den Kinetoplastea (Zweiter Rang).

Trypanosoma-Arten

Die Gattung *Trypanosoma* umfasst zahlreiche Arten. Für den Menschen pathogen sind *T. brucei gambiense* und *T. brucei rhodesiense*. Beide werden durch die Tsetse-Fliege (*Glossina*) übertragen und verursachen die Schlafkrankheit. *T. cruzi*, ein weiterer pathogener Vertreter, ist der Erreger der Chagas-Krankheit.

Trypanosoma: Flagellaten, die als Parasiten in sehr vielen Säugetieren vorkommen

Charakteristisch für *T. brucei gambiense* und *T. brucei rhodesiense* ist ein Formenwandel während der Entwicklung. Diese Formen können im Blut, in der Gewebeflüssigkeit und im Liquor vorkommen. Symptome einer Erkrankung sind zunächst Fieber, Gelenk- und Muskelschmerzen sowie Schwellungen der Lymphknoten. Später tritt eine Meningoenzephalitis auf, die zum Tode führen kann.

Raubwanzen sind Überträger von *T. cruzi*. Im Körper befallen die Erreger gerne Makrophagen, in denen sie sich dann durch Teilung stark vermehren können. Symptome einer Erkrankung sind Fieber, Ödeme und Lymphknotenschwellung. Entzündungen von Leber und Herz können auftreten. Bei einem chronischen Verlauf kommt es zur Schädigung des Nervensystems.

Leishmania

Zahlreiche Arten der Gattung *Leishmania*, die durch Sandmücken übertragen werden, verursachen Leishmaniose. Es wird geschätzt, dass weltweit 15 Mio. Menschen an der Leishmaniose erkrankt sind. Dabei unterscheidet man zwischen:

Leishmania: Flagellaten, die sich in Makrophagen vermehren

- viszeraler Leishmaniose,
- kutaner Leishmaniose sowie
- Haut- und Schleimhautleishmaniosen.

Sobald der Erreger ins Blut gelangt, wird er von Makrophagen aufgenommen. Hier findet eine Vermehrung des Erregers statt, bis die Zelle zerstört wird. Wie bei den Trypanosomen findet man auch bei *Leishmania*-Arten verschiedene Formen.

Krankheitsbild der viszeralen Leishmaniose sind Fieber und eine Vergrößerung der Milz. Bei der kutanen Leishmaniose bilden sich Geschwüre, die auch als Orientbeutel bezeichnet werden. Meist findet eine Heilung unter Narbenbildung statt. Geschwüre treten auch bei der Haut- und Schleimhautleishmaniose auf, doch beobachtet man im Unterschied zur kutanen Leishmaniose einen häufigen Befall von Schleimhäuten und oft starke Gewebezerstörung.

Trichomonas vaginalis

Trichomonas vaginalis: Flagellat, der zu sexuell übertragbaren Infektionen führt

Recht häufig kommt *Trichomonas vaginalis* bei Menschen vor. Der Erreger besiedelt Schleimhäute des Urogenitaltraktes. Oft verläuft eine Infektion ohne Symptome, es kann jedoch auch zu Entzündungen von Harnblase, Uterus, Prostata und Samenblase kommen.

Giardia intestinalis

Giardia intestinalis ist ein Dünndarmparasit, der starke Durchfälle erzeugen kann. In Entwicklungsländern erleiden fast 50 % aller Kinder eine Infektion mit dem Erreger. Es kann auch zu morphologischen Veränderungen des Dünndarms und als Folge zu Resorptionsstörungen kommen.

Welches Ausmaß eine Infektion mit *Giardia* haben kann, verdeutlicht das Beispiel des Kreuzfahrtschiffes MS Berlin. Wegen Durchfallerkrankungen fast aller Passagiere musste im Jahr 2001 eine Reise des Schiffes abgebrochen werden.

> **I Merke**
>
> *Trypanosoma-, Leishmania-, Trichomomas-* und *Giardia*-Arten gehören zu den Flagellaten.

8.2.3 Amöben

Amöben sind Tiere, die ihre Gestalt häufig verändern. Amöbenartige Lebensformen haben sich unabhängig von verschiedenen Taxa entwickelt. Viele wie z. B. *Entamoeba histolytica* gehören zu den Amoebozoa, andere zu den Rhizaria oder Excavata.

Entamoeba histolytica

Entamoeba histolytica: Erreger der Amöbenruhr

E. histolytica ist die weltweit am häufigsten vorkommende Amöbenart. Ein als Trophozoit bezeichnetes vegetatives Stadium des Erregers lebt im Dickdarm des Menschen und bildet dort Zysten aus, die mit den Fäzes ausgeschieden werden. Werden diese Zysten aufgenommen, kommt es zur Infektion eines weiteren Patienten. Durch die Darmwand gelangt der Erreger über das Blut in Leber und andere Organe.

Als Symptome treten neben Durchfall mit himbeerfarbenem gelartigem Stuhl Erkrankungen der inneren Organe mit nicht selten tödlichem Ausgang auf (Amöbiasis).

8.3 Makroparasiten

8.3.1 Helminthen

Unter Metazoa (Erster Rang, Supergruppe: Opisthokonta) werden alle vielzelligen Tiere zusammengefasst. Als Helminthen (Würmer), die zu den Metazoa gehören, werden parasitisch lebende Würmer bezeichnet. Man unterscheidet:

- Plathelminthes (Plattwürmer) und
- Nematoda (Rundwürmer oder Fadenwürmer).

Die Plathelminthes wiederum werden unterteilt in
- Trematoda (Saugwürmer) und
- Cestoda (Bandwürmer).

Plathelminthes: Trematoda

Die Trematoden (Saugwürmer) weisen einen charakteristischen Mundsaugnapf auf, der ihnen als Haftorgan dient. Bekannteste Vertreter sind Schistosomas (Pärchenegel), *Fasciola hepatica* (großer Leberegel), *F. gigantica* (Riesenleberegel), *Dicrocoelium dendriticum* (kleine Leberegel), *Opisthorchis* (Katzenleberegel), *Clonorchis* (chinesischer Leberegel) und Paragonimus (Lungenegel). ▢ Tab. 8.1 fasst einige Eigenschaften der genannten Saugwürmer zusammen.

Saugwürmer: Plattwürmer mit charakteristischen Saugnäpfen

Schistosomas (Pärchenegel): Der Pärchenegel infiziert weltweit die meisten Menschen. Als Zwischenwirt dient u. a. die Posthornschnecke *Biomphalaria pfeifferi*. Die Infektion findet bei Kontakt mit Wasser statt, durch Eindringen des Erregers (Zerkarie) in den Körper über die Haut. Das Krankheitsbild wird nach dem Arzt T. Bilharz als Bilharziose bezeichnet. Wichtige pathogene Arten sind *Schistosomas mansoni*, *S. japonicum*, *S. haematobium* (Erreger der Blasenbilharziose*), S. intercalatum* und *S. mekongi*.

Der Name Pärchenegel stammt daher, dass sich ein oder mehrere fadenförmige Weibchen in einer Rinne im Körper des dickeren Männchens einlagern. In den Darmvenen des Menschen legt das Weibchen täglich bis zu 3500 Eier ab.

Das Krankheitsbild einer Bilharziose unterteilt sich in verschiedene Phasen. In der Penetrationsphase (Eindringen durch die Haut) stehen Juckreiz und die Ausbildung von Erythemen und Papeln im Mittelpunkt. In der akuten Phase treten Schmerzen auf, die vor allem den Oberbauch betreffen, außerdem kommt es zur Ausbildung von Fieber und zu einer Störung der Darmfunktion. Die chronische Phase ist dadurch gekennzeichnet, dass Eier über den Blutkreislauf vor allem in die Harnblase, die Leber und in die Lunge gebracht werden.

▢ **Tab. 8.1** Saugwürmer, ihre Zwischenwirte und Erkrankungen

Bezeichnung des Wurms	Zwischenwirt	Erkrankung
Schistosomas (Pärchenegel)	Posthornschnecke	Bilharziose
Fasciola hepatica (großer Leberegel)	Zwergschlammschnecke	Fasziolose
Fasciola gigantica (Riesenleberegel)	Zwergschlammschnecke	Fasziolose
Dicrocoelium dendriticum (kleiner Leberegel)	Landlungenschnecke	Dicrocoeliose
Opisthorchis (Katzenleberegel)	Süßwasserschnecke	Opistorchose
Clonorchis (chinesischer Leberegel)	Wasserschnecke	Clonorchiose
Paragonimus (Lungenegel)	Wasserschnecke	Lungen-Paragonimiasis

Erreger der Darmbilharziose sind vor allem *S. mansoni* und *S. japonicum*, Erreger der Blasenbilharziose ist *S. haematobium*, Erreger der Leberbilharziose ist *S. japonicum* und Erreger der Lungenbilharziose *S. mansoni*. Die WHO versucht seit einigen Jahren durch gezielte Aufklärungskampagnen und durch Verabreichung von Medikamenten die Krankheit zurückzudrängen.

Plathelminthes: Cestoda

Bandwürmer: Plattwürmer mit strukturiertem Aufbau

Die Cestoden (Bandwürmer) weisen einen ganz charakteristischen Aufbau auf. Sie bestehen aus einem Kopf (Skolex), der als Halteinstrument dient, einer ungegliederten Zone und einer Gliederkette. Die Nahrung wird direkt durch die Haut aufgenommen. Bekannte Vertreter der Bandwürmer sind *Taenia saginata* (Rinderbandwurm), *T. solium* (Schweinebandwurm), *T. asiatica* (Unterart von *T. solium*), *Echinococcus*-Arten (u. a. Hundebandwurm), *Hymenolepis nana* (Zwergbandwurm) und *Diphyllobothrium latum* (Fischbandwurm, ◘ Tab. 8.2).

Für den Menschen sind die *Taenia*-Arten von größter Bedeutung. Rind und Schwein dienen als natürliche Zwischenwirte. In ihnen bilden sich infektionsfähige Finnen aus, die mit rohem Fleisch aufgenommen werden. Im Dünndarm des Menschen wird dann der Skolex ausgebildet, mit dem sich der Bandwurm an die Mukosa anheftet. Der Wurm wächst heran und kann mehrere Jahre im Menschen verbleiben. Symptome können Durchfälle, Hungergefühl und Erbrechen sein. Bei einem Befall mit *Taenia solium* kann auch eine Zystizerkose auftreten. Dabei lagern sich Finnen u. a. im Zentralnervensystem (ZNS) an, was zu neurologischen Ausfallerscheinungen führt.

Nematoda und Filarien

Fadenwürmer: meist sehr kleine, unsegmentierte Würmer mit »Mund«

Die Nematoden (Rund- oder Fadenwürmer) sind meist sehr klein, einige Arten können aber auch bis zu 1 m lang werden. Die Fadenwürmer sind nicht segmentiert, sie besitzen jedoch einen Mund der häufig von Fortsätzen umgeben ist. Bekannt sind etwa 20 000 Arten von denen *Ascaris lumbricoides* (Spulwurm), *Trichuris tri-*

◘ Tab. 8.2 Bandwürmer, ihre Zwischenwirte und Erkrankungen

Bezeichnung des Wurms	Wirte bzw. Zwischenwirt	Erkrankung (Symptome)
Taenia saginata (Rinderbandwurm)	Rind, Mensch	Gewichtsverlust
Taenia solium (Schweinebandwurm)	Schwein, Mensch	Neurologische Erkrankungen
Taenia asiatica	Schwein, Mensch	Neurologische Erkrankungen
Echinococcus-Arten (u. a. Hundebandwurm)	Rind, Pferd, Mensch	Leberfunktionsstörungen
Hymenolepis nana (Zwergbandwurm)	Mensch, Nager	Durchfälle
Diphyllobothrium latum (Fischbandwurm)	Krebs, Fisch, Hund, Katze, Mensch	Vitamin-B_{12}-Mangel

◻ Tab. 8.3 Fadenwürmer, ihre Zwischenwirte und Erkrankungen

Bezeichnung des Wurms	Wirte bzw. Zwischenwirte	Erkrankung (Symptome)
Ascaris lumbricoides (Spulwurm)	Mensch, Affe	Ascaria-Pneumonie
Trichuris trichiura (Peitschenwurm)	Mensch	Durchfälle, Blutungen
Ancylostoma duodenale und *Necator americanus* (Hakenwürmer)	Mensch	Anämie durch Blutungen, Müdigkeit, Apathie
Enterobius vermicularis (Madenwurm)	Mensch, Affe	Gewichtsabnahme, Bauchschmerzen

chiura (Peitschenwurm), *Ancylostoma duodenale* und *Necator americanus* (Haken-würmer) sowie *Enterobius vermicularis* (Madenwurm) die bekanntesten sind (◻ Tab. 8.3).

Weltweit verbreitet ist *Ascaris lumbricoides*. Die Zahl an infizierten Menschen liegt bei 1 Milliarde. Die im Dünndarm des Menschen lebenden Weibchen legen täglich etwa 200 000 Eier, die nicht infektiös sind. Gelangen Sie in eine Umgebung mit optimalen Temperaturen und ausreichend Feuchtigkeit und Sauerstoff, ent-wickelt sich aus jedem Ei eine infektionsfähige Larve. Diese wird peroral aufgenom-men. Über das Blut gelangt sie in Leber und Lunge und anschließend wieder in den Dünndarm.

Symptome einer Erkrankung sind bei Infektionen der Lunge Husten und Fieber, bei Infektionen des Dünndarms vor allem Durchfälle mit Erbrechen (Ascariasis).

Filarien: Unter dem Sammelbegriff »Filarien« werden Fadenwürmer zusammenge-fasst, die zur Ordnung der Spirurida gehören und die Familien der Filariidae und Onchocercidae umfassen. Wie schon der Name ausdrückt, handelt es sich um fa-denförmige Würmer, die bis zu 50 cm groß werden können.

Filarien: besondere Form der Fadenwürmer

Die Entwicklung der Würmer vom ersten Larvenstadium (Mikrofilarie) zur in-fektiösen Larve geschieht über Häutungsvorgänge, für die der Erreger einen Zwi-schenwirt benötigt. Zwischenwirte sind Mücken oder Fliegen. Im Menschen entste-hen ebenfalls nach Häutungsvorgängen die Adultfilarien. Für den Menschen patho-gene Arten sind u. a. *Brugia malayi, Loa loa, Mansonella perstans, Mansonella strep-tocera, Mansonella ozzardi, Onchocerca volvulus, Wuchereria bancrofti*.

Dracunculus medinensis: Den Filarien sehr ähnlich ist *D. medinensis*, der als Me-dina-, Guinea- oder Drachenwurm bezeichnet wird. Er gehört ebenfalls zur Ord-nung der Spirurida. Bekannt geworden ist *D. medinensis* durch die Tatsache, dass in einigen afrikanischen Ländern der Wurm zu seiner mechanischen Entfernung aus z. B. menschlichen Gliedmaßen auf ein Holzstäbchen aufgewickelt wird.

Von Wurmlarven befallene, winzige Krebse der Gattung *Cyclops* werden vom Menschen mit dem Trinkwasser aufgenommen. Im Magen werden die Larven frei-gesetzt und gelangen dann in den Dünndarm. Dort findet die Paarung statt. Das befruchtete Weibchen, das bis zu einem Meter lang werden kann, wandert durch das Gewebe zu den Extremitäten, wo es unter der Haut sichtbar wird. Es bilden sich Geschwüre, die im Wasser platzen. Tausende von Larven werden freigesetzt, die dann wiederum von den Krebsen gefressen werden.

Merke
Saugwürmer, Bandwürmer und Fadenwürmer gehören alle zu den Helminthen.

8.3.2 Arthropoden

Die Gliederfüßler (Arthropoden) gehören nach Adl et al. ebenfalls zu den Metazoa. Zu ihnen gehören:
- Insekten (hierzu gehören mehr als 70 % aller Tiere),
- Krebstiere,
- Spinnentiere und
- Tausendfüßlertiere.

Arthropoden haben einen gegliederten Körperaufbau mit Gliedmaßen, sie besitzen einen offenen Blutkreislauf und ein Außenskelett. Die medizinische Bedeutung von Arthropoden wird oft unterschätzt, übertragen sie doch nicht selten Viren, Bakterien oder andere Parasiten.

In einer weit verbreiteten Einteilung der Arthropoden werden diese wie folgt untergliedert:
- Arachnata:
  - Chelicerata (u. a. Webspinnen, Skorpione, Milben und Zecken),
  - Trilobita (ausgestorbene Arthropoden);
- Mandibulata:
  - Myripoda (Tausendfüßler),
  - Tetraconata: unterteilen sich in Crustaceae (Krebstiere) und Sechsfüßlerinsekten, zu denen u. a. auch die Insekten gehören.

Im Folgenden sollen einige pharmazeutisch interessante Arten vorgestellt werden.

Zecken

Zecken: Spinnentiere, die FSME übertragen können

Zecken sind eine Ordnung innerhalb der Milben. Bekannt sind etwa 1000 Zeckenarten. Für Pharmazeuten in Deutschland ist vor allem *Ixodes ricinus*, der gemeine Holzbock, bedeutsam. Er ist der Überträger von Zeckenborreliose und Zeckenenzephalitis (Frühsommer-Meningoenzephalitis). Die Zecken besitzen stechende Mundwerkzeuge, mit denen sie den Patienten stechen bzw. beißen. Die Zecke saugt sich dann mit Blut voll, gibt aber auch große Mengen von Speichel ab. In Endemiegebieten Süddeutschlands können bis zu 50 % der Zecken Überträger der Borreliose sein, aber nur maximal 0,5 % Überträger von FSME.

Merke
Ixodes ricinus, der gemeine Holzbock, ist Überträger der Zeckenborreliose und der Zeckenenzephalitis.

Milben

Bekannt sind etwa 50 000 Milben-Arten. Pharmazeutisch bedeutsam ist *Sarcoptes scabiei,* der Überträger der Skabies. Die Milbenweibchen dringen in die Epidermis des Menschen ein und legen kleine, 4–5 mm lange Gänge an, in die sie ihre Eier ablegen. Symptome einer Infektion sind Juckreiz mit später auftretenden Exanthemen und Läsionen, die durch Kratzen entstehen. Bei der Scabies crustosa, die bei immungeschwächten Patienten auftritt, kommt es zu stark schuppenden Hautveränderungen, auch als Folge einer starken Vermehrung der Milben.

Milben: Spinnentiere und Erreger der Skabies

Insekten

Die meisten tierischen Lebewesen der Erde gehören zu den Insekten. Allen Insekten gemeinsam ist die Gliederung des Körpers in die drei Bereiche Kopf, Brust und Hinterleib. Außerdem weisen sie einen Chitinpanzer auf und besitzen drei Beinpaare. Aus pharmazeutischer Sicht bedeutsam sind die Läuse, die Flöhe sowie einige Mücken und Fliegen.

Läuse: Beim Menschen kommen zwei Arten von Läusen vor, von denen eine in zwei Unterarten vorkommt:

Läuse: Parasiten der Haut

- die Kopflaus (*Pediculus humanus captis*) und die Kleiderlaus (*P. humanus corporis*) sowie
- die Filzlaus (*Phthirus pubis*).

Die Kopflaus ist die am meisten vorkommende Laus, regelmäßig sind Kindergärten und Grundschulen befallen. Kopfläuse nehmen Blut auf, indem sie mit Fortsetzungen ihres Kopfes die oberste Hautschicht einritzen und Blut aus einer eröffneten Kapillare aufsaugen. Gleichzeitig spritzen sie Speichel in die mikroskopisch kleine Wunde, um die Blutgerinnung zu unterbinden. Auch wenn sie weder fliegen noch große Entfernungen überwinden können, gelangen sie recht schnell von Mensch zu Mensch, wenn deren Haare nur für einen kurzen Moment zusammenkommen. Aus einem Ei geschlüpfte Nymphen sind kleiner als die adulten Läuse, sie brauchen 9–12 Tage um geschlechtsreif zu werden. Symptome eines Befalls sind Juckreiz und Kratzeffekte, nicht selten kommt es zu Dermatosen.

Die Kleiderlaus kommt in Deutschland selten vor. Im Unterschied zu Kopfläusen sitzen sie an der Kleidung. Symptome eines Befalls sind ebenfalls Juckreiz, durch Kratzeffekte kommt es zu Ekzemen und Narbenbildung.

Die Filzlaus kommt in behaarten Partien des Scham- und Perianalbereichs vor. Auch hier kommt es zu starkem Juckreiz. Bei einigen Patienten treten schieferblaue Flecken als Symptome auf.

Flöhe: Weltweit gibt es 2500 Floharten, von denen etwa 100 in Mitteleuropa vorkommen. Die als Menschenfloh bekannte Art *Pulex irritans* ist selten. Häufiger werden Menschen von Flöhen befallen, die eigentlich andere Wirte bevorzugen. Zu nennen sind der Hundefloh *Cenocephalides canis* und der Katzenfloh *C. felis*. Aber auch andere Floharten weisen eine geringe Wirtsspezifität auf und können Menschen befallen. Besonders gefährlich für den Menschen waren in früheren Zeiten Flöhe der Gattung *Xenopsylla,* die in Nagern vorkamen und die Pest verbreiteten. Als Symp-

Flöhe: (»Säuge«-)Tiere, die sehr weit springen können

tome eines Flohbefalls treten Juckreiz, die Entstehung von juckenden Papeln und Hautveränderungen auf.

Mücken und Fliegen: Weltweit Überträger zahlreicher Krankheiten

Mücken und Fliegen: Mücken und Fliegen gehören innerhalb der Insekten zu den Zweiflüglern. Weltweit gibt es viele Mücken und Fliegen, die Überträger von Krankheiten sind (◘ Tab. 8.4). Außerdem können Mückenstiche und Stiche von Fliegen ausgeprägte Reaktionen auf der Haut hervorrufen.

◘ **Tab. 8.4** Insekten, übertragene Parasiten und Erkrankungen

Name der Fliege	Übertragener Parasit	Erkrankung
Tsetse-Fliege	*Trypanosoma brucei*	Schlafkrankheit
Anopheles-Mücke	*Plasmodium*-Arten	Malaria
Aedes-Mücke	Dengue-Virus	Dengue-Fieber
	Gelbfieber-Virus	Gelbfieber
	Fadenwürmer	Filariosen
	Chikungunya-Virus	Chikungunya
Culex-Mücke	Japan-B-Enzephalitis-Virus	Japanische Enzephalitis
	St.-Louis-Enzephalitis-Virus	St.-Louis-Enzephalitis
	Fadenwürmer	Filariosen
	Chikungunya-Virus	Chikungunya
	West-Nil-Virus	West-Nil-Fieber
Gnitzen	Fadenwürmer	Filariose
Kriebel-Mücke	Fadenwürmer	Onchozerkose
Sandmücke	Leishmania-Arten	Leishmaniose, Orientbeule
	Bartonella-Arten	Bartonellose/Oroya-Fieber
Bremsen	Nematoden	Loasis

Gegen Parasiten wirkende Arzneistoffe und deren Zielstrukturen

Da – ähnlich wie bei den Pilzen – die meisten Parasiten zu den Eukaryoten gehören, kann man für die Bekämpfung der Parasiten kaum einheitliche Zielstrukturen definieren. Für jeden Parasiten stehen deshalb speziell entwickelte Arzneistoffe zur Verfügung, die in ◘ Tab. 8.5 und ◘ Tab. 8.6 aufgeführt sind.

◘ **Tab. 8.5** Gegen Parasiten wirkende Arzneistoffe

Erkrankung	Wirkstoff	Zelluläre Zielstruktur
Malaria	Chloroquin, Mefloquin, Chinin, Halofantrin	Hämopolymerase bei Blutschizonten
	Proguanil, Pyrimethamin	Folsäurebiosynthese bei Gewebeschizonten
	Atovaquon	Hemmung der Atmungskette bei Blutschizonten
	Primaquin	Hemmung der Pyrimidinsynthese und Hemmung der Atmungskette bei Hypnozoiten
	Artemisinin	Wirkung über Radikalbildung in Erythrozyten, bei Blutschizonten
Toxoplasmose	Pyrimethamin + Sulfonamid	Folsäurebiosynthese
Schlafkrankheit	Suramin	Wachstumsfaktoren
	Pentamidin	Folsäurebiosynthese
	Melarsoprol	Reaktion der arsenhaltigen Verbindung mit SH-Gruppen von Enzymen
Chagaskrankheit	Nifurtimox	Hemmung der Atmungskette
Leishmaniose	Stibogluconat-Na	Enzyme der Glykolyse
Trichomonas-Infektionen	Nitroimidazol-Derivate	DNA
Giardia-Infektion	Nitroimidazol-Derivate	DNA
Amöbiasis	Nitroimidazol-Derivate	DNA
Bilharziose	Praziquantel	Calcium-Kanäle
Bandwurminfektionen	Praziquantel	Calcium-Kanäle
	Niclosamid	ATP-Bildung wird gehemmt
Peitschenwurminfektion	Mebendazol	Hemmung der Tubulin-Polymerisation
Echinokokkose	Albendazol	Hemmung der Tubulin-Polymerisation
Ascariasis	Tiabendazol	Hemmung der Tubulin-Polymerisation
Zahlreiche Fadenwürmer	Ivermectin	Chlorid-Kanäle

8

◻ **Tab. 8.6** Insektizide und ihre zellulären Zielstrukturen

Insekt	Wirkstoff	Zelluläre Zielstruktur
Mücken, Fliegen	Chlorierte Kohlenwasser-stoffe wie Chlorphenotan oder Lindan	Natrium-Kanäle
	Phosphorsäureester wie Paraoxon und Fenthion	Hemmung der Acetylcholinesterase
	Carbaminsäureester wie Proxopor	Hemmung der Acetylcholinesterase
Läuse, Flöhe	Pyrethrine, Pyrethroide	Natrium-Kanäle

Fragen

Wiederholungsfragen

Frage 1
Welche Aussage trifft zu?

A) Protozoen können ihre Gestalt häufig verändern.

B) *Plasmodium vivax* verursacht Malaria quartana.

C) *Toxoplasma gondii* verursacht starke Durchfälle.

D) Flagellaten sind Lebewesen, die über zahlreiche Geißeln verfügen.

E) *Trichomonas*-Arten werden durch Tsetse-Fliegen übertragen.

Frage 2
Welche Aussage trifft zu?

A) *Taenia saginata* verursacht den Hundebandwurm.

B) *Fasciola hepatica* verursacht Durchfälle.

C) *Ascaria lumbricoides* kann den Menschen nicht infizieren.

D) *Taenia solium* verursacht neurologische Erkrankungen.

E) Einige *Schistosomas*-Arten werden auch als Medinawürmer bezeichnet.

Frage 3
Welche Aussage trifft zu?

A) Eine Zecke kann nicht Borreliose und FSME übertragen.

B) Läuse können ohne Blut über zwei Wochen leben.

C) Flöhe sind weltweit ausgerottet.

D) Mücken und Fliegen gehören zu den Zweiflüglern.

E) Flöhe übertragen die Skabies.

Zusammenfassung

- Parasiten lassen sich in Mikro- und Makroparasiten unterteilen.

- Bei den Mikroparasiten können neben Protozoen und Flagellaten auch Amöben schwerwiegende Krankheiten verursachen.

- Makroparasitäre Krankheitserreger finden sich bei den Helminthen und bei den Arthropoden (Zecken, Milben, Insekten).

9 Immunität und Infektion

Inhaltsvorschau

Die Abwehr von Viren, Bakterien oder Parasiten beginnt mit einer unspezifischen Verteidigung, deren Grundelemente mechanische und chemische Körperbarrieren, die angeborene unspezifische Immunität und die angeborene zellvermittelte Immunität sind. Diese Elemente verschaffen dem Körper einen Zeitgewinn, den er benötigt, um die spezifische Immunantwort zu aktivieren. Die unspezifische Verteidigung wird erheblich durch genetische Faktoren und durch Umweltfaktoren beeinflusst. So ist bekannt, dass Personen mit der Blutgruppe 0 anfälliger für Cholera sind, und dass Personen mit der Blutgruppe B und AB, die gleichzeitig kein Blutgruppenantigen 0 im Speichel aufweisen, viel leichter eine Harnwegsinfektion bekommen als andere. Unterernährung führt auch aufgrund von Eiweißmangel zur Verminderung der Antikörperbildung, und ein Mangel an Vitamin C und Vitamin A erhöht das Infektionsrisiko.

9.1 Unspezifische Verteidigungselemente des Körpers

9.1.1 Mechanische und chemische Barrieren

Haut: wichtiges Organ des Menschen

Die Haut bildet eine sehr dichte Zellschicht aus und gilt als eine sehr wirkungsvolle mechanische Barriere. Fettsäuren auf der Haut, ein niedriger pH-Wert und die Fähigkeit mancher Häute zur Schleimproduktion gelten als chemische Barrieren, die die Schutzeigenschaften der Haut komplettieren.

9.1.2 Die angeborene unspezifische Immunität

Angeborene unspezifische Immunantwort: ca. 90 % aller Infektionen werden so bekämpft

Lysozyme, Komplement und Interferone sind Bestandteile der angeborenen unspezifischen Immunantwort.

Lysozyme: Die Zellwand von Bakterien kann durch bestimmte Enzyme, die sog. Lysozyme, gespalten werden. Hauptangriffsort ist die Peptidoglycanschicht, dort werden β-1,4-glykosidische Bindungen zwischen N-Acetyl-D-Muraminsäure und N-Acetyl-D-Glucosamin gespalten.

Komplement: Zum Komplement gehören etwa 30 Proteine, die im Blutplasma gelöst vorkommen. Sie besetzen die Oberfläche eines Erregers, um so den Phagozyten das Erkennen des Erregers zu ermöglichen. Die Komplementkomponente C 3b spielt hier eine große Rolle. Außerdem können Proteine des Komplementsystems Entzündungsreaktionen auslösen oder als Chemokine Lockstoffe für weitere Phagozyten sein und selbst proteolytisch wirken.

Interferone: Interferone sind Glykoproteine, die vor allem für die Abwehr von Viren benötigt werden. Interferone induzieren die Bildung von Enzymen, die vor allem Replikationsvorgänge der Viren hemmen.

Die angeborene zellvermittelte Immunität 9.1.3

Zur angeborenen zellvermittelten Immunität tragen noch nicht zu Makrophagen ausdifferenzierte Monozyten, Makrophagen, neutrophile Granulozyten, dendritische Zellen und Natürliche Killerzellen bei. Alle Zelltypen sind in der Lage körperfremde Strukturen zu erkennen, intrazellulär aufzunehmen und zu zerstören. Dabei werden u. a. Mikroorganismen in Phagosomen eingeschlossen und dort durch saure Hydrolyse und den Einfluss von Lysozymen und Hydrolasen zerstört. Lactoferrin wird ebenfalls in den Phagosomen gebildet und verhindert durch Eisenbindung das Wachstum von Mikroorganismen.

Spezifische Verteidigungselemente des Körpers 9.2

Das spezifische Abwehrsystem lässt sich unterteilen in:
- eine humorale Komponente und
- eine zellvermittelte Komponente.

Je nach Erreger (Bakterien, Viren oder Parasiten) ist die eine oder die andere Komponente von größerer Bedeutung, eher selten werden beide Komponenten zur Abwehr benötigt. So wird bei einer Infektion mit *Mycobacterium tuberculosis* die zellvermittelte Immunantwort, bei einer Infektion mit einem Influenza-Virus die humorale Immunantwort und bei einer Infektion mit *Salmonella typhi* beide Immunantworten aktiviert.

Hauptkomponenten der humoralen Abwehr sind Antikörper, Hauptkomponenten der zellvermittelten Abwehr sind T-Lymphozyten und Makrophagen.

Spezifische Immunantwort: wird heute auch als adaptive (früher: erworbene) Immunantwort bezeichnet

Die spezifische humorale Immunität 9.2.1

IgA-, IgG- und IgM-Antikörper sind Hauptkomponenten der spezifischen humoralen Immunität. Gebildet werden Antikörper mithilfe der B-Lymphozyten.

Die in Schleimhäuten gebildeten IgA-Antikörper heften sich an Mikroorganismen an und verhindern so, dass die Bakterien in Zellen hineindiffundieren. In den Schleimhäuten werden die meisten aller IgA-Antikörper des Menschen gebildet. Daraus lässt sich die Bedeutung dieser Antiköper für die lokale Immunabwehr ableiten.

IgG- und IgM-Antikörper übernehmen vielfältige Funktionen. Sie verbessern als Opsonine eine effiziente Phagozytose, sie reagieren mit Antigenen an der Oberfläche der Bakterien und aktivieren dadurch das Komplementsystem (Plasmaproteine, die an die Oberfläche von Erregern binden) und sie behindern die Beweglichkeit von Bakterien durch Anheftung an Flagellen. IgG-Antikörper können Toxine komplexieren und sogar – zusammen mit Killerzellen – durch Viren infizierte Wirtszellen eliminieren.

9.2.2 Die spezifische zellvermittelte Immunität

Aktivierte Makrophagen spielen neben T-Lymphozyten bei der spezifischen zellvermittelten Immunität die größte Rolle. Sie sind im Vergleich zu normalen Makrophagen größer und besitzen mehr Lysozym.

9.3 Immunabwehr gegen Bakterien

Die Immunabwehr gegen Bakterien richtet sich nach der Art der Keime. Bei einer
Infektion mit nichtinvasiven, aber toxinproduzierenden Bakterien wie *Clostridium
tetani*, *Corynebacterium diphtheriae* oder *Vibrio cholerae* bildet der Körper Antiköper (IgG und IgM), die die gebildeten Toxine inaktivieren. Auch IgA-Antikörper
werden gebildet, um Rezeptoren an der Oberfläche der Bakterien zu blockieren, die
für die Anheftung an die Körperzellen benötigt werden. Gegen invasive Bakterien
bildet der Körper ebenfalls Antikörper (IgG und IgM), die das Bakterium attackie-
ren. Dabei wirken sie opsonisierend und ermöglichen eine schnellere Phagozytose.
IgM-Antikörper aktivieren zusätzlich das Komplementsystem, das Bakterien sehr
effektiv angreift. Im Zusammenspiel mit Lysozym kann eine Lyse der Bakterien erreicht werden.

Bakterien, die intrazellulär im Menschen vorkommen (z. B. *Mycobacterium tuberculosis*, *Salmonella typhi*), stellen für das Immunsystem die größte Schwierigkeit
dar. Im Blut können sie attackiert werden, doch innerhalb einer Zelle sind sie kaum
noch angreifbar. Makrophagen können die im Blut befindlichen Bakterien zwar
aufnehmen, doch kommt es nicht zu einer Zerstörung. Nur aktivierte Makrophagen
besitzen die Fähigkeit, auch intrazelluläre Bakterien zu zerstören.

9.4 Immunabwehr gegen Viren

Viren werden wie Bakterien durch Antikörper eliminiert. Einen spezifischen Schutz
bietet die antikörpervermittelte zelluläre Zytotoxizität. Zellen, die von Viren infiziert sind, präsentieren an der Oberfläche oft neue, virale Antigene (MHC-Moleküle der Klasse II). An diese Antigene binden IgG-Antikörper und an diese wiederum über Fc-Rezeptoren zytotoxische T-Lymphozyten, die eine Freisetzung der
Viren verhindern und eine Lyse der Zellen bewirken.

Andere zytotoxische Zellen sind die Natürlichen Killerzellen. Einige Viren sind
in der Lage, die Präsentation von MHC-Molekülen auf der Oberfläche ihrer Wirtszellen zu unterdrücken. Die verminderte Expression der MHC-Moleküle wird von
den natürlichen Killerzellen erkannt, die dann die Funktion der zytotoxischen T-
Lymphozyten übernehmen. Zytokine und besonders Interferone steigern die Aktivität der Natürlichen Killerzellen.

Immunabwehr gegen Parasiten 9.5

Leider ist die Immunabwehr gegen Parasiten nicht so effizient wie diejenige gegen Bakterien und Viren. Dies liegt daran, dass Parasiten häufig unterschiedliche Entwicklungsstadien und Lebensformen aufweisen und dass Parasiten gelernt haben, das Immunsystem zu bekämpfen oder zu umgehen. Andererseits darf die Rolle des Immunsystems bei der Bekämpfung von Parasiten aber nicht unterschätzt werden, denn immungeschwächte Patienten leiden häufig an Parasitenbefall – viel intensiver als gesunde Patienten. Hauptantwort des Immunsystems auf Parasitenbefall ist die Produktion von Antikörpern, die Bildung von zytotoxischen Zellen und die Ausbildung des Komplementsystems.

9

Wiederholungsfragen

Frage 1

Welche Aussage trifft zu?

A) IgA-, IgG- und IgM-Antikörper sind Hauptkomponenten der unspezifischen natürlichen Immunität.

B) IgA-Antikörper können Toxine komplexieren.

C) IgM-Antikörper aktivieren das Komplementsystem.

D) Phagosomen sind die Hauptantwort des Immunsystems gegen Parasitenbefall.

E) IgA-Antikörper werden als Immunantwort auf Bakterien nicht gebildet.

Frage 2

Welche Aussage trifft zu?

A) Lysozym, Komplement und Interferone sind Bestandteile der zellvermittelten, spezifischen Immunantwort.

B) Lysozym hemmt die Zellteilung von Bakterien, führt jedoch nicht zu einer Lyse der Bakterienzelle.

C) Aktivierte Makophagen besitzen kein Lysozym.

D) Lysozym blockiert Rezeptoren an der Oberfläche der Bakterien.

E) Lysozym wirkt hydrolytisch auf die bakterielle Zellwand und wird im Labor auch zur Herstellung von Protoplasten verwendet.

Zusammenfassung

- Die Immunabwehr des Menschen ist essenziell für sein Überleben.

- Hauptkomponenten der angeborenen unspezifischen Immunität sind Lysozyme, das Komplementsystem und Interferone.

- Hauptkomponenten der angeborenen zellvermittelten Immunität sind noch nicht zu Makrophagen ausdifferenzierte Monozyten, Makrophagen, neutrophile Granulozyten, dendritische Zellen und Natürliche Killerzellen.

- Die spezifische humorale Immunität wird von den Antikörpern IgA, IgG und IgM geleistet.

- An der spezifischen zellvermittelten Immunität sind hauptsächlich aktivierte Makrophagen und T-Lymphozyten beteiligt.

Impfungen

Die moderne Impfung geht auf Arbeiten von L. Pasteur (1885, Impfstoffentwicklung gegen Tollwut), R. Koch (1890, Impfstoffherstellung gegen Tuberkulose) und E. von Behring (1889, Entdeckung eines Diphtherie-Antitoxins im Blut; Begründer der passiven Immunisierung) zurück. Heute werden weltweit Milliarden Menschen gegen viral und bakteriell verursachte Krankheiten geimpft.
In diesem Kapitel werden grundsätzliche Informationen über Impfungen zusammengefasst.

Inhaltsvorschau

Grundlagen

10.1

Allgemeine Kriterien, nach denen ein wirksamer Impfstoff bewertet wird, sind Sicherheit, Schutz, Dauer des Schutzes, Induktion der Bildung neutralisierender Antikörper, Induktion der Reifung schützender T-Zellen, aber auch praktische Gesichtspunkte wie niedrige Kosten pro Dosis, biologische Stabilität, einfache Verabreichung und geringe Nebenwirkungen.

Impfstoff: biotechnologisch hergestelltes Antigen, das zur Vermeidung von Krankheiten eingesetzt wird

Prinzipiell werden folgende Arten von Impfstoffen unterschieden:
- Lebendimpfstoffe (attenuiert),
- Totimpfstoffe und
- spezifische Antikörper.

Lebendimpfstoffe: meist effektiver als Totimpfstoffe

Lebendimpfstoffe sind abgewandelte Erreger, die sich im Menschen vermehren können, aber nicht zu einer Infektion führen (attenuiert = abgeschwächt). Um eine Attenuierung zu erreichen, züchtet man den Erreger in einem für ihn ungewohnten Wirt (Hühnerembryo, Zellkultur), in dem er nur sehr schlecht wächst. Durch Mutationen und Selektion erhält man Erreger, die das Vermehren in dem ungewöhnlichen Wirt erlernen, die Fähigkeit der Erkennung einer menschlichen Zelle jedoch verlieren. Die Attenuierung von Bakterien erfolgt heute auch gentechnologisch durch Entfernen der Virulenzgene.

Totimpfstoffe werden als Vollimpfstoffe durch eine Behandlung des Erregers mit Formaldehyd, β-Propiolacton und Psoralen hergestellt. Sogenannte Spaltimpfstoffe erhält man, wenn die Erregeroberfläche mit organischen Lösungsmitteln oder Detergenzien behandelt wird. Subunit-Impfstoffe enthalten nur spezifische Komponenten eines Erregers (z. B. Hämagglutinine und Neuraminidasen). Toxoidimpfstoffe enthalten inaktivierte Exotoxine, Adsorbatimpfstoffe an Aluminium adsorbierte Erreger bzw. deren immunisierende Antigene. Als Adjuvanzien (Booster) bezeichnet man Substanzen, die die Immunantwort bezüglich eines Antigens unspezifisch steigern.

Je nach Impfstoff unterscheidet man:
- aktive Impfung und
- passive Immunisierung.

Bei einer aktiven Impfung werden Totimpfstoffe, Lebendimpfstoffe oder Subunit-Vakzine eingesetzt. Ziel dieser Impfung ist es, das körpereigene Immunsystem zur

Bildung spezifischer Antikörper anzuregen und so eine spezifische Immunität gegen die entsprechende Infektionskrankheit zu bewirken. Bei einer passiven Impfung wird mit Serum geimpft, welches die spezifischen Antikörper (Immunglobuline) gegen den betreffenden Krankheitserreger oder dessen Toxin bereits in hoher Konzentration enthält.

Es stehen Impfstoffe gegen eine Vielzahl von viralen und bakteriellen Infektionskrankheiten zu Verfügung (◨ Tab. 10.1). Die Ständige Impfkommission (STIKO) gibt regelmäßig eine Impfempfehlung heraus (◨ Tab. 10.2).

◨ **Tab. 10.1** Einteilung der Impfstoffe in Tot- und Lebendimpfstoffe

Krankheit	Art des Impfstoffs
Tetanus	Totimpfstoff (Toxoid = entgiftetes Toxin)
Gebärmutterhalskrebs (HPV)	Totimpfstoff (Hüllprotein)
Diphtherie (D 7d)	Totimpfstoff (Toxoid)
Keuchhusten (aP)	Totimpfstoff
Haemophilus influenzae Typ B (Hib)	
Kinderlähmung (IPV)	
Hepatitis B (HB)	
Pneumokokken	
Meningokokken	
Grippe (Influenza)	
Cholera	
Fleckfieber	
Hepatitis A	
Ruhr	
Tollwut	
Typhus	Lebendimpfstoff/Totimpfstoff
Masern, Mumps, Röteln (MMR)	Lebendimpfstoff
Varizellen (V)	
Gelbfieber	
Humane Rotaviren	

■ **Tab. 10.2** Impfkalender für Säuglinge, Kinder, Jugendliche und Erwachsene nach Empfehlung der ständigen Impfkommission (STIKO)

Impftermine	Alter in Monaten					Alter in Jahren		
	2	3	4	11–14	15–23	5–6	9–11	12–17
Zeitgleich mit der Früherkennungsuntersuchung	U4			U6	U7	U9		J1
Impfung gegen	**G = Grundimpfschutz (bis zu 4 Teilimpfungen)**					**A = Auffrischungsimpfung (bis zu 2 Teilimpfungen)**		
Tetanus T	G1[a]	G2[a]	G3[a]	G4[a]		A1	A2	
Diphtherie (D 7d)						A1	A2	
Keuchhusten (aP)						A1	A2	
Haemophilus influenzae Typ B (Hib)								
Kinderlähmung (IPV)							A	
Hepatitis B (HB)							G	
Pneumokokken	G1	G2	G3	G4				
Meningokokken				G (ab 12 Monate)				
Masern, Mumps, Röteln (MMR)				G1	G2			
Varizellen (V)				G1	G2			G1–2[b]
Gebärmutterhalskrebs								G1–3
Grippe	Jährlich bei Kindern und Jugendlichen mit chronischen Erkrankungen							

[a] Kombinationsimpfung

[b] Ohne frühere Windpockenerkrankung bzw. ohne frühere Impfung

▌ Merke ●●

- Ein Polysaccharidimpfstoff enthält Kapselpolysaccharide verschiedener Bakterien.
- Konjugatimpfstoffe bestehen aus Protein und Polysaccharidkonjugaten.
- Spaltimpfstoffe enthalten zertrümmerte Viren.
- Subunitimpfstoffe enthalten isolierte Antigene.
- Toxoidimpfstoffe enthalten inaktivierte Exotoxine.
- Adsorbatimpfstoffe enthalten an Aluminium adsorbierte Erreger bzw. deren immunisierende Antigene.
- Adjuvanzien (Booster) sind Substanzen, die die Immunantwort bezüglich eines Antigens unspezifisch steigern.

10.2 Gilt die Kinderlähmung nach Einführung von Impfstoffen als ausgerottet?

J. Salk: Mediziner und Wissenschaftler, der 1947 seine Arbeiten auf dem Gebiet der Poliomyelitis begann

Polioimpfstoffe werden schon seit Jahren erfolgreich eingesetzt. Die Krankheit gilt in Europa und Nordamerika als ausgerottet und tritt nur noch in Entwicklungsländern in Zentralafrika oder Süd-West-Asien auf. Impfkampagnen wie 1960 mit dem Werbeslogan: »Schluckimpfung ist süß, Kinderlähmung ist grausam« haben dabei ihren Beitrag geleistet. Den ersten Impfstoff gegen Poliomyelitis entwickelte im Jahr 1955 Dr. J. Salk. Es handelte sich hierbei um einen Totimpfstoff (IPV= inactivated poliomyelitis vaccine), der unter die Haut injiziert wurde. Bei etwa 99 % der Patienten kam es hierbei zu einer Immunisierung, es bildeten sich Antikörper im Blut aus. Mit einer Impfung nach Salk fehlte jedoch eine Immunisierung des Gastrointestinaltrakts. Ohne den Immunschutz im Darmtrakt konnten bei einer Infektion lebende Viren ausgeschieden werden und andere Menschen infizieren.

Daher wurde ab 1961 in den meisten Ländern nur noch mit dem Impfstoff nach Sabin geimpft (Schluckimpfung mit Lebendimpfstoff). Gab es zunächst Impfstoffe gegen die einzelnen Typen des Erregers, so wurde 1963 ein trivalenter Impfstoff (OPV) eingesetzt. Dieser bestand aus in der Virulenz abgeschwächten Stämmen aller drei Poliovirus-Serotypen im Verhältnis 10:1:3 (Typ 1:Typ 2:Typ 3).

Die Herstellung der in der Virulenz abgeschwächten Stämme erfolgte in vitro durch fortlaufende Infektion von Affen-Nierenzellkulturen oder menschlichen Fibroblasten-Kulturen. Bei der Vermehrung der Stämme in diesen Zellkulturen bei subphysiologischen Temperaturen kam es zur Anhäufung von spontanen Mutationen im Viren-Genom. Über Screeningverfahren konnten dann Stämme gefunden werden, die eine hohe Replikationsrate im Gastrointestinaltrakt aufwiesen, nicht ZNS-gängig waren und genetisch stabil blieben. Durch Einführung von Punktmutationen gelang es, Stämme zu entwickeln, die im ZNS nur fehlerhaft replizierten und virale RNA nicht mehr effizient translatierten. In vielen Tests stellte sich OPV als sehr effizient heraus und so wurde der Impfstoff als Mittel der Wahl für das »polio eradication Programme« der WHO eingeführt. Das Programm führte dazu, dass die Zahl der PV-Infektionen von 350 000 in über 125 Ländern im Jahr 1988 auf 1874 im Jahre 2006 sank.

Leider wurde auch beobachtet, dass OPV erneut mutieren konnte, und man beobachtete das Auftreten einer mit dem Impfstoff verbundenen Polyomyelitis (VAPP (vaccine-associated paralytic polyiomyelitis). In Nigeria beobachtete man 2008 einen Polyomyelitis-Ausbruch mit ca. 100 Fällen. Diese Beobachtung führte zu einem erneuten Umdenken und seit 1998 gilt wieder ein Todimpfstoff als Impfstoff der Wahl. Heute wird dieser Impfstoff zusammmen mit anderen Impfstoffen als Kombinationsimpfstoff verabreicht.

Die Entwicklung eines Impfstoffs am Beispiel des Grippeimpfstoffs

Jedes Jahr muss ein neuer Grippeimpfstoff hergestellt werden. Da besonders in Asien jedes Jahr neue Influenzaviren, deren genetisches Material aus Viren von Menschen, Schweinen und Vögeln zusammengesetzt sein kann, entstehen, beginnt die Grippeherstellung zunächst in asiatischen Ländern mit der Suche und Charakterisierung neuer Viren. Abstriche von Patienten mit grippeähnlichen Symptomen werden gesammelt und auf Viren hin untersucht. Das Datenmaterial wird von vier WHO-Zentren ausgewertet und als Grundlage für die Empfehlung der Impfstoffzusammensetzung für die nächste Grippesaison herangezogen. Im Februar gibt die WHO eine Empfehlung dafür ab, welche Virusstämme der Impfstoff für die kommende Saison enthalten soll.

Impfstoffherstellung

Für die Herstellung eines Impfstoffs gibt es grundsätzlich zwei Verfahren:
- die Produktion mit Hühnereiern und
- die Produktion mit Zelllinien.

Impfstoffproduktion mit Hühnereiern: Das von E. Goodpasture 1932 entwickelte und seither optimierte Verfahren der Impfstoffherstellung in Hühnereiern wird seit 1946 eingesetzt. Viele Jahre lang war es das einzige Verfahren, dass die Impfstoffherstellung in großen Mengen bei gleichbleibender, pharmazeutischer Qualität garantierte. Sicher weist die Methode auch Schwachstellen auf, eine davon stellen die verwendeten Eier dar. Die sogenannten SPF-Eier (spezifiziert pathogenfrei) stammen von speziellen, infektiologisch gesunden Hühnern. Da pro Impfdosis mit 1–3 Eiern gerechnet werden muss und diese maximal 10–11 Tage alt sein dürfen, müssen sie in ausreichender Menge vorhanden sein bzw. frühzeitig bestellt werden.

Der mehrstufige Herstellungsprozess des Impfstoffs beginnt mit der Beimpfung von befruchteten Eiern mit humanen Viren. Aus diesen Eiern werden die Viren erneut isoliert und die für das Hämagglutinin und die Neuraminidase codierenden RNA-Sequenzen ermittelt.

Anschließend werden bekannte Laborstämme gentechnologisch verändert, sodass sie die neuen Erbinformationen enthalten. Die Verwendung von Laborstämmen ist notwendig, da der humane Virus sich oft nur schwer in Eiern vermehren lässt. Das entstandene Saatvirus wird schließlich in die Allantoisflüssigkeit (Eiklar bzw. Membran der späteren Harnblase) oder das Amnion (innere Eihaut) injiziert. Nach erfolgreicher Infektion werden die Eier zur Virusvermehrung bei ca. 30–35 °C und 60 % relativer Luftfeuchte bebrütet. Hierbei erweist sich ein Zeitraum von zwei bis drei Tagen als ideales Gleichgewicht zwischen Virusvermehrung und Tod des Embryos, der üblicherweise nach vier Tagen eintritt und unter ungesteuerten Umständen zur Unbrauchbarkeit des Eiinhalts führt.

Der nächste Produktionsschritt beinhaltet das Ernten der virushaltigen Allantoisflüssigkeit. Hierzu werden die Eier über Nacht auf 4 °C heruntergekühlt. Im Folgenden wird die Allantoisflüssigkeit automatisch abgesaugt und durch Ultrazentrifugation zu einer hochreinen Virussuspension aufgereinigt. Durch Zugabe von Formaldehyd wird die virale RNA inaktiviert. Das Produkt wird anschließend bei

E. Goodpasture: Pathologe, der 1912 graduierte und seitdem als Wissenschaftler den Einfluss von Viren u. a. auf Hühnereier erforschte

10

–70 °C gelagert. Anschließend werden Hämagglutinin und Neuraminidase aus dem Gemisch isoliert. Der gesamte Prozess wird mit drei Virusstämmen der WHO-Auswahl separat durchgeführt. Der Impfstoff setzt sich dann aus allen drei Proteinisolaten zusammen. Der entstandene Impfstoff wird nach Richtlinien bezüglich pharmazeutischer Qualität, Wirksamkeit und Unbedenklichkeit überprüft, bevor er durch das Paul-Ehrlich-Institut zugelassen wird. Die Zeitspanne zwischen der Produktion des Impfstoffs und der Anwendung am Menschen beträgt ca. sechs Monate.

Nachteile des Verfahrens der Impfstoffherstellung mit Hühnereiern sind neben dem Zeitaufwand eine oft zu beobachtende geringe Ausbeute an Impfstoff. In einigen Fällen kann es auch dazu kommen, dass der Impfstoff gar nicht gebildet wird oder dass eine genetische Veränderung beobachtet wird.

Impfstoffproduktion mit Zelllinien: Für die Impfstoffherstellung mit Zelllinien werden schon seit einiger Zeit eine Reihe von Zellen herangezogen, z. B.:

Zelllinien für die Impfstoffherstellung: Vero-Zellen, MDCK-Zellen und PER.C 6-Zellen

- Vero-Zellen (Zellen aus der Niere der Grünen Meerkatze),
- MDCK-Zellen (Madin-Darby canine kidney; Zellen aus der Niere von Hunden) und
- PER.C 6-Zellen (humane embryonale Retinazellen).

Mit den genannten Zelllinien ist die Impfstoffherstellung sehr effizient und gut zu kontrollieren.

Für die Impfstoffherstellung werden die mit den von der WHO ausgewählten Viren infizierten Zellen in Fermentern oder Roller-Flaschen in einem Volumen von bis zu 1000 Litern gezüchtet. Die Vermehrung erfolgt über zwei bis drei Tage bei 32 °C. Der Großteil der Zellen stirbt ab und die Viren werden in das Medium freigesetzt. Die virenhaltigen Lösungen werden zuerst durch eine »low speed«-Zentrifugation geklärt, durch Ultrazentrifugation oder einen Saccharose-Gradienten konzentriert und durch Chromatographie aufgereinigt. Im Anschluss folgt eine Ultra- oder eine Sterilfiltration. Die Inaktivierung der gewonnenen Viren erfolgt durch UV-Bestrahlung oder durch Einwirken von Formalin. Anschließend werden Hämagglutinin und Neuraminidase isoliert, der Impfstoff abgefüllt und getestet. Die Impfstoffherstellung dauert mit diesem Verfahren ca. vier Monate.

Studien: In mehreren Studien, in denen ein Vergleich von Impfstoffen aus Hühnereiern und Zelllinien stattfand, konnte gezeigt werden, dass die Zelllinien einige Vorteile aufweisen. So entspricht das Glykosylierungsmuster des Impfstoffs dem des Virus. In klinischen Tests erweisen sich die in Zellkulturen hergestellten Impfstoffe als sehr wirksam. Impfstoffe können auch bei Patienten mit Hühnereiweißallergie bedenkenlos eingesetzt werden. Und letztendlich ist die Produktion recht effizient. Aus einem 1000-Liter-Fermenter können etwa so viele Antigene gewonnen werden wie aus 30 000 Hühnereiern.

10.4 Impfungen, ja (oder nein?)

Impfungen gehören zu den wichtigsten und wirksamsten Maßnahmen, die der modernen Medizin zur Verfügung stehen. Die im 20. Jahrhundert dramatisch gesunkene Kindersterblichkeit und das damit verbundene Ansteigen der durchschnittlichen Lebenserwartung in den meisten Ländern der Erde sind sicherlich zu einem großen Teil auf Impfungen zurückzuführen. Viele Infektionskrankheiten, die noch vor 50 Jahren Angst und Schrecken verbreiteten, spielen dank der Impfungen heute bei uns keine Rolle mehr. Trotzdem beobachten wir immer wieder, dass verschiedene Organisationen Impfempfehlungen widersprechen, und auch die Impfmüdigkeit in der Bevölkerung wird immer größer.

Prinzipiell sollte das Impfen empfohlen werden. Der Impfkalender der Ständigen Impfkommission (STIKO) (◘ Tab. 10.2) spricht Impfempfehlungen aus, die einen Schutz vor bedeutenden Infektionskrankheiten bewirken. Eine konsequente Anwendung dieser Impfempfehlung sollte besonders bei gesunden Kindern eingehalten werden. Kinder, die aus Krankheitsgründen in den ersten Jahren nicht geimpft werden können, sollten zu einem späteren Zeitpunkt geimpft werden.

> STIKO: Ständige Impfkommission, bestehend aus 16 Mitgliedern. Die STIKO ist organisatorisch dem Robert-Koch-Institut zugeordnet.

Von der STIKO abweichende individuelle Impfempfehlungen haben im Einzelfall sicher auch ihre Berechtigung. Besonders intensiv wird z. B. diskutiert, ob eine HPV-Impfung sinnvoll ist oder nicht. Die STIKO empfiehlt eine Impfung, verschiedene Organisationen halten dagegen, dass der Impfstoff nicht ausreichend wirksam sei und eine gründliche Krebsvorsorge das Risiko einer Erkrankung ebenfalls in erheblichem Maße senken würde.

HPV-Impfung – empfohlen und doch sehr umstritten

Die HPV-Impfung ist eine sehr kontrovers diskutierte Impfung. Wie bereits beschrieben verursachen humane Papillomaviren in der Regel gutartige Haut- und Schleimhauttumore. Sie können aber auch an der Entstehung maligner Hautentartungen beteiligt sein. Es erfolgt daher eine Einteilung der Viren in High- und Low-risk-Typen. Die Ansteckung mit einem HP-Virus erfolgt im Falle der Hautwarzen durch Kontakt mit kontaminierten Gegenständen (z. B. im Schwimmbad), bei Genitalwarzen durch Schleimhautkontakt (beim Geschlechtsverkehr oder beim Geburtsvorgang). Der Eintritt der Viren in die Keratinozyten (Zielzellen) erfolgt über Mikroläsionen; die Inkubationszeit beträgt 2–12 Wochen.

Bereits seit 1975 besteht die Hypothese, dass HPV für Zervixkarzinome verantwortlich ist. Die Entstehung eines Zervixkarzinoms beginnt mit der Vermehrung der HPV-infizierten Basalzellen des Zervixgewebes. Verändern sich diese Zellen, kommt es zu einer zervikalen intraepithelialen Neoplasie (CIN). Diese kann je nach Schweregrad in CIN 1–3 eingeteilt werden, wobei CIN 3 bereits eine Krebsvorstufe darstellt. Bis zu diesem Stadium kann noch eine spontane Ausheilung erfolgen, wobei die Wahrscheinlichkeit hierfür mit zunehmendem Schweregrad sinkt. Durchbrechen die Krebszellen jedoch die Basalmembran, können sie andere Gewebe befallen; es liegt ein invasiver Krebs vor. Von der Infektion bis zum Auftreten eines Zervixkarzinoms vergehen ca. 5–10 Jahre. Als Grund für die maligne Veränderung der Zelle wird angenommen, dass bei der Integration des viralen Genoms in die Wirts-DNA ein virales Gen zerstört wird, das die Expression der viralen Proteine E6 und E7 reguliert. Diese werden überexprimiert und behindern verstärkt die Funktion wirtszellspezifischer Tumorsuppressorproteine. In benignen Tumoren liegt die virale DNA dagegen episomal vor. Hier kommt es nach abgeschlossener Virusreplikation zur Apoptose der befallenen Zelle. Kofaktoren wie Rauchen, Verwendung oraler Kontrazeptiva, Vorliegen von Immunsuppression, übermäßige Hygiene oder ein »ausschweifendes« Sexualverhalten können die Krebsentstehung begünstigen. Die Inzidenz liegt bei ca. 6500 Erkrankungen pro Jahr, im Jahr 2004 waren 1660 Todesfälle zu verzeichnen. Das mittlere Erkrankungsalter bei der Erstdiagnose liegt bei 52,2 Jahren. Ein Schutz vor den Viren ist kaum möglich. Auch Kondome sind nur

> Zervixkarzinom: In Deutschland erkranken etwa 13 Patientinnen pro 1 000 000 Frauen am Zervixkarzinom.

unzureichend zur Prävention geeignet, da die Übertragung, wie schon erwähnt, durch Schleimhautkontakt erfolgt. Das Ansteckungsrisiko kann bis zu einem gewissen Grad durch eine Einschränkung der Partneranzahl gesenkt werden. Ohne Vorsorge liegt das lebenslange kumulative Risiko am Zervixkarzinom zu sterben bei 3-4 %. Eine antivirale Therapie existiert nicht.

In Deutschland sind mittlerweile zwei präventive Impfstoffe zugelassen, die als »Wirkstoffe« virus-like particles (VLP) enthalten. Hierbei handelt es sich um L1- Proteine des HPV, von denen sich je 5 zu einem L1-Kapsomer zusammenlagern; 72 Kapsomere vereinigen sich wiederum zu einem VLP, was einem leeren viralen Kapsid entspricht. Da es keine virale DNA enthält, ist es zwar immunogen, aber nicht infektiös. VLPs werden gentechnologisch in Hefen hergestellt. Unterschiede beziehen sich darauf, aus welchem HPV-Typ die VLPs stammen (z. B. HPV-16-VLP-haltiger Impfstoff).

Um die Wirksamkeit der Impfstoffe zu testen, wurden weltweit zahlreiche Studien durchgeführt. Zusammenfassend kann gesagt werden, dass ein Impfstoff das Auftreten persistierender HPV-Infektionen reduziert, besondere Nebenwirkungen wurden nicht beobachtet. Auf Grundlage der durchgeführten Studien empfiehlt die STIKO die Impfung von Mädchen im Alter von 12–17 Jahren. Die Impfung erfolgt durch dreimalige Applikation des Impfstoffs zu Monat 0, 2 und 6; diese Grundimmunisierung sollte vor dem ersten Geschlechtsverkehr abgeschlossen sein. Bislang ist unklar, wie hoch der Antikörpertiter für einen ausreichenden Impfschutz liegen muss, und ob überhaupt eine Korrelation zwischen der Höhe des Serum-Antikörpertiters und dem Immunschutz besteht. Auch kann bezüglich der Dauer der Immunität noch keine Aussage getroffen werden.

Fragen

Wiederholungsfragen

Frage 1
Welche Aussage trifft **nicht** zu?

A) Gegen Tetanus schützt man sich mit einem Totimpfstoff.

B) Gegen Diphtherie schützt man sich mit einem Totimpfstoff.

C) Gegen Keuchhusten schützt man sich mit einem Totimpfstoff.

D) Gegen Masern schützt man sich mit einem Totimpfstoff.

E) Gegen Hepatitis B schützt man sich mit einem Totimpfstoff.

Frage 2
Welche Aussage trifft zu?

A) Ein Polysaccharidimpfstoff enthält Kapselpolysaccharide verschiedener Viren.

B) Konjugatimpfstoffe bestehen aus Fettsäuren und Polysaccharidkonjugaten.

C) Spaltimpfstoffe enthalten zertrümmerte Parasiten.

D) Subunitimpfstoffe enthalten isolierte Antigene.

E) Toxoidimpfstoffe enthalten inaktivierte Endotoxine.

Frage 3

Welche Aussage trifft zu?

A) Impfstoffe können nicht in Hühnereiern gezüchtet werden.

B) Die Kinderlähmung wurde durch das Einführen eines Lebendimpfstoffes ausgerottet.

C) Formalin kann zur Inaktivierung von Viren verwendet werden.

D) Seit 2010 spricht die STIKO keine Impfempfehlungen mehr aus.

E) Eine HPV-Impfung wird nur Männern, die über 40 Jahre alt sind, empfohlen.

Zusammenfassung

Synopse

■ Impfungen sind vorbeugende Maßnahmen gegen Infektionskrankheiten.

■ Die Herstellung von Impfstoffen erfolgte über Jahrzehnte mit Hühnereiern, erst in den letzten Jahren konnten biotechnologische Produktionsverfahren etabliert werden.

■ In Deutschland gibt die STIKO Impfempfehlungen heraus, an denen sich Ärzte und Patienten orientieren können.

10

11 Der Einsatz von Mikroorganismen in der Biotechnologie

Inhaltsvorschau

Der Einsatz von Mikroorganismen in der Biotechnologie lässt sich viele Jahrtausende zurückverfolgen. Schon die Sumerer in Mesopotamien waren in der Lage, Bier zu brauen. Dabei spielten wahrscheinlich Milchsäurebakterien eine große Rolle, denn die Milchsäure erhöhte die Stabilität des gebrauten Getränks. Auch die Ägypter, die Kelten und Germanen stellten sich haltbare Getränke her, und dabei tauchten bereits Hefen als wichtige Funktionsträger auf. In der modernen Biotechnologie spielen Mikroorganismen zunehmend eine große Rolle. Sie werden als Produzenten von Arzneistoffen herangezogen oder liefern wertvolle Enzyme.

11.1 Herstellung von alkoholischen Getränken

Untergärig: Hefe sinkt nach dem Gärungsprozess zu Boden; obergärig: Hefe steigt während des Gärungsprozesses an die Oberfläche

Auch heute werden viele Getränke mithilfe von Mikroorganismen hergestellt. Nach dem schon seit dem Jahr 1516 geltenden Reinheitsgebot wird Bier aus Gerstenmalz, Hopfen und Wasser unter Zusatz von Hefe (*Saccharomyces cerevisiae*) produziert. Es entstehen untergärige Biere wie Pils und Bockbier. Bei der Herstellung von obergärigem Bier sind auch Zusätze wie Zucker und Karamell erlaubt, es entstehen Biere wie Berliner Weiße, Weißbier, Kölsch und Altbier. Bei der Untergärung sammelt sich die Hefe am Grund des Bodens, bei der Obergärung an der Oberfläche. Ein Parameter zur Charakterisierung von Bier ist die Stammwürze, die den Extraktgehalt in g Trockensubstanz pro 100 g Würze (klares Endprodukt, das bei der Bierherstellung am Ende des Läuterns entsteht; unter Läutern versteht man das Abtrennen von Malz) bezeichnet. Man unterscheidet Einfachbiere mit 2,5–5 % Stammwürze, Schankbiere mit 5–8 % Würze, Vollbiere mit 8–14 % Würze und Starkbiere mit einer Würze von mehr als 14 %. Der Alkoholgehalt der Biere schwankt zwischen 4,5 und 5,5 %.

Wie bei der Bierherstellung werden auch bei der Weinherstellung Reinkulturen von *Saccharomyces cerevisiae* eingesetzt. Auch hier ist die Gärung der Hefe Grundlage des Herstellungsprozesses. Der Alkoholgehalt der meisten Weine liegt zwischen 10 und 12 %.

11.2 Herstellung von Lebensmitteln

Käse aus Milch wird schon seit Tausenden von Jahren hergestellt. Verwendet wird immer häufiger pasteurisierte Milch, die zunächst mithilfe von Milchsäurebakterien oder durch Zugabe von Lab verdickt wird. Nach Abtrennung der Molke entsteht die Gallerte, die zum Bruch gebrochen wird. In verschiedenen Rezepturen (Salzbadbehandlung, Erhitzen, Reifung, Zugabe von Bakterien oder Pilzen) entstehen dann die unterschiedlichen Käsesorten. Gärungsprozesse spielen bei der Herstellung eine große Rolle, denn die Gärungsprodukte beeinflussen den Geschmack der Käsesorten.

Auch andere Milchprodukte sind während ihrer Herstellung auf Bakterien angewiesen. So produziert *Leuconostoc citrovorum* während der Herstellung von Butter

Acetoin (Acetylmethylcarbinol), das zum typischen Butteraromastoff Diacetyl oxidiert wird. Und bei der Herstellung von Joghurt benötigt man *Lactobacillus delbrueckii* ssp. *bulgaricus* sowie *Streptococcus thermophilus*, um einen typischen Joghurt-Geschmack zu erzeugen.

Herstellung von Aminosäuren mit Mikroorganismen 11.3

Eine Reihe von L-Aminosäuren wird biotechnologisch mithilfe von Mikroorganismen (◘ Tab. 11.1) gebildet. Das Marktvolumen der Produktion von Aminosäuren beträgt mehrere Milliarden Euro pro Jahr. Glutamat mit 1,5 Mio. Tonnen pro Jahr und Lysin mit 750 000 Tonnen pro Jahr sind dabei die bedeutendsten Produkte. Ein sehr bedeutender Aminosäure-Produzent ist *Corynebacterium glutamicum*. Um Aminosäure-Überproduzenten zu erhalten, wurden einerseits Mutanten entwickelt, andererseits wurden Hochproduktionsmedien entwickelt. Die Herstellung von Mutanten erfolgte viele Jahre durch zufallsbedingte Mutation, heute werden Gene gezielt ausgetauscht oder überexprimiert. So ist die Produktion von Aminosäuren in einer Größenordnung von 100 g/l in der Industrie längst realisiert.

Corynebacterium glutamicum: 1957 in Japan entdeckt, heute größter Glutaminsäure-produzent

Corynebacterium glutamicum als Überproduzent von Lysin

●●

Ein schönes Beispiel für die gezielte genetische Veränderung eines Mikroorganismus mit dem Ziel der Überproduktion der Aminosäure Lysin ist *Corynebacterium glutamicum*. Lysin leitet sich von Oxalacetat ab, das aus dem Citratstoffwechsel hervorgeht. Über Aspartat, Aspartatphosphat und Aspartatsemialdehyd wird Lysin mithilfe zweier Biosynthesewege (Dehydrogenaseweg und Succinylaseweg) generiert. Asparaginsäuresemialdehyd ist aber auch ein Intermediat der Biosynthese von Threonin und Methionin. Threonin und Lysin hemmen in einer Feedback-Inhibierung die Aspartatkinase. Dies konnte verhindert werden, in dem man durch genetische Veränderung des Aspartatkinase-Gens die Aminosäure Threonin an Position 311 durch ein Isoleucin ersetzte. Die Deletion des Homoserindehydrogenase-Gens resultierte in einer Lysin-Überproduktionsmutante, die kein Threonin und kein Methionin mehr produzieren konnte (○ Abb. 11.1).

11

◘ **Tab. 11.1** Aminosäure-Produzenten

Stamm	Aminosäure
Corynebacterium glutamicum	■ L-Lysin ■ L-Glutamat ■ L-Valin ■ L-Methionin ■ L-Tryptophan ■ L-Ornithin
Escherichia coli	■ L-Asparaginsäure ■ L-Alanin ■ L-Cystein
Pseudomonas-Arten	■ L-Alanin

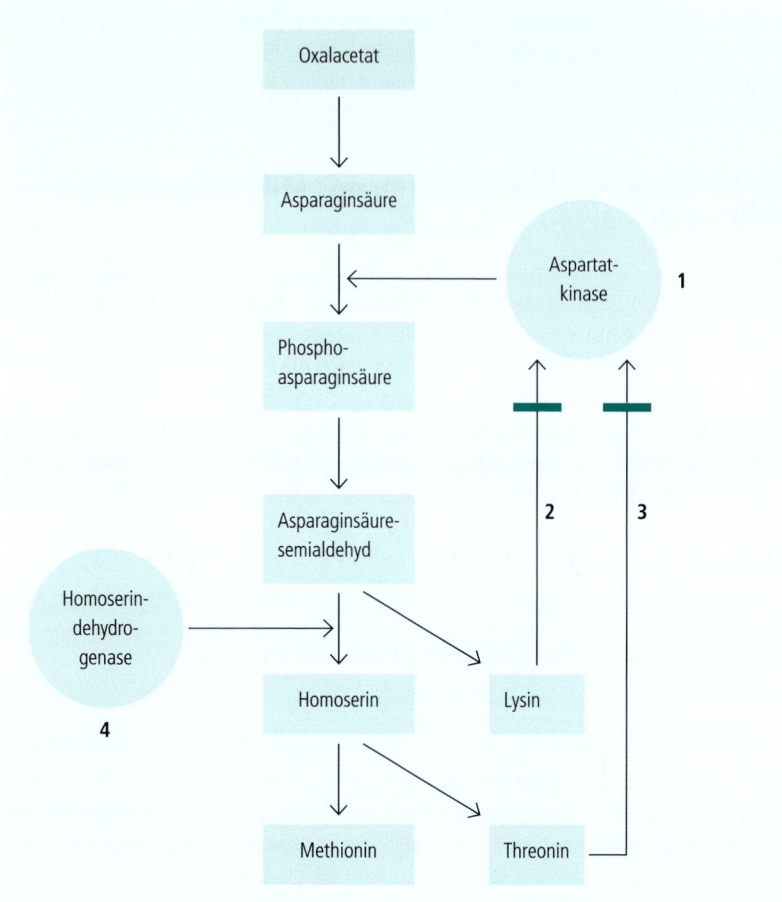

o Abb. 11.1 Herstellung eines Lysin-Überproduzenten von *Corynebacterium glutamicum*. Die Aspartatkinase (**1**) wird durch Lysin und Threonin inhibiert (Feedback-Inhibierung; **2, 3**). Im Überproduzenten wurde die Aspartatkinase durch Substitution einer Aminosäure so verändert, dass eine Inhibierung durch Lysin und Threonin nicht mehr möglich ist. Außerdem wurde das Homoserindehydrogenase-Gen deletiert (**4**), sodass die Umwandlung von Asparaginsäuresemialdehyd zu Homoserin und weiter zu Threonin und Methionin nicht mehr möglich ist.

11.4 Herstellung von Vitaminen mit Mikroorganismen

Vitamin C: Produkt eines Verfahrens, das aus chemischen und biotechnologischen Schritten aufgebaut ist

Riboflavin (Vitamin B_2) kann mithilfe einiger Ascomyceten (*Ashbya gossypii, Eremothecium ashbyii*), Hefen (*Candida*-Arten) und Bakterien (*Clostridium*-Arten) produziert werden. Zur industriellen Produktion von Vitamin B_{12} werden Propionibakterien, Clostridien und Aktinomyceten eingesetzt. Auch die Synthese von Vitamin C wird heute in einigen Reaktionsschritten mithilfe von Mikroorganismen durchgeführt. Ein essenzieller Schritt der Synthese ist die Umwandlung von D-Sorbit zu L-Sorbose. Dieser Schritt wird durch *Acetobacter suboxydans* nahezu quantitativ durchgeführt. Erst kürzlich konnte ein gentechnologisch veränderter *Erwinia*-

Stamm entwickelt werden, der die Umwandlung von D-Glucose in 2-Keto-L-Gulon-säure katalysiert, die dann durch Dehydratisierung in Vitamin C umgewandelt werden kann.

Herstellung von organischen Säuren durch Mikroorganismen

11.5

Zahlreiche organische Säuren können durch Mikroorganismen gebildet werden. Als Produzenten werden vor allem Pilze eingesetzt. Auch hier wurden Hochproduktionsmedien entwickelt, die eine Überproduktion der Säuren ermöglichen. So kann beispielsweise die Produktion von Citronensäure enorm gesteigert werden, wenn Eisen und Zink bei einer Anzucht von *Aspergillus niger* nur in sehr geringen Konzentrationen dem Medium zugesetzt werden. Dadurch wird das Enzym Aconitase, das Citrat zu Aconitat umbaut, in seiner Aktivität gehemmt.

Biotransformation durch Mikroorganismen

11.6

Mikroorganismen können zahlreiche biochemische Reaktionen katalysieren. Dies nutzt man bei der Biotransformation aus, um niedermolekulare Substanzen zu verändern. Dabei wird eine Substanz von einem Mikroorganismus aufgenommen und in der Zelle verändert, bevor er wieder ins Medium abgegeben wird. Besonders erfolgreich wurde die Biotransformation in der Synthese von Steroiden eingesetzt. Dort katalysieren sie u. a. die Einführung einer Hydroxylgruppe am C_{11} des Steroidgrundgerüsts, eine chemisch nur mühevoll durchzuführende Reaktion. Eingesetzt werden Pilze (z. B. *Rhizopus arrhizus*) und Bakterien (z. B. *Streptomyces fradiae*).

Biotransformation: Prozess der Biotechnologie, bei dem chemische Reaktionen von Mikroorganismen durchgeführt werden

11

Mikroorganismen, die zum Abbau vom Polymeren befähigt sind

11.7

Der Abbau von Polymeren ist wahrscheinlich eine der wichtigsten Aufgaben der Mikroorganismen in der Natur (◻ Tab. 11.2). Jahr für Jahr werden als Produkte der pflanzlichen Photosynthese Tausende Tonnen von Polymeren (z. B. Cellulose) gebildet, die spätestens nach dem Absterben einer Pflanze freigesetzt werden. Die Polymere gelangen meist nicht in die Zellen der Mikroorganismen, sondern werden durch Exoenzyme zerstört. Der Prozess ist oft langwierig, da viele Polymere kaum wasserlöslich und somit für Enzyme schwer erreichbar sind. Umso erstaunlicher ist es, wie effektiv Polymere in der Natur fortlaufend recycelt werden. In der Biotechnologie werden polymerabbauende Mikroorganismen immer häufiger eingesetzt, um Rohstoffe zu gewinnen.

◻ **Tab. 11.2** Mikroorganismen, die an der Polymerspaltung beteiligt sind

Polymer	Mikroorganismus	Polymerspaltende Enzyme
Cellulose	Myxobakterien, Aktinomyceten, *Cellulomonas*-Arten, *Bacillus*-Arten, *Clostridium*-Arten	Cellulasen
Hemicellulose		Xylanasen
	Viele Pilzarten (Auswahl): *Serpula lacrymans* (echter Hausschwamm), *Daelalea quercina* (Eichenwirrling), *Piptoporus betulinus* (Birkenporling)	
Pektine	Viele phytopathogene Bakterien und Pilze	Pektinasen
Chitin	Aktinomyceten, viele Pilze	Chitinasen
Murein	Aktinomyceten, viele Pilze	Lysozym
Stärke	Viele Bakterien und Pilze, besonders bedeutend: *Aspergillus*-Arten	Amylasen
Lignin	Viele Pilze, Aktinomyceten	Peroxidasen, Oxidasen
Proteine	Alle Pilze und Bakterien	Proteasen
Nukleinsäuren		DNasen, RNasen
Lipide		Lipasen

11.8 Mikroorganismen als Produzenten von niedermolekularen Arzneistoffen

Vor allem zahlreiche, im Boden lebende Aktinomyceten stellen eine Vielzahl von Naturstoffen her, die antibiotische, antimykotische, zytostatische oder andere pharmakodynamische Eigenschaften aufweisen. Die Gattung *Streptomyces* ist als Produzent antibiotisch wirksamer Verbindungen besonders in Erscheinung getreten. Von den zwölftausend bekannten Naturstoffen mit antibiotischer Aktivität stammen 55 % aus Streptomyceten. Aus wirtschaftlicher Sicht gehören biogene Naturstoffe aus Aktinomyceten zu den bedeutendsten Arzneistoffen. Besonders Erythromycin und Erythromycinderivate gehören mit einem Umsatz von ca. 3 Mrd. US-Dollar pro Jahr zu den erfolgreichsten Arzneimitteln. Auch andere Mikroorganismen wie z. B. *Bacillus*-Arten oder Myxobakterien werden zur Produktion von Arzneistoffen herangezogen. Die Entwicklung von Hochleistungsstämmen erfolgt durch Mutation und Selektion. Dadurch können Stämme generiert werden, die mehrere Gramm der gewünschten Substanz pro Liter Medium produzieren. In ◻ Tab. 11.3 sind einige von Mikroorganismen gebildete Naturstoffe aufgeführt.

◘ Tab. 11.3 Pharmazeutisch relevante Produkte aus Mikroorganismen

Naturstoff	Produzent	Wirkung
Von Bakterien gebildete Naturstoffe		
Amphotericin	*Streptomyces nodosus*	Antimykotikum
Ascomycin (FK520)	*Streptomyces hygroscopicus*	Immunsuppressivum
Avermectin	*Streptomyces avermitilis*	Antiparasitikum
Bleomycin	*Streptomyces verticillus*	Zytostatikum
Bialaphos (PTT)	*Streptomyces hygroscopicus*	Herbizid
Candicidin	*Streptomyces griseus*	Antimykotikum
Clavulansäure	*Streptomyces clavuligerus*	Antibiotikum
Chloramphenicol	*Streptomyces venezuelae*	Antibiotikum
Chlortetracyclin	*Streptomyces aureofaciens*	Antibiotikum
Daptomycin	*Streptomyces roseosporus*	Antibiotikum
Daunorubicin	*Streptomyces peucetius*	Zytostatikum
Erythromycin	*Sacharopolyspora erythraea*	Antibiotikum
Gentamicin	*Micromonospora purpurea*	Antibiotikum
Hygromycin	*Streptomyces hygroscopicus*	Antibiotikum
Kanamycin	*Streptomyces kanamyceticus*	Antibiotikum
Lincomycin	*Streptomyces lincolnensis*	Antibiotikum
Mithramycin	*Streptomyces argillaceus*	Zytostatikum
Neomycin	*Streptomyces fradiae*	Antibiotikum
Novobiocin	*Streptomyces niveus*	Antibiotikum
Nystatin	*Streptomyces noursei*	Antibiotikum
Oxytetracyclin	*Streptomyces rimosus*	Antibiotikum
Pristinamycin	*Streptomyces pristinaespiralis*	Antibiotikum
Ramoplanin	*Actinoplanes* sp.	Antibiotikum
Rapamycin	*Streptomyces hygroscopicus*	Immunsuppressivum
Rifamycin	*Amycolatopsis mediterranei*	Antibiotikum
Spinosyn	*Sacharopolyspora spinosa*	Insektizid
Streptomycin	*Streptomyces griseus*	Antibiotikum
Tacrolimus (FK506)	*Streptomyces* sp.	Immunsuppressivum
Teicoplanin	*Amycolatopsis teicomyceticus*	Antibiotikum
Tetracyclin	*Streptomyces fradiae*	Antibiotikum
Vancomycin	*Amycolatopsis orientalis*	Antibiotikum

11

◘ **Tab. 11.3** Pharmazeutisch relevante Produkte aus Mikroorganismen (Fortsetzung)

Naturstoff	Produzent	Wirkung
Virginamycin	*Streptomyces virginiae*	Antibiotikum
Von Pilzen gebildete Naturstoffe		
Cephalosporin C	*Acremonium chrysogenum*	Antibiotikum
Cyclosporin	*Tolypocladium inflatum*	Immunsuppressivum
Ergot-Alkaloide	*Claviceps purpurea*	Zur Behandlung von Migräne, bei Durchblutungsstörungen, zur Lactationshemmung
Lovastatin	*Aspergillus terreus*	Zur Behandlung der Hypercholesterinämie
Penicillin G	*Penicillium notatum*	Antibiotikum

11.9 Gentechnologisch veränderte Mikroorganismen als Produzenten von neuen niedermolekularen Naturstoffen

Der Einsatz der modernen Biotechnologie zur Gewinnung von bioaktiven Substanzen ist inzwischen eine etablierte Methode. Basierend auf den Errungenschaften der postgenomischen Ära und den daraus hervorgehenden erfolgreichen Klonierungen und Charakterisierungen zahlreicher Naturstoff-Biosynthese-Gencluster wurden neue Ansätze zur Herstellung und Modifizierung von Naturstoffen möglich.

Durch Inaktivierung von Biosynthese-Genen konnten schon viele neue Naturstoffe generiert werden. Das Verfahren der Geninaktivierung wird oft eingesetzt, wenn man Substanzen erhalten will, die der Ursprungsverbindung ähnlich sind, die eventuell aber veränderte pharmakologische Eigenschaften aufweisen.

Auch die Erzeugung neuer Naturstoffe durch heterologe Expression von einzelnen oder mehreren Biosynthese-Genen ist bereits einige Jahre etabliert. Besonders erfolgreich war die Coexpression von Glycosyltransferase-Genen zusammen mit Zuckerbiosynthese-Genen bei der Herstellung neuer glykosidierter Verbindungen.

Durch heterologe Expression ganzer Biosynthese-Gencluster lassen sich ebenfalls Naturstoffe produzieren. Dies konnte eindrucksvoll an mehreren Beispielen gezeigt werden. Besonders intensiv wird derzeit an der Produktion pflanzlicher Naturstoffe in Mikroorganismen geforscht. Bekannte Projekte beziehen sich auf Artemisinin und Taxol (◘ Tab. 11.4). Zunehmend verwendet man synthetische hergestellte Biosynthese-Gene bzw. Gencluster, da hier eine effektivere Expressionsstärke zu erwarten ist.

Durch Kombination all dieser molekularbiologischen Verfahren lassen sich heute künstliche Biosynthese-Gencluster erzeugen. Diese können eingesetzt werden, um neue Naturstoffe zu erzeugen, oder um bekannte Substanzen, z. B. durch Biotransformation, zu modifizieren (○ Abb. 11.2).

◘ **Tab. 11.4** Herstellung neuer oder bekannter, wirtschaftlich wertvoller Naturstoffe durch gentechnologisch veränderte Mikroorganismen

Naturstoff (Wirkung)	Als Wirt verwendeter Organismus	Molekularbiologisches Verfahren
Daptomycin (Antibiotikum)	*Streptomyces lividans*	Heterologe Expression des Biosynthese-Genclusters
Daptomycin (Antibiotikum)	*Streptomyces roseosporus*	Herstellung von Derivaten durch Austausch von Modulen
Fosfomycin (Antibiotikum)	*Streptomyces lividans*	Heterologe Expression des Biosynthese-Genclusters
6-Deoxyerythromycin D	*Escherichia coli*	Heterologe Expression des Biosynthese-Genclusters
Magnoflorin, (S)-Scoulerin	*Escherichia coli* *Saccharomyces cerevisiae*	Coexpression von Genen aus Mikroorganismen und Pflanzen
Lycopen	*Escherichia coli*	Heterologe Expression von pflanzlichen Genen
Amorphadien (Vorstufe von Artemisinin, einer gegen Parasiten aktiven Substanz)	*Escherichia coli*	Coexpression von Mevalonatbiosynthese-Genen aus *Saccharomyces cerevisiae* und einer codonoptimierten Amorphadiensynthase
Artemisinsäure (Vorstufe von Artemisinin, einer gegen Parasiten aktiven Substanz)	*Saccharomyces cerevisiae*	Überexpression einer HMG-CoA-Reduktase und eines Transkriptionsfaktors der Sterolbiosynthese, Coexpression einer pflanzlichen Amorphadiensynthase und einer pflanzlichen Amorphadienoxidase
Ivermectin (gegen Parasiten aktive Substanz)	*Streptomyces avermitilis*	Herstellung von Derivaten durch Austausch von Modulen
Rebeccamycin (Zytostatikum)	*Streptomyces albus*	Heterologe Expression von Biosynthese-Genen aus verschiedenen Biosynthese-Genclustern
Taxadien-5α-acetoxy-10β-ol (Vorstufe des Taxols, eines Zytostatikums)	*Saccharomyces cerevisiae*	
Lovastatin (Cholesterinsenker)	*Aspergillus terreus*	Beeinflussung von zentralen Genen

11

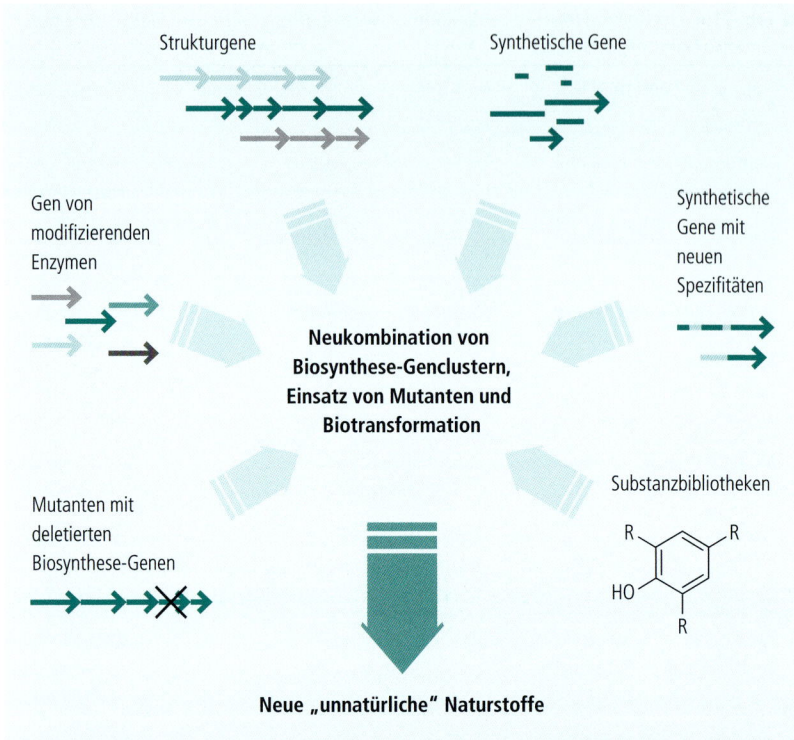

o Abb. 11.2 Herstellung neuer »unnatürlicher« Naturstoffe durch Einsatz von molekular-biologisch veränderten Mikroorganismen. Neben der direkten Herstellung neuer Substanzen können bekannte Substanzen in Biotransformationsexperimenten modifiziert werden.

11.10 Mikroorganismen als Produzenten von Proteinen und Antikörpern

Die biotechnologische Produktion von Proteinen und Antikörpern als Arzneistoffe nimmt eine immer größer werdende Bedeutung ein (**□** Tab. 11.5). Gerne wird *Escherichia coli* für die Produktion verwendet, doch können nur nichtglykosylierte und kaum modifizierte Proteine mittels *E. coli* gebildet werden; außerdem können viele Proteine nicht richtig gefaltet werden. Andere Bakterien wie *Bacillus megaterium*, *B. subtilis*, *B. licheniformis*, *B. brevis*, *Ralstonia eutropha*, *Staphylococcus carnosus* und verschiedene Streptomyceten-Arten werden ebenfalls verwendet, sie weisen allerdings ähnliche Nachteile wie *Escherichia coli* auf.

Saccharomyces cerevisiae und Pichia pastoris weisen als Eukaryoten bezüglich der Proteinfaltung und Modifikation gelegentlich Vorteile gegenüber den Bakterien auf, doch sind sie, was Modifikationen angeht, eukaryotischen Zellkulturen unterlegen.

Inzwischen gibt es eine Reihe von eukaryotischen Zelllinien, die zur Produktion von Proteinen und Antikörpern eingesetzt werden können:

◻ **Tab. 11.5** Biotechnologisch hergestellte Proteine und Antikörper

Produzent	Produziertes Protein, produzierter Antikörper
Escherichia coli	Insulin, Somatotropin, α-Hämoglobin, Gonadotropin-relea-sing-Hormon (GnRH)
Saccharomyces cerevisiae	Insulin, Granulozyten-Makrophagen-Kolonie-stimulierender Faktor (GM-CSF), Hirudin, *Aspergillus flavus*-Uratoxidase, platelet derived growth factor (PDGF), Impfstoffe, die rHBsAg enthalten
Bacillus subtilis	Interleukin-3
Eukaryotische Zelllinien	Nahezu alle anderen Proteine und alle Antikörper

■ CHO-Zellen (Chinese-hamster-ovary-Zellen): z. B. CHO-K1, CHO-DHFR, CHO-Lec,
■ BHK-21-Zellen (Baby-hamster-kidney-Zellen),
■ HD-Zellen (humane diploide Zellen),
■ C 127-Zellen (Mauszellen),
■ COS-Zellen (*Cercopithecus-aethiops*-Zellen),
■ Hek-293-Zellen (Human-embryonic-kidney-293-Zellen),
■ NSO-Zellen (Nonsecreting-myeloma-Zellen),
■ Myeloma-Zellen (SP2/O-AG14) und
■ einige Insektenzellen (SF9, SF21).

Eukaryotische Zelllinien in der Biotechnologie: CHO-Zellen, BHK-21-Zellen, HD-Zellen, C 127-Zellen, COS-Zellen, Hek-293-Zellen, NSO-Zellen, Myeloma-Zellen SP2/O-AG14

Eukaryotischen Zelllinien weisen viele Vorteile gegenüber Bakterien und Pilzen auf. Als Nachteil gilt nach wie vor, dass die Verwendung eukaryotischer Zellen zur Produktion von Naturstoffen sehr kostenintensiv ist.

Mikroorganismen als Hochleistungsproduzenten

11.11

Um industriell große Mengen eines Biomoleküls herstellen zu können, werden Hochleistungsstämme benötigt. Deren Herstellung gelang in der Vergangenheit dadurch, dass die Stämme erbgutverändernden Bedingungen (UV-Strahlen, Chemikalien) ausgesetzt wurden. Heute werden diese zeitintensiven Verfahren mehr und mehr durch moderne Techniken ersetzt. Nach der sorgfältigen Auswahl eines geeigneten Wirtes werden nicht selten rechnergestützte Modellierungen vorgenommen. Diese Berechnungen sollen helfen, Schwierigkeiten im Produktionsverlauf vorauszusagen. Unterstützt werden die Berechnungen durch den Einsatz der sogenannten »OMIC«-Technologien, die einen Einblick in zelluläre Vorgänge ermöglichen:
■ Metabolomics: Qualifizierung und Quantifizierung der Metabolite,
■ Proteomics: Qualifizierung und Quantifizierung der Proteine,
■ Transkriptomics: Qualifizierung und Quantifizierung der Transkripte,
■ Fluxomics: Qualifizierung und Quantifizierung des metabolischen Flusses.

Schon auf einer frühen Stufe beginnt man die Stämme gentechnologisch zu verändern. Denkbar ist, dass überschüssige Biosynthesewege entfernt werden, dass die Expressionsstärke der Gene, die für eine Produktion essenziell sind, optimiert wird oder dass mutierte Gene eingesetzt werden, die zur Produktion von veränderten Enzymen mit verbesserten Eigenschaften führen. Abgerundet werden all diese Bemühungen auch heute noch durch eine Anpassung der Fermentationsbedingungen.

▌ Fragen

Wiederholungsfragen

Frage 1
Welche Aussage trifft zu?

A) Nach dem seit 1516 geltenden Reinheitsgebot wird Bier aus Gerstenmalz, Hopfen, Wasser und Hafer unter Zusatz von Hefe (*Saccharomyces cerevisiae*) produziert.

B) Weißbier gehört zu den untergärigen Bieren.

C) Der Alkoholgehalt von Bier liegt bei etwa 0,5 %

D) Die Verwendung von Hefe bei der Bierherstellung ist heute nicht mehr üblich.

E) Die Stammwürze ist ein Parameter zur Charakterisierung von Bier.

Frage 2
Welche Aussage trifft **nicht** zu?

A) *Corynebacterium glutamicum* ist Produzent von L-Lysin.

B) *C. glutamicum* ist Produzent von L-Glutamat.

C) *C. glutamicum* ist Produzent von L-Alanin.

D) *C. glutamicum* ist Produzent von L-Methionin.

E) *C. glutamicum* ist Produzent von L-Valin.

Frage 3
Welche Aussage trifft zu?

A) Bäckerhefen sind von Natur aus in der Lage, Cellulose zu spalten.

B) Corynebakterien lassen sich gentechnisch nicht verändern.

C) *Rhizopus arrhizus* wird in der Synthese von Penicllinen eingesetzt.

D) Antikörper lassen sich mit *Escherichia coli* gentechnologisch herstellen.

E) Ein von *Aspergillus terreus* gebildeter Naturstoff kann zur Behandlung der Hypercholesterinämie eingesetzt werden.

Zusammenfassung

■ Der Einsatz von Mikroorganismen in der Industrie gewinnt zunehmend an Bedeutung.

■ Neben niedermolekularen Arzneistoffen können heute Proteine und Antikörper im großen Maßstab hergestellt werden.

■ Die Entwicklung von Überproduzenten erfolgt unter Einsatz molekularbiologischer Verfahren.

11

Weiterführende Literatur

Bücher

Alberts B, Johnson A, Lewis J, Raff M, Roberts K, Walter P, Jaenicke L. Molekularbiologie der Zelle. 4. Aufl., Wiley VCH, Weinheim 2003

Baltz RH, Demain AL, Davies JE. Manual of Industrial Microbiology and Biotechnology. 3rd ed., ASM Press 2010

Fuchs G. Allgemeine Mikrobiologie. 8. Aufl., Georg Thieme Verlag, Stuttgart 2007

Kayser FH, Böttger EC, Zinkernagel RM. Medizinische Mikrobiologie. 12. Aufl., Georg Thieme Verlag, Stuttgart 2010

Knippers R. Molekulare Genetik. 9. Aufl., Georg Thieme Verlag Stuttgart 2008

Lehninger AL, Nelson DL, Cox MM. Biochemie, Principles of Biochemistry, Palgrave Macmillan, Freeman Verlag 2008

Schlegel HG. Geschichte der Mikrobiologie, Acta Historica Leopoldina Nr. 28. 2. Aufl., Deutsche Akademie der Naturforscher Leopoldina, Halle (Saale) 2004

Artikel und Internetinformationen

Adl SM et al. The higher level classification of eukaryotes with emphasis on the taxonomy of protists. J Eukaryot Microbiol 52 (5): 399–451, 2005

Bodmann KF, Grabein B und die Expertenkommission der Paul-Ehrlich-Gesellschaft für Chemotherapie e. V. Empfehlungen zur kalkulierten parenteralen Initialtherapie bakterieller Erkrankungen bei Erwachsenen. Update 2010, Paul-Ehrlich-Gesellschaft 2010

Complete microbial genomes; www.ncbi.nlm.nih.gov/genome

Empfehlungen der Ständigen Impfkommission (STIKO). Epidemiologisches Bulletin Nr. 30, Robert-Koch-Institut 2011

Garrity GM, Lilburn TG, Cole JR, Harrison SH, Euzeby J, Tindall BJ. The Taxonomic Outline of Bacteria and Archaea, Release 7.7, 2007

Hibbett DS et al. A higher level phylogenetic classification of the fungi. Mycological research, Band 111, 2007

Forschungsinstitute

Hinweis: Die Mikrobiologie ist zu einem festen Bestandteil der naturwissenschaftlichen und medizinischen Ausbildung geworden. An fast allen Universitäten in Deutschland gibt es Institute, die sich mit mikrobiologischen Forschungsprojekten beschäftigen. Universitäre Institute sollen deshalb im Folgenden nicht gesondert aufgeführt werden, es sei diesbezüglich auf die Internetauftritte der einzelnen Universitäten verwiesen.

Institute mit Forschungsschwerpunkt »Molekularbiologie«

■ European Molecular Biology Laboratory (EMBL), Heidelberg
■ Max-Planck-Institut für molekulare Genetik, Berlin

Institute mit Forschungsschwerpunkt »Biochemie«

■ Max-Planck-Institut für Biochemie, Martinsried bei München

Institute mit Forschungsschwerpunkt »Infektionskrankheiten«

- Robert-Koch-Institut, Berlin
- Max-Planck-Institut für Infektionsbiologie, Berlin
- Leibnitz-Institut für Naturstoffforschung, Jena

Institute mit Forschungsschwerpunkt »Naturstoffe«

- Leibnitz-Institut für Naturstoffforschung, Jena
- Max-Planck-Institut für molekulare Physiologie, Dortmund
- Helmholtz-Institut für Pharmazeutische Forschung, Saarbrücken

11

Lösungen zu den Wiederholungsfragen

Antworten Kapitel 1

1 d; 2 c; 3 a; 4 e; 5 e

Antworten Kapitel 2

1 a; 2 a; 3 c; 4 c; 5 b; 6 e; 7 c

Antworten Kapitel 3

1 d; 2 e

Antworten Kapitel 4

1 b; 2 a; 3 e; 4 c; 5 e; 6 a; 7 e; 8 e

Antworten Kapitel 5

1 e; 2 c; 3 b; 4 e; 5 a; 6 c; 7 c; 8 d

Antworten Kapitel 6

1 b; 2 a; 3 b; 4 b

Anworten Kapitel 7

1 c; 2 c; 3 c; 4 a

Antworten Kapitel 8

1 d; 2 d; 3 d

Antworten Kapitel 9

1 c; 2 e;

Antworten Kapitel 10

1 d; 2 d; 3 c

Antworten Kapitel 11

1 e; 2 c; 3 e

Sachregister

Die **halbfett** gedruckten Seitenangaben verweisen auf Hauptfundstellen.

Der Autor

Prof. Dr. Andreas Bechthold

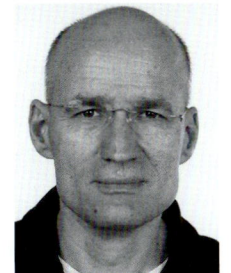

Nach dem Studium der Pharmazie wurde Andreas Bechthold im Jahr 1991 an der Rheinischen Friedrich-Wilhelms-Universität in Bonn zum Dr. rer. nat. promoviert. In den Jahren 1992 bis 1994 Forschungsaufenthalte an der University of Washington in den USA und an der Kyoto University in Japan. Nach seiner Habilitation und dem Erwerb der Venia legendi für Pharmazeutische Biologie an der Universität Tübingen erhielt Andreas Bechthold im Jahr 2000 den Ruf auf eine C 3-Professur an der Christian-Albrechts-Universität zu Kiel, zeitgleich gründete er die Firma Combinature-Biopharm in Berlin. Seit 2001 ist er Inhaber einer C 4-Professur am Institut für Pharmazeutische Wissenschaften, Bereich Pharmazeutische Biologie und Biotechnologie, an der Albert-Ludwigs-Universität in Freiburg. 2006 wurde er mit dem Phoenix-Pharmazie-Wissenschaftspreis ausgezeichnet. Andreas Bechthold ist Dekan der Fakultät für Chemie, Pharmazie und Geowissenschaften der Universität Freiburg.